rowohlt
BERLIN

Mark-Stefan Tietze

ALLEIN UNTER VEGANERN

Expedition in eine neue Welt

Rowohlt · Berlin

1. Auflage März 2016

Satz aus der Quadraat PostScript
Gesamtherstellung
CPI books GmbH, Leck, Germany
ISBN 978 3 87134 827 3

Inhalt

1.

Invasion der Pflanzenfresser

Morgen fängt mein neues Leben an. Es ist wahrscheinlich ganz einfach. Ich habe schließlich schon oft ein neues Leben angefangen. Möglicherweise wird es dieses Mal allerdings ein bisschen schwieriger als sonst. Ich habe nämlich den Vorsatz gefasst, dass dieses neue Leben länger vorhalten soll als bei mir üblich – möglichst für immer, und das wäre in Stunden und Minuten ausgedrückt ja schon ganz schön lange.

Dass ich überhaupt in der Lage war, diesen für meine Verhältnisse ungewöhnlich festen Vorsatz zu fassen, verdankt sich zu einem nicht unerheblichen Teil den merkwürdigen Veränderungen, die in meinem Stadtteil vor sich gehen. Lange habe ich die Augen vor dem unerklärlichen Geschehen verschlossen. Ich habe die zu erahnende epochale Umwälzung nicht an mich heranlassen wollen, weil ich mit meinem eigenen Kram beschäftigt war. Eines Tages habe ich jedoch die Wahrheit erkannt: Vor einer ganzen Weile hat eine gespenstische Macht von dem Viertel Besitz ergriffen und begonnen, seine Bewohner nach und nach in Abgesandte einer neuen Lebensform zu verwandeln.

Diese schleichende Metamorphose ist umso verwunderlicher, als Bornheim sonst nicht gerade als weites Einfallstor für die Zukunft bekannt ist. Das Viertel mit seinen gut zehntausend Einwohnern liegt im Nordosten Frankfurts und wird wegen seiner hohen Kneipendichte und seines stellenweise ländlichen Charakters stadtintern auch als «das lustige Dorf» bezeichnet; es hat allerdings noch keiner verstanden, wo da der Witz sein soll. Inmitten der für Frankfurt typischen Mischbebauung, die aus allen architektonischen Epochen zielsicher das jeweils Scheußlichste herausgreift, finden sich am nördlichen Rand sogar noch einige pittoreske Fachwerkgebäude, darunter das barocke Alte Bornheimer Rathaus von 1770.

Eigentlich spricht also wenig dafür, dass ausgerechnet dieses Quartier den geheimnisvollen Invasoren als Brückenkopf dienen sollte. Eingekeilt zwischen dem schicken Nordend, in dem sich die zu Geld gekommenen Ex-Alternativen breitmachen, und dem schäbigen, zersiedelten Ostend, über das neuerdings die Europäische Zentralbank mit harter Hand und einem monströsen Büroturm herrscht, ist der Stadtteil weder völlig heruntergekommen noch vollends durchgentrifiziert. Unsanierte Altbauten mit schiefen Wänden und hohen Decken ziehen lockere Kundschaft wie mich an. Und da sich die Mieten für Frankfurter Verhältnisse vergleichsweise bezahlbar anfühlen, ist der Anteil von Rentnern, Studenten und sonstigen Tagedieben an der Einwohnerschaft erfreulich hoch.

Das Viertel hat jedoch etwas, was andere außerhalb der City nicht haben: eine funktionierende Einkaufsstraße. Ich bin mir inzwischen sicher, dass die allmähliche Mutation meines Stadtteils an der Berger Straße ihren Ausgang nahm. Diese streckenweise verblüffend altmodische Geschäftsstraße wird gern als Lebensader Bornheims bezeichnet. Ihr pulsierender oberer Abschnitt, der in Sichtweite an meinem Wohnhaus vorbeiführt, ist von unzähligen Gaststätten, Cafés und Grillimbissen gesäumt. Im Sommer, wenn die Außengastronomie sämtliche Bürgersteige in Beschlag genommen hat und der Geruch von verbranntem Fleisch unter den Außenschirmen mit den farbigen Lichterketten herzieht, könnte man dort zwischen den lärmenden Herden fast meinen, über die Ausgehmeile eines mediterranen Urlaubsorts zu flanieren, allerdings muss man die Augen schon fest zukneifen.

Das mutmaßliche Epizentrum der tektonischen Verschiebungen, die mein Viertel eines Tages zu einem neuen Kontinent auf der Landkarte des Bewusstseins machen könnten, lässt sich jedoch genauer bestimmen. Ein paar hundert Meter südwärts führt die Berger Straße über den verkehrsberuhigten Marktplatz an der U-Bahn-Station «Bornheim Mitte», den unbestrittenen Mittelpunkt des Stadtteils, den ein altes Uhrtürmchen schmückt. Genau hier, hinter dem Bernemer Wurstmax und der öffentlichen Bedürfnisanstalt, eröffnete bereits vor ungefähr zwei Jahren die vegane Supermarktkette Veganz ihr erstes Ladenlokal jenseits Berlins. Mit ihrem zu hundert Prozent pflanzlichen Lebensmittelsortiment betreibt die erfolgreiche Kette («Wir lieben Leben») bundesweit inzwischen sieben Filialen. Ihr Gründer Jan Bredack wurde 2014 für den Deutschen Gründerpreis in der Kategorie «StartUp» nominiert. Nur kurz darauf machten in meiner unmittelbaren Nachbarschaft hintereinander und vis-à-vis zwei vegane Restaurants auf, das Chimichurri («Delikat. Vegan. Essen. Trinken») und das Wondergood («Ethical Well Food»).

Diese Ereignisse zogen zwar nicht völlig unbemerkt an mir vorüber, aber ich maß ihnen keine besondere Bedeutung bei, betrachtete sie eher als einen Randaspekt geschäftlichen Kommens und Gehens. Das änderte sich an einem verkaufsoffenen Sonntag im vergangenen Juli, als ich die Berger Straße hinabspazierte und auf Höhe der Bio-Metzgerei Spahn einen Menschenauflauf registrierte. Der regional bekannte Fleischerbetrieb feierte die Eröffnung seines veganen Ablegers im selben Haus mit einem kleinen Grillfest und ohne spürbare Berührungsängste. Auf den heißen Rost kamen, nur mit einer Metallscheibe voneinander getrennt, Bio-Würstchen aus richtigem Fleisch wie auch fleischfreie Produkte aus dem neuen Biospahn Vegan. Ich war richtiggehend verblüfft, dass so etwas möglich ist – erfordert es doch ein hohes Maß an Toleranz, gerade vonseiten der Fleischesser.

Seither verkauft man dort jedoch, Tür an Tür zum Metzgerhandwerk, allerlei Veganes inklusive warmer Snacks, darunter auch den auf einer handbeschriebenen Tafel verlockend beworbenen «Biospahns Veggi-Döner – einer der besten seiner Art mit echtem Fleischersatz aus Soja!».

Echter Fleischersatz? Mir lief zwar nicht gerade das Wasser im Munde zusammen, aber ich merkte zumindest, dass irgendwas Größeres im Gange war. Irgendwas.

Schon kurze Zeit später nahm eine Zweigstelle des Restaurants Wondergood, das Wondergood Bistro, im Eingangsbereich des Veganz-Marktes seinen Betrieb auf («Vegan, lecker und abwechslungsreich – einfach für jeden Geschmack!»). Wie nebenbei folgte einige Tage danach wenige Meter unterhalb des erwähnten Uhrtürmchens das Frühstückscafé Extravegant («Alles aus Liebe»). Währenddessen begannen auch die regulären Biomärkte der Straße, immer mehr vegane Produkte in ihr Sortiment aufzunehmen und gleichzeitig ihre wöchentlichen Sonderangebote stärker auf Veganer auszurichten, wie ich als gewissenhafter Werbeblättchenleser mit Staunen bemerkte.

Vor drei oder vier Wochen, an einem kühlen, grauen, gleichwohl trockenen Tag, wie er für den frühen März typisch ist, geschah es jedoch, dass mir die Augen geöffnet wurden. Bislang erschien mir das hiesige Straßenleben geprägt von einer verträglichen Mischung aus einkaufenden Kleinbürgern, kaffeetrinkenden Müßiggängern und fröhlichen Zechern – alles Rollen übrigens, in die ich je nach Tageszeit selber gerne schlüpfe. In dieser Sekunde aber, als die in vielerlei Grautönen gescheckte Wolkendecke aufriss, sah ich mit einem Schlag alles ganz deutlich vor mir, wie durch eine neue Gleitsichtbrille. Jetzt fielen die zahlreichen verstreuten Puzzleteile, die ich über Monate hinweg beiläufig gesammelt hatte, an ihren richtigen Platz und ergaben im ersten Sonnenlicht des anbrechenden Frühlings ein vollständiges Bild.

Ich sah, wie auf jeder zweiten Straßenlaterne ein «Yes, Ve Gan!»-Aufkleber aus dem Veganz prangte und auf fast jedem Mülleimer Sprüche wie «Tiere essen – nein danke» oder «Stop the killing – go vegan». Ich sah die Passanten mit den «I ♥ Veggie»-Stofftaschen aus dem Reformhaus schlenkern. Ich sah, dass zum Mittagstisch beim Biospahn Vegan drinnen und draußen kein Platz mehr zu kriegen war und dass alle Cafés auf Tafeln damit warben, ihren Latte macchiato nun auch mit Sojamilch feilzubieten. Gegen einen Aufpreis von nur fünfzig Cent.

Das Gewahrwerden des Wandels griff auf mein gesamtes Sensorium über. Auf meiner Gesichtshaut spürte ich den neuen Wind, der durch die Gassen wehte. In ihm roch ich unbekannte Düfte, schmeckte ungewohnte Aromen, hörte unverbrauchte Stimmen.

Was sich nämlich am einschneidendsten verändert hatte, waren die Menschen in Bornheim, meinem Kiez. Späte Mütter in fair gehandelten Gewändern quetschten energisch ihre Bugaboo-Kinderwagen an Cafétischen und Kneipenbänken vorbei, ohne dass ihre mit allerlei Grünzeugs befüllten Jutebeutel Schaden nahmen. Schlaksige Studenten, die untenrum enge Röhrenjeans trugen und obenrum Bartfusseln, kamen aus den U-Bahn-Schächten geströmt und schauten ratsuchend umher, bis sie das City-Light-Poster mit der Veganz-Werbung («Kein Schwein hat etwas dagegen») entdeckten, das ihnen die zwanzig Schritte in die richtige Richtung wies. Oberstufenschülerinnen in schwarzen Kapuzenpullis, Miniröcken und ausgetretenen Doc-Martens-Stiefeln saßen lachend auf den Klappstühlen vor dem Wondergood Bistro und schlürften ihre himbeerroten oder lauchgrünen Smoothies.

Vor allem eins hat mich erschüttert an diesen Menschen, die wie eine Ameisenstraße am Bernemer Wurstmax vorbei zum Veganz und zum Wondergood Bistro zogen. Sie sahen völlig anders aus als wir – anders als ich vor allem. Sie strahlten auch etwas anderes aus: Vitalität, Konzentration, Gesundheit, Zukunftszugewandtheit, Glück. Statt in die fahlen, von übergroßer Feierfreude gezeichneten Gesichtszüge der Bernemer Urbevölkerung blickte ich auf einmal in rosige Teints und leuchtende Augen! Statt der verwahrlosten Trinker und schnaufenden Dicken, die einem stets den Weg versperren, wenn man es eilig hat, schwebten nun junge Menschen von schöner Gestalt graziös durch die Gassen.

Mit anderen Worten: Das war nicht mehr mein Bornheim!

Und so empört ich anfangs darüber war, dass diese jedenfalls mir völlig fremden Lebensformen den Stadtteil einzunehmen drohten, verspürte ich auch einen seltsamen Kitzel, eine mysteriöse Erregung, eine unwiderstehliche Anziehungskraft. Was hatte es nur mit diesem Phänomen auf sich?, fragte ich mich. Würde es sich lohnen, eine Bürgerinitiative zu gründen und dagegen anzukämpfen? Oder sollte ich am besten gleich umziehen? In eins der verwahrlosten Viertel hinter dem Bahnhof vielleicht, wo man mich jederzeit mit offenen Armen empfangen würde?

Neugierig presste ich nachts meine Nase an den Schaufensterscheiben von Veganz und Biospahn Vegan platt, um dem Geheimnis auf die Spur zu kommen. Hoffentlich sieht mich keiner, dachte ich, hinterher hält man mich noch für einen heimlichen Kollaborateur und jagt mich davon, schlimmstenfalls ins Nordend, zu den Freunden großer Stadtgeländewagen und kleiner italienischer Lieblingsrestaurants. Irgendwann rutschte im Rewe am Kühlregal sogar mal eine Packung Ersatzwürstchen aus Weizen- und Sojaeiweiß in meine Hand. Erschrocken warf ich sie zurück auf den Stapel und schüttelte meine Finger, als hätte ich sie mir mit Ersatzwurstwasser verbrüht. Mein Herz schlug noch eine halbe Stunde lang bis zum Hals und höher. Erst ein zügig eingenommenes Bier vermochte den Puls wieder zu bändigen.

Vor einer Woche erhielt ich dann den entscheidenden Fingerzeig. Auf dem morgendlichen Weg ins Büro hatte ich bei meinem Lieblingskiosk haltgemacht. Während die pakistanische Pächterin für mich ein Feuerzeug in einer Farbe suchte, die besser zu dem lässig um den Hals geschlungenen Leinenschal passt, den ich als Angehöriger der kreativen Klasse zu tragen verpflichtet bin, fiel mein Blick auf ein bezauberndes Gesicht, das aus samtbraunen Augen ernst zu mir zurückschaute. Die anziehende junge Frau hatte ihre zartrot geschminkten Lippen herausfordernd aufgeworfen wie eine frisch bezogene Bettdecke und besaß einen ebenmäßigen, milchweißen Teint, der nur an den hohen Wangenknochen in ein zierliches Rot überging. Sie trug einen grazilen schwarzen Nasenring, ein keckes Oberlippenpiercing wie auch einen imposanten Ohrtunnel in derselben Farbe und überdies einen üppigen Kranz aus roten und orangefarbenen Kunstblumen im leuchtend grün gefärbten Haar – sie war das Titelmodell des brandneuen *veganmagazin*, das ich wie ferngesteuert aus dem Zeitschriftenständer ziehen musste.

Dieses mir bis dato unbekannte Presseprodukt, das anscheinend zweimonatlich erschien und 4,90 Euro kostete, zeigte auf seiner Titelseite tatsächlich nichts weiter als den anmutigen Kopf und den schlanken Hals der Subkulturschönheit – bis hin zu ihrem hochgeschlossenen Spitzenausschnitt, aus dem die Umrisse eines feinziseliert großflächigen Tattoos lugten. Das einzige Textelement des Covers neben dem riesigen und konsequent kleingeschriebenen Schriftzug bestand aus der winzigen Zeile: «veganer dürfen alles, *wollen* es aber nicht.»

Der Satz war solcherart unter den Mund der zarten Grünhaarigen gestellt, dass es mir mit einem Mal so schien, als spräche sie zu mir höchstpersönlich.

Wie in Trance legte ich der Pakistanerin ihr Geld für Feuerzeug und Zeitschrift hin. Es muss ausgesehen haben wie in Zeitlupe. Dann riss ich mich los vom süßen Antlitz der schönen Veganerin, steckte es mitsamt dem Magazin behutsam in meinen Rucksack und setzte meinen Weg in einem Zustand höchster träumerischer

Erregung fort. Ich konnte es nicht fassen: Hatte durch die blumengeschmückte Frau gerade eine höhere Vernunft zu mir gesprochen, und zwar höchstpersönlich, oder war ich einfach bloß der hinreißendsten käuflichen Braut auf der ganzen Welt begegnet?

Erst kurz vor der U-Bahn-Rolltreppe wachte ich auf und beschloss intuitiv, einen Abstecher in meinen Lieblingsbuchladen am Uhrtürmchen zu machen. Nachdem die alte Türglocke verklungen war, fragte ich die liebenswürdige Buchhändlerin nach einem ganz bestimmten Regal. Ich wurde in den hintersten Raum geschickt, der nur über ein kleines Fenster verfügte und vom Wohlgeruch alter Bücher erfüllt war. In seinem schummrigen Zwielicht suchte ich die Regale mit flackerndem Blick nach der heißen Ware ab. Irgendwo musste der verbotene Stoff doch sein! Gerade als ich glaubte, es kaum noch auszuhalten, wurde ich fündig. Da – da standen die verlockenden Druckwerke! Immerhin fast zwei Dutzend von ihnen waren im Fach mit der Aufschrift «Vegan» vorrätig, sorgsam eingeordnet zwischen den Rubriken «Vegetarisch» und «Kinderküche».

Da die Zeit drängte, griff ich zwei Bücher heraus, die mir nach Lektüre der Klappentexte verschieden genug zu sein schienen. Zwar waren beide von Frauen verfasst, doch beim einen handelte es sich um einen Erfahrungsbericht beziehungsweise «eine ganz persönliche vegane Abenteuerreise», während sich das andere vorstellte als «praktischer Leitfaden durch den veganen Alltagsdschungel. Mit köstlichen Rezepten, die einfach Lust auf mehr machen». Beide klangen auf jeden Fall sehr aufregend, vielleicht sogar ein bisschen verwegen. Rasch zahlte ich an der Kasse und eilte zur Bahn.

Den ganzen Arbeitstag verbrachte ich in einer quälenden und zugleich verheißungsvollen Unrast, wie ich sie noch nie verspürt hatte. Unentwegt kreisten meine Gedanken um all die Dinge, die ich tat, ohne sie wirklich zu wollen; all die unbewussten Gewohnheiten und blinden Routinen, die ich als Teil meiner Freiheit betrachtete; all die Erlebnisse, die ich versäumte, weil ich sie nicht kannte und gar nicht wusste, dass sie mir guttun könnten. Ich malte mir in leuchtenden Farben aus, wie befreiend es sein könnte, nicht nur eine, sondern eine ganze Reihe von meinen Idiotien auf einen Schlag loszuwerden, und zwar mit einem einzigen Akt des Willens.

Als ich nach der Arbeit die U4 zurück nach Bornheim nahm, fühlte ich mich auf der Fahrt durch die Eingeweide des nächtlichen Frankfurt wie trunken. Dennoch kaufte ich bei der Pakistanerin einiges an Bier, sicherheitshalber. Wenn es hart auf hart kam, konnte ich damit gegebenenfalls meine Entschlusskraft stärken. Am heimischen Schreibtisch öffnete ich mir sogleich eine Flasche und blätterte merklich bebend durch die Neuerwerbungen. Was ich dort und bei ein paar flankierenden Stippvisiten ins Internet erfuhr, verschlug mir den Atem.

Zwischen neunhunderttausend und 1,2 Millionen Menschen in Deutschland leben derzeit vegan. Schätzungen zufolge kommen täglich achtzig bis neunzig hinzu, dabei hat der Boom eben erst begonnen. Vegane Läden schießen nicht nur in Bornheim, sondern in allen Großstädten wie Pilze aus dem Boden, Cafés und Restaurants mit rein pflanzlichem Angebot verbreiten sich in sämtlichen Szenevierteln des Landes wie Unkraut. In Berlin gedeihen derweil die ersten Schuh- und Bekleidungsgeschäfte für Veganer, in München die Veggiewiesn und in Hannover, Duisburg, Hamburg, Leipzig und anderen Großstädten vegane Weihnachtsmärkte, auf denen einem nicht mehr von knusprigen Bratwürstchen schlecht werden muss, sondern nur von deren veganen Pendants.

Auch harte Zahlen aus der Wirtschaft nähren den Anschein, dass das Geschäft mit dem Veganen blüht. Seit 2010 wächst der Umsatz mit solcherart deklarierten Produkten um siebzehn Prozent pro Jahr. Er soll 2014 bereits bei siebenhundert Millionen Euro gelegen haben, wie die *Süddeutsche Zeitung* schreibt. Der Markenstratege Klaus-Dieter Koch aus Nürnberg erklärt, ebenfalls gegenüber der *Süddeutschen*, dass Veganer volkswirtschaftlich bisher zwar noch keine besondere Rolle spielen – «wenn es um die Meinungshoheit geht, allerdings schon. Das sind Multiplikatoren, und ihr Einfluss ist gigantisch». Unter Veganern und Tierschützern fände man überdurchschnittlich viele Menschen mit erheblichem Einfluss auf die öffentliche Meinung, so der Fachmann.

Und er hat recht. Ich bin begeistert. Einige der coolsten Typen auf der Welt sind bekennende Veganer. Von bewunderten Staatenlenkern wie Bill Clinton über legendäre Musiker wie Bryan Adams und gefeierte Spitzensportler wie Mike Tyson bis hin zu umwerfenden Schauspielerinnen wie Pamela Anderson oder Alicia Silverstone, um nur die berühmtesten zu nennen. Letztere bekannte einmal im Interview mit der *Brigitte*: «Ich sage nicht: Werdet alle Veganer! Ich sage nur: Ihr werdet euch toll fühlen und gut aussehen und könnt ganz nebenbei die Welt verändern.»

Wie ausnehmend klug sie das gesagt hat! Genau das will ich auch – mich toll fühlen, gut aussehen und ganz nebenbei die Welt verändern. Oder vielleicht umgekehrt. Mit jedem Tropfen Bier, den ich trinke, spüre ich es deutlicher. Und mit jeder Buchzeile, die ich überfliege, mit jedem Artikel, den ich im *veganmagazin* lese, und mit jedem weiteren Informationshäppchen, das ich aus dem Netz fische, wird meine Ahnung stärker: Eines Tages werden Veganer an den Schaltstellen der Macht sitzen. Sie werden in Kantinen die Löffel schwingen, in ihren Arztsprechstunden vorwurfsvoll den Kopf schütteln und den Fleischessern nicht nur dauerhaft ein schlechtes Gewissen machen, sondern das Leben zu Recht zur grünen Hölle.

Ich kann nicht so lange warten, bis die Veggie Week zur gesetzlichen Pflicht wird und man mir auf offener Straße den fettigen Hähnchenschenkel aus der Hand schlägt. Ich gehöre nicht zu den

Leuten, die Vorschriften entgegennehmen. Ich will lieber zu denen gehören, die sie bestimmen. Vom unverschämt guten Aussehen und der überschäumenden Lebensenergie der Veganer habe ich mich hier in Bornheim persönlich überzeugen können. Ebenso davon, dass sie in der Lage sind, die Welt zu verändern, oder wenigstens einen Frankfurter Stadtteil. Von dem aus sie den Rest der Stadt gewiss bald auch überrollt haben und dann mit dem Land weitermachen können.

Beim Veganismus handelt es nämlich nicht einfach um eine weitere Diät oder Ernährungsmode – nein, in diesem Fall mal nicht –, sondern um eine Haltung, gebaut auf festen Überzeugungen. Man isst nicht nur vegan, man *lebt* vegan, und zwar mit brennender Leidenschaft. Diese möchte man mit möglichst vielen Leuten teilen, weshalb sich Veganer auch nicht scheuen, für ihren Lebensstil öffentlich Zeugnis abzulegen. Sind sie prominent, weisen sie ihrer Anhängerschaft mit Ratgebern oder Kochbüchern den Weg an den veganen Esstisch. Sind sie's nicht, kämpfen sie in den Foren und Kommentarspalten des Internets für die tiergerechte Sache. Und natürlich sollte jeder, der die Bekanntschaft einer Veganerin oder eines Veganers macht, von vornherein wissen, dass er sich auf engagierte Diskussionen freuen kann. Dazu gibt es übrigens einen geschmacklosen Witz, der in vielfachen Abwandlungen sowohl von Veganern als auch von Nichtveganern zitiert wird. Der Witz geht so: «Woran erkennt man einen Veganer? Er erzählt es dir!»

Laut Statistischem Bundesamt verspeiste im Jahr 2012 jeder Bundesbürger zweihundert Kilogramm Milchprodukte und Käse, jede Bundesbürgerin einhundertfünfundachtzig davon. Der Fleischverzehr betrug beim Durchschnittsmann einhundertdreiundfünfzig Kilo, dazu kamen noch zwanzig Kilo Fisch; beim weiblichen Gegenstück waren es nur achtundachtzig Kilo Fleisch plus ebenfalls zwanzig Kilo Fisch. Die Bundesanstalt für Landwirtschaft und Ernährung hat anlässlich des bevorstehenden Osterfests eine

Pressemitteilung herausgegeben, der zufolge der Pro-Kopf-Verbrauch an Eiern im vergangenen Jahr bei zweihunderteinunddreißig Stück lag. Und wiederum das Statistische Bundesamt berichtet davon, dass der Bundesbürger im Schnitt jährlich 9,7 Kilo Schokoladenwaren wegfuttert, darunter 1,2 Kilo Pralinen – was mich verlegen innehalten lässt, denn so viel esse ich, wenn es gut läuft, an einem Tag.

Ob das alles zu viel des Guten ist und womöglich irgendjemandem schadet, habe ich mich oft selber schon gefragt. Mit wachsendem Unbehagen habe ich in den vergangenen Jahren die ständig wiederkehrenden Nachrichten über Lebensmittelskandale und beschämende Praktiken in der Massentierhaltung verfolgt. All die Bilder von verhaltensgestörten Schweinen, blutig gepickten Hühnern und Puten, denen so viel Brustfleisch angezüchtet wurde, dass sie dauernd vornüberkippen würden, wären sie nicht so eng zusammengepfercht.

Zugleich habe ich gemerkt, wie ich mit meiner eigenen Ernährung immer unzufriedener werde. War es denn gut, dass ich neben leeren Kohlehydraten und reichhaltigen Fettbeigaben hauptsächlich Fleisch und Sahneerzeugnisse zu mir nahm? Vor einigen Tagen konnte ich die letzte meiner Jeans, die am Bund nicht so arg gekniffen hatte, nur mehr mit Mühe schließen. Heute Morgen probierte ich sechs verschiedene Hemden an, bis ich eines gefunden hatte, das am Bauch noch nicht übel spannte. Damit ist nicht nur die Situation untragbar geworden, sondern auch ein Großteil meiner Garderobe. Wenn ich jetzt nicht die Notbremse ziehe, werde ich den Inhalt meines Kleiderschranks wegschmeißen und auf die nächste Konfektionsgröße umsteigen müssen – eine schwere Niederlage für einen Mann, der seit seiner Volljährigkeit dieselbe Bundweite trägt.

Über die Gründe für dieses drohende Komplettversagen habe ich in den vergangenen Tagen fortwährend nachgedacht, ohne zu greifbaren Ergebnissen zu kommen. Langsam aber reißen die Nebel auf, in die mein Bewusstsein gehüllt war. Mir dämmert, dass es mit meiner jüngsten Geschichte zu tun hat. Letztes Jahr hatte ich eine persönliche Krise, gefolgt von einer beruflichen, und vor drei Monaten hat mich meine Freundin verlassen, mit der ich über fünf Jahre lang zusammen war. Während ich mich an das Singleleben zu gewöhnen versuche, sieht es in meiner Wohnung aus wie in einer Doku-Soap bei Privatsendern. Überall steht das Leergut im Weg, im Wohnzimmer läuft der Fernseher im Dauerbetrieb, in der Küche türmt sich das Geschirr, und zwar bereits auf dem Boden.

Die Gelegenheit ist günstig: So eine Krise kriege ich so schnell nicht wieder! Veränderung muss her. Eine Veränderung, die mich schlanker, fitter, gesünder und glücklicher zu machen verspricht. Neues Nahrungsmittelwissen und Wachsamkeit sollen mein Körperbewusstsein aufpolieren. Eigentlich ist die Regel ja simpel genug: Ich muss nur auf alles Tierische verzichten. Clinton, Tyson, Anderson und nicht zuletzt mein Bernem haben mir vorgemacht, wie es geht. Wenn es mir nebenbei gelingt, Welt und Umwelt mit mehr Achtsamkeit zu behandeln – umso besser! Dass ich mir als Preis dafür ein straffes Korsett aus Selbstdisziplin und moralischer Aufbauleistung anlegen muss, schreckt mich nicht.

In den beiden neuen Büchern wie im *veganmagazin* wird fortwährend davon geschwärmt, dass die Entscheidung für den Veganismus die beste Entscheidung des Lebens gewesen sei. Nach mehreren Bieren entscheide ich: Ich werde so schnell wie möglich Veganer. Jedenfalls will ich es eine Weile ausprobieren. Am besten fange ich in genau einer Woche an, dann ist der Monatserste, und ich verschleppe meine guten Vorsätze nicht wieder wie sonst immer. Außerdem habe ich damit ein paar Tage Zeit gewonnen, mich über einige Details des veganen Lebens zu informieren und meine Entscheidung vielleicht noch einmal zu überdenken oder wenigstens bitter zu bereuen.

Ganz so leicht wird es nämlich vielleicht doch nicht. Man muss dazu wissen: Ich esse wahnsinnig gerne Fleisch, zumindest bestimmte Sorten. Vom gegrillten Lammkotelett bis zur Salsiccia auf der Pizza, vom Szegediner Gulasch bis zum Straußensteak mit Rotweinjus, von der Rügenwalder Teewurst bis zum luftgetrockneten Rinderschinken. Und da der Veganismus zudem sämtliche Milchprodukte, Honig und Eier verbietet: Ich mag auch Sahnejoghurt mit Honig unvorstellbar gerne, Eiscreme in allen Spielarten, Honig auf Brötchen mit frischer Butter sowieso, und sonntags schätze ich, wie so viele Mitbürger, selbstverständlich ein paar knusprige Spiegeleier oder eine große Pfanne Rührei.

Auf all diese Speisen kann ich schweren Herzens verzichten, wenn es meiner Zukunft und der guten Sache dient. Richtiggehend wütend macht mich aber die Sache mit dem Käse, der mir praktisch unverzichtbar erscheint, ob als Schafs- oder Frischkäse, Manchego, Camembert, Gruyère, Emmentaler oder Parmesan. Wie um Himmels willen soll man eine Nudelmahlzeit ohne das kleinste bisschen frischgeriebenen Parmesan genießen?

In jener Nacht weiß ich: Wenn ich diesen Versuchungen konsequent widerstehen will, muss ich mir eine Verpflichtung auferlegen, eine Verbindlichkeit herstellen, die länger hält als bis zum nächsten Grillfest. Zum Aufbruch in ein neues Leben beschließe ich deshalb bei einem letzten Bier, mich für wenigstens hundert Tage strikt vegan zu ernähren und dann Bilanz zu ziehen. Hundert Tage sind einerseits ein überschaubarer Zeitraum, andererseits weit mehr als nur eine flüchtige Kostprobe. Außerdem bietet die Zahl den Vorteil, dass man beim Countdown stets im zweistelligen Bereich verbleibt, aber beim Hochzählen weiß: Sobald es dreistellig wird, ist das vorläufige Ziel erreicht!

Und nun wage ich es. Ab morgen bin ich Veganer. Aus meinen Lektüren habe ich gelernt, dass ich als Erstes aufräumen und fortwerfen muss. In der vergangenen Woche habe ich begonnen, die Küche gründlich zu sichten. Heute werde ich dann meinen Kühlschrank und meine Vorratsschränke von allen tierhaltigen Nahrungsmitteln befreien, indem ich sie aufesse. Ich schmeiße nicht gern Lebensmittel weg, auch sonst nichts. Ich führe das auf eine gewisse protestantische Prägung zurück und darauf, dass ich Kind von Kriegskindern bin. Zu dieser Form der Entsorgung gibt es auch keine Alternative – als Privatperson werden mir die Frankfurter Tafeln das Zeug nicht abnehmen.

Also wird im Laufe des Tages alles verputzt, was ab morgen verboten ist. Auf der Arbeit belege ich meine Brötchenhälften mit jeweils fünf mitgebrachten Scheiben Parmaschinken und fingerdicken Extraportionen vom baskischen Tomme-Käse. Bei jedem Brötchenbissen halte ich ein, schmecke nach und denke: Adieu. Lebt wohl. Macht's gut – vielleicht auf Nimmerwiedersehen!

An diesem letzten Tag meines alten Lebens macht sich erstmals die Sommerzeit bemerkbar, auf die am Wochenende umgestellt wurde. Nach einer Reihe von quälend grauen bis nasskalten Tagen steht die Sonne am letzten Tag des März strahlend hell am Frühlingshimmel und taucht noch abends um sechs, als ich nach Hause zurückkehre, die Fassaden auf der anderen Straßenseite in ein warmes, ockerfarbenes Licht.

Gebannt trete ich auf den Vorderbalkon und lasse mich von der Aussicht auf die anbrechende Jahreszeit ergreifen. In meinem Herzen spüre ich – erst sacht, dann immer drängender – das Erwachen, den Aufbruch, das Jauchzen. Bald ist der Frühling da. Bald öffnen die Biergärten. Bald laufen wieder überall Frauen herum, bei denen man sich fragt, wo sie sich den Winter über versteckt haben. Als es plötzlich windig und kühl wird, gehe ich hinein, um in der Küche mein Abendprogramm zu konzipieren.

Mit der einbrechenden Dunkelheit wird der Wind draußen turbulent. Während immer heulendere Sturmböen durch die Straße peitschen, genehmige ich mir zu den Abendnachrichten in der Ruhe meiner trockenen, beheizten Wohnung die erste Portion Eis. Ich sehe dies keineswegs als Hors d'œuvre einer Henkersmahlzeit und auch nicht als Entree zu einem letzten Abendmahl, bei dem ich mich schändlich selbst verrate. Ich bin einfach nur gespannt, ob ich die 650-ml-Packung «Viennetta Schokolade»-Eis im Laufe des Abends wegkriege.

Das Eis mit seinen hauchdünnen Schokoknusperschichten finde ich allerdings nicht besonders lecker. Es ist eins mit Pflanzenfett, ich habe es eigentlich nur wegen der Extragröße und des günstigen Preises gekauft. Hätte ich mehr Zeit gehabt, alles anständig zu planen, hätte ich mir gewiss ein festlicheres Eis gekauft.

Anschließend nehme ich mir eine Plastikpackung «Linsenglück» der durch die Werbung für ihre Würstchen bekannten Marke Meica vor. Weil ich keine Mikrowelle besitze, erwärme ich ihren Inhalt (fünfhundertfünfzehn Gramm) auf dem Herd. Dieser «deftige Linseneintopf mit dem EXTRA an Wiener Würstchen» sagt mir überhaupt nicht zu, er scheint mir vielmehr überwürzt, geradezu versalzen. Während ich die zwei Teller lustlos weglöffele, sind die weichgummiartigen Wurststückchen eigentlich das Einzige, das nach nichts schmeckt. Ich mag mir gar nicht vorstellen, wie unangenehm Meicas «Linsenpech» wäre.

Eine Stunde später, ich schaue gerade Martin Scorseses «Kap der Angst», sitze ich immer noch gelähmt auf dem Sofa. Trotzdem serviere ich mir jetzt ein blumiges Töpfchen Ananasrahmjoghurt der Firma Weihenstephan, das mir angesichts des Zustands, in dem ich mich befinde, erstaunlich gut mundet. Während die Schweißperlen meine Stirn hinabrinnen, folgen in den kommenden Stunden eine halbe Dose Thunfisch – der Rest kommt sofort in den Müll, trotz meiner protestantischen Prägung –, eine weitere Portion Viennetta, zwei kleine Teller Makkaroni mit ein wenig Schinkensahnesauce sowie, ein Geschenk meiner Mutter, eine

Vorratsbox Mon Chéri, deren dreißig kirschbefüllte Pralinen ich mit Milch hinabspüle, bis es in meinem Bauch ordentlich rumort. Die Lammfilets, die ich morgens aus dem Tiefkühlfach genommen und ins Gemüsefach des Kühlschranks gelegt habe, sind freilich kurz vor Mitternacht noch nicht in Angriff genommen.

Als der herbeigesehnte Glockenschlag vom Zwiebelturm der Johanniskirche über das nördliche Bornheim hallt, halte ich inne und bin fast ein bisschen enttäuscht. Ich hatte nicht unbedingt erwartet, dass ich mich schlagartig verwandele, sobald der Zeiger auf die Zwölf gerückt ist. Aber ich hatte irgendwie gehofft, dass sich das neue Bewusstsein stärker in mir regen würde. Stattdessen ist es nur mein Gedärm. Ich werde sogar ein paar Sekunden lang schwach und überlege, ob ich die Lammfilets nicht noch schnell mit viel Knoblauch und einer Prise Oregano in die Pfanne werfen soll, um für die karge Zeit, die jetzt kommt, ein bisschen Fleisch auf Vorrat zu haben. Die Ausrede vor mir selbst wäre: Morgen beginnt erst morgen beim Aufwachen, jetzt gilt es, gebührend Abschied zu feiern.

Dann muss ich jedoch an das grünhaarige Model vom Cover des *veganmagazin* denken, an ihre eindringlichen Augen, die samtweiche Haut, die lockenden Lippen, und besinne mich gewissenhaft anders. Selbst wenn ich dürfte, wollte ich jetzt nicht mehr. Zum einen, weil das bei uns konsequenten Veganern nun mal so ist. Zum anderen, weil – ich kann nicht mehr! Mein Bauchgefühl sagt mir, dass es allerhöchste Zeit wurde, Veganer zu werden.

Vor dem Einschlafen liege ich noch eine Weile bei gekipptem Fenster im Dunkeln und reibe vorsichtig meinen infernalisch drückenden Magen, dem selbst der lockere Bund der Schlafanzughose zu schaffen macht. Während sich der Sturm verzieht und die letzten Zecher des alten Bornheim über die Berger Straße grölen, überkommt mich plötzlich das Gefühl, auserwählt zu sein. Ich bin nun womöglich ein Teil jener Macht, die diesen Stadtteil so kraftvoll verändert hat. Und das Beste daran: Erstmals seit Jahren habe ich wieder ein Ziel! Eine Woge der Euphorie hebt mich empor. Sie ist so stark, dass sie mich augenblicklich betäubt, herumwirbelt und in den Schlaf spült.

Das große Ziel, das ich mit in meine Träume nehme: Ich möchte wissen, wie ich mich in diesem herannahenden Frühjahr verändere. Was drei Monate veganen Lebens mit mir anstellen. Ob ich wirklich so schlank und fit werde, wie ich es in meinem Bornheim beobachtet habe. So glücklich, wie ich es gelesen habe. So ethisch bewusst, wie es unser Planet braucht. Oder ob es mir wenigstens gelingt, mir das einzubilden.

2.

Das Land, wo weder Milch noch Honig fließen

Als ich am Morgen des 1. April gegen neun Uhr erwache, fällt frühlingshaftes Licht durch die schmalen Schlitze der Rollläden. Während die Sonne weiße Streifen an die aprikosenfarbene Wand zeichnet, erscheint es mir wie ein ausgezeichneter Aprilscherz. Ausgerechnet ich bin jetzt Veganer? Einige Momente lache ich vergnügt vor mich hin, bis ich spüre, wie mich zwei vertraute rehbraune Augen unter feinen, geschwungenen Brauen sanft anschauen. Vor Glück wird mir warm und wohlig. Ich erkenne Victoria mit den grün gefärbten Haaren und den herzförmigen, halb geöffneten Lippen. Ihr Kopf ruht ganz nah auf dem Kissen neben mir. Ist das wirklich wahr? Mir dämmert, dass ich vor dem Lichtlöschen in der Nacht, als sich mein akut vollgestopfter Bauch ein wenig beruhigt hatte, noch die sechsseitige Foto- und Interviewstrecke mit Victoria im *veganmagazin* studiert habe. Ich las dort lauter berührende Dinge aus ihrem Mund wie «Ich mag Grün. Es ist eine schöne Farbe. Die Farbe der Hoffnung» oder «Derzeit schreibe ich an meiner Abschlussarbeit im Bereich Anglistik zum Thema Tierethik».

Von Victoria kann ich gewiss kein erlösendes «April, April!» erwarten – im Gegenteil. Meine Stirn wird unversehens heiß, während ich langsam begreife, dass die Sache mit dem Veganen offenbar nun doch vollkommen ernst ist.

«Wollen wir aufstehen und – frühstücken?», rufe ich, doch mein Körper tut sich schwer, seinen Dienst aufzunehmen. Nicht einmal Victorias Liebreiz scheint ihm Anlass genug, sich auch nur ein kleines Stück zu bewegen. Offenkundig betrachtet er die Aussicht auf unser neues Leben mit ausnehmendem Misstrauen und stellt sich lieber tot.

«Es sind vegane Damen anwesend», fauche ich ihn durch gepresste Lippen an. «Jetzt aber raus aus den Federn, Freundchen!»

In meinem Fall sind es Gott sei Dank keine richtigen Federn – also keine vom Geflügel, die für Hardcore-Veganer gleichfalls tabu sind. Bei mir hat es damit aber nichts zu tun. Schon früh im Leben habe ich eine brennende Leidenschaft für Allergien entwickelt, sodass ich mittlerweile eine recht erlesene Kollektion davon besitze. Deshalb benutze ich ausnahmslos Bettdecken, die mit einem Baumwoll-Polyester-Gemisch gefüllt sind und Produktnamen tragen, in die die Silbe «med» eingewoben ist wie in einen vertrauenerweckenden Arztnamen.

Da ich meinen Körper nicht immer so fürsorglich behandele, ist unser Verhältnis ein bisschen gestört. Jetzt zum Beispiel verkrallt, ja verkantet er sich regelrecht – und beeindruckend wirksam – in der Matratze, macht sich bleischwer, lässt zu diesem Zweck sogar ein wenig Luft ab.

«Mein lieber Kollege», sage ich empört, «dann muss ich dich wohl zum Dienstantritt zwingen!»

Nach einer kurzen Rangelei gelingt es mir, ihn mit schierer Willenskraft weit genug über die Bettkante zu hieven, bis er keuchend neben mir steht. Durch heftige Magenstiche signalisiert er mir seinen Unmut und vermutlich auch, dass ihm die tierische Kost des gestrigen Abends nicht bekommen ist. Fast ein halber Streichelzoo – das hätte Victoria ganz bestimmt nicht gefallen.

«Ab heute schleuse ich nur noch pflanzliches Material durch dich hindurch», kündige ich grimmig an, während wir gemeinsam in die Küche wanken. «Das wird dich mit einer ganz neuen Energie und Daseinsfreude versorgen.»

Er schweigt beleidigt und widmet sich einer tausendmal durchgespielten Bewegungsroutine: der Zubereitung von Kaffee, den er, wie ich manchmal glaube, noch entschieden nötiger braucht als ich. Als er die Milch zum Aufschäumen wie gewohnt aus dem Kühlschrank fingern will, greift er allerdings ins Leere. Während er mir mit der Hand theatralisch an die Stirn klapst, fühle ich mich gezwungen, ihm von einem erheblichen Versäumnis meinerseits zu beichten.

«Wegen des ganzen Stresses auf der Arbeit bin ich leider nicht dazu gekommen, mich ausreichend für diese Herausforderung zu wappnen», erkläre ich verdrossen und lasse ihn kühl mit den Schultern zucken. «Kurz: Ich habe vergessen, mich um Sojamilch zu kümmern. Und Brot gibt es auch keins.»

Mein Körper antwortet mit einer pompösen Kontraktion der Magenwände, die daraufhin ein unmissverständliches Knurren und Brummen von sich geben. Damit er gar nicht erst auf die Idee kommt, mich weiter mit seiner vorwurfsvollen Laune zu nerven, stelle ich ihn kurzerhand auf die Digitalwaage, die ich in einer Küchenecke aufbewahre. So kriege ich ihn eigentlich jederzeit verlässlich klein. Was wir dort erblicken, wirft uns jedoch beide aus der Bahn: 77,8 Kilogramm! Er zieht instinktiv den Bauch ein, vielleicht auch, um mir einen besseren Blick auf das Display zu ermöglichen. Mir wird für einen Moment schwarz vor Augen.

«Fast achtundsiebzig Kilo?», rufe ich verzweifelt. «So viel hast du ja noch nie gewogen!»

Mein Körper schlägt ohne Vorwarnung zurück, indem er Blut in meine Gesichtshaut pumpt. Beschämt muss ich an die mehrstündige Fressorgie der vergangenen Nacht denken.

«Na gut», gestehe ich zähneknirschend. «So viel haben *wir* noch nie gewogen.»

Ohne mein grandioses Scheitern in den Disziplinen Motivation, Zielsetzung, Planverwirklichung und Kontrolle wäre diese gewichtige Tatsache überhaupt nicht zu erklären. Das Einzige, was mich tröstet, ist der Gedanke, dass es nach einem üppigen englischen

Frühstück mit Rührei, Speck, Würstchen und gebackenen Bohnen sogar zwei oder drei Kilo mehr gewesen wären.

Zögernd willigt mein Körper in den angebotenen Waffenstillstand ein. Schließlich haben wir in unseren Fettreserven einen gemeinsamen Feind, besitzen einen vagen Plan, um sie loszuwerden, und brauchen jetzt vor allem endlich Kaffee, um auf Touren zu kommen.

Ganz ohne Milch schmeckt die Tasse verlängerter Espresso allerdings erwartbar bitter und böse, mit einem Korpus von zähem Altöl sowie Noten von Flugrost und Braunkohle. Ich muss heute unbedingt daran denken, Sojamilch zu kaufen. Von ihr weiß ich, dass sie der preiswerte Standard unter den Milchersatzgetränken ist. Daneben trinken wir Veganer den Kühen zuliebe anscheinend auch viel Reismilch, Hafermilch und Mandelmilch.

Zunächst werde ich mir draußen aber schleunigst ein Brötchen besorgen, damit ich eine Unterlage für meinen ersten pflanzlichen Brotaufstrich habe. Am Montag habe ich nämlich mit Wohlgefallen entdeckt, dass Aldi im Kühlregal neuerdings Hummus in verschiedenen Sorten anbietet. Diese orientalische Creme aus Kichererbsen, Sesampaste, Olivenöl, Zitrone und verschiedenen Gewürzen stellt wegen ihres hohen Eiweißgehalts, ihres Vitamin- und Mineralstoffreichtums sowie ihrer cremigen Konsistenz eine der Säulen des veganen Lebens dar und ist selbst beim Discounter mit einem Vegan-Label gekennzeichnet.

Im Büro kann ich mich nicht richtig auf die Arbeit konzentrieren, weil mich das Mysterium der Ernährung so gefangen nimmt. Mein Motor wird mit dem heutigen Tag auf einen völlig anderen Treibstoff umgestellt, den Biosprit oder das E10 der Ernährung. Was aber bedeutet das für ihn? Muss er sich erst warmlaufen, oder kann ich innerorts gleich auf Tempo fünfzig beschleunigen? Wird er zwischendurch stottern oder irgendwann mit voll Karacho auf der Überholspur alle anderen hinter sich lassen? Was ist, wenn er gelegentlich überdreht, vielleicht gar unerfreulich verstopft? Und riskiere ich langfristig womöglich einen kapitalen Schaden, in dessen Folge ich mit geöffneter, rauchender Motorhaube irgendwo in der Walachei strande und nichts zu lesen dabeihabe?

Zum Glück bin ich in der Redaktion eines berüchtigten Satiremagazins beschäftigt. Da fällt es nicht auf, wenn man wie die anderen Kollegen einfach nur faul vor dem Computer sitzt und seine E-Mail-Bekanntschaften wie auch seine Neurosen pflegt. Oder eben, wie ich heute, das Internet nach grundsätzlichen Informationen über Ernährung durchkämmt.

Leider muss ich dabei naturgemäß die ganze Zeit ans Essen denken, was meinen Körper dazu bringt, sich erneut mit knurrendem Magen bemerkbar zu machen.

«Schluss mit der Quengelei», weise ich ihn zart zurecht. «Die Zeit des Verzichts hat begonnen, du gewöhnst dich besser daran.»

Statt einer Antwort lässt mein Magen ein mitleiderregendes Gurgeln und Quietschen vernehmen.

«Du kriegst dein Frühstück ja», sage ich hastig. «Aber eben erst etwas später, wenn wir uns schlaugemacht haben, verstanden?»

Er versteht und zeigt sich ausnahmsweise zur Kooperation bereit.

Ich verstehe in der Zwischenzeit beim Surfen im Netz Folgendes: Der größte Teil dessen, was wir essen, ist Nahrung. Der Rest besteht aus umstrittenen Zusatzstoffen, Spuren von Giften und Radioaktivität sowie den Rückständen von Umverpackungen, die versehentlich im Essen landen. Das passiert öfter, als man denkt; mir zum Beispiel erst letzte Woche, als ich in einem weichen Mundvoll Spinat erschrocken auf etwas Pappigem herumkaute.

Über diese Gefahr machen sich die meisten Menschen aber keine Gedanken. Das bisschen klebengebliebene Pappe am hartgefrorenen Block Tiefkühlspinat wird schon nicht so schlimm sein, wiegeln sie ab. Auch ein Schnipsel Zellophan im Hackfleisch habe schließlich noch keinem geschadet, und überhaupt: Der eigene Großvater wurde immerhin zweiundneunzig, obwohl er zeit seines Lebens die Liste mit den E-Nummern rauf- und runtergegessen und erst mit einundneunzig aufgehört hatte zu rauchen.

Um die eigentliche Ernährung allerdings scheinen sich die Menschen seit alters jede Menge Gedanken zu machen. Mehr noch: Sie scheinen davon regelrecht besessen, was man auch daran merkt, dass es fast niemanden gibt, dem Essen einfach egal ist. Manchmal kriegt man sogar den Eindruck, dass Nahrung und alles, was damit zusammenhängt, das Wichtigste für uns Menschen ist.

Der Witz ist: Das stimmt ja auch! Um zu überleben, müssen wir zuallererst einmal etwas zwischen die Zähne kriegen. Wir müssen, schlicht gesagt, essen und trinken, also unseren Stoffwechsel befeuern, unsere Substanz regelmäßig erneuern und unsere Zellen mit den nötigen Vitalstoffen ausstatten. So war das schon in der Steinzeit, als wir noch jagten und sammelten, und zwar Mammuts und Walderdbeeren und nicht Schnäppchen und Treuepunkte.

In früheren Zeiten ging es allerdings hauptsächlich darum, den Bauch voll zu bekommen. Annehmbarer Geschmack und andere mit den Sinnesorganen wahrnehmbare Qualitätsmerkmale spielten nur insofern eine Rolle, als sie anzeigten, dass das Futter nicht hochtoxisch oder komplett verdorben war – weil die gefräßigen Mammuts zum Beispiel mal wieder nur die schimmligen Walderdbeeren übrig gelassen hatten.

Heute ist, in unseren Breitengraden zumindest, das Thema Ernährung allgegenwärtig. Keine Frauenzeitschrift und keine Boulevardzeitung kommt ohne regelmäßige Diät-Tipps aus. In der Qualitätspresse gehören gesunde Ernährungsratschläge zum täglichen (und äußerst preiswert zu backenden) Brot. Wenn man sich durch das Fernsehen zappt, kocht immer irgendwo gerade irgendjemand, oder man kriegt von irgendeiner Person wenigstens ein Rezept für etwas «garantiert Leckeres» empfohlen. Und wenn man davor Reißaus nimmt und zufällig in einer Großstadt mit einem nennenswerten Anteil an Hipstern wohnt, kommt draußen gewiss einer dieser neumodischen Foodtrucks angerattert. Der verfolgt einen dann so lange, bis man ihm aus Mitleid einen Burrito mit Hühnchen und Mango-Chutney abkauft oder wenigstens einen Chili-Cheddar-Burger an hausgemachten Kartoffelchips mit Trüffelmayonnaise.

Zwar behaupten manche Kulturkritiker, das öffentliche Showkochen sei nur eine Ersatzhandlung; zu Hause würden die Leute als Begleitung zum dreigängigen Fernsehmenü weiter ihre fiese Tiefkühllasagne futtern. Dagegen spricht jedoch die Tatsache, dass man mittlerweile auch im letzten Discounter Delikatessen wie Himalaya-Salz, Barbarie-Entenbrüste und Tête de Moine samt dazugehörigem Schabegerät erstehen kann. In den bürgerlichen Mittelschichten dieses Landes ist nämlich durchaus ein verändertes Koch- und Genussverhalten zu beobachten. Ich weiß das, weil ich mich gelegentlich in diesem Milieu herumtreibe. Der Thermomix von Vorwerk ist hier inzwischen ein wichtigeres Statussymbol als das Gäste-Boxspringbett oder der Zweit-Jaguar, und Abendgesellschaften finden nur noch in der Küche mit dem freistehenden Gasherd und dem riesigen Esstisch statt, damit man näher am Zentrum des Geschehens ist. Angeber-Wohnzimmer war gestern; jetzt spielt die Musik in der Küche.

Während die fernsehenden Unter- und Mittelschichten den populäreren Sterneköchen beim Kochen vor Publikum zugucken, verfeinern die Betuchten und Erfolgreichen ihren Geschmack und bringen die Esskultur voran, indem sie dieselben Sterneköche einfach in ihren Restaurants aufsuchen. Seit Jahren lautet hier die spannende Frage: Was kommt denn wohl als nächster bizarrer

Hochküchentrend nach der Molekularküche? Sind die Leute schon bereit für die Subatomarküche? Derweil lernen unsere Jugendlichen bei McDonald's und Starbucks in engerem und weniger kostspieligem Rahmen eine ähnliche Lektion, nämlich dass man über einen ausgesuchten Spezialgeschmack seine Sinne ausbildet und seine Persönlichkeit findet. Schon bald finden sie heraus, dass man mit einer Vorliebe für den «Caramel Light Frappuccino» und den «Veggieburger TS» bei bestimmten Leuten gewaltigen Eindruck schinden kann, und zwar bei Frauen.

Immer komplizierter wird es demgemäß, wenn man in Gesellschaft speist oder gar für eine solche kochen muss. Kollege T. isst keine Zwiebeln, Freund P. mag keinen Fisch, Kollegin C. verträgt keine Hülsenfrüchte, und Freundin N. reagiert mit größtem Ekel auf sichtbares Fett oder Knorpel im Fleisch. Manch einer mag über solch verwöhntes Getue zwar die Nase rümpfen, insbesondere wenn er aus einer Generation stammt, die ihren Hunger mit Mehlsuppe und Steckrüben bekämpfen musste und höchstens an Feiertagen zum Nachtisch mal ein Stück Rindertalg bekam. Die meisten aber sehen sich wegen ihrer eigenen Nahrungsempfindlichkeiten letztlich zur Nachsicht gezwungen.

In der Altsteinzeit haben die Leute gewiss nicht gesagt: «Ich mag aber keine Maden», «Nein danke, Säbelzahntigergekröse ist nichts für mich» oder «Angefaulte Bisamratte hat mir der Arzt verboten!». Früher aß man grundsätzlich, was auf den Höhlenboden oder das Holzbrett kam. Heute leben wir jedoch in einer Überflussgesellschaft. Das bedeutet, dass wir aus proppenvollen Kühlschränken und von reichgedeckten Tafeln stets nur das herauszupicken brauchen, was wir wirklich gerne möchten – zum Beispiel Tiefkühlpizzen, davon isst jeder Bundesbürger im Schnitt elf pro Jahr.

Bei der Auswahl unserer Speisen können wir unsere Geschmacksvorlieben ebenso kultivieren wie unseren Ekel vor bestimmten Nahrungsmitteln. Essen hat nämlich einerseits viel mit

Lust zu tun: der Lust, den Hunger zu bekämpfen, den Mangel zu überwinden, den Körper mit dem Überlebensnotwendigen zu versorgen. Hinzu kommt die Lust, sich etwas einzuverleiben und anzuverwandeln, die – Freud lässt schön grüßen – bereits im Ursprung überraschend sexuell getönt ist. Nicht erst, wenn sich jemand «schnell etwas reinschieben muss». Und dann gibt es natürlich die Lust, angenehme bis unvergessliche Geschmackserlebnisse zu machen, am besten im Rahmen menschlicher Gemeinschaft und ihrer ausgefeilten Speiserituale; sei dies die Mahlzeit im Kreise der Liebsten oder der Festschmaus bei Bauernhochzeiten und Staatsbanketten.

Andererseits aber steckt in jedem Akt der Nahrungsaufnahme auch ein Quäntchen Angst. Man weiß nämlich nie genau, ob einem die körperfremde Substanz, die man sich einverleibt und anverwandelt, auch wirklich bekommt oder ob sie einem, über kurz oder lang, nicht sogar schadet. Es ist das gleiche Problem wie beim Sex oder beim Konsum von LSD.

Man weiß sogar nicht einmal, ob es sich bei dem, was man gerade isst, wirklich um das handelt, was man zu essen glaubt. Insbesondere die Fleisch- und Wurstproduktion ist eine schweinchenrosafarbene Black Box und daher ständiger Quell von Mutmaßungen, Gerüchten und urbanen Legenden. In Upton Sinclairs berühmtem Roman «Der Dschungel» von 1906, der die Zustände in den Chicagoer Schlachthöfen anprangert, fallen Arbeiter in die Fleischbottiche, werden umstandslos zerkleinert und eingedost. Boulevardmedien berichten immer wieder über «Ekelfunde» wie jenem, bei dem ein Mann in einer Filiale von Kentucky Fried Chicken beim Verzehr seiner knusprigen Hähnchenteile auf eine frittierte Ratte gestoßen sein wollte.

Auch wenn es sich in diesem Fall um einen Schwindel handelte – reale Skandale wie der Rinderwahnsinn der Neunziger, die Schweinepest von 2006 oder der Fund von undeklariertem Pferdefleisch in Tiefkühllasagne im Jahr 2013 erzeugen beim Publikum ein fortwährendes Unbehagen, wenn nicht sogar Übelkeit und Magenverstimmung. Damit ist der Resonanzboden für viele weitere unappetitliche Geschichten rund um die Fleischverarbeitung bereitgestellt, von denen die Hälfte vermutlich sogar stimmen dürfte.

Denn auch ohne Schlamperei oder böse Machenschaften hat das Essen seine Unschuld längst verloren. Mit der Ökobewegung der Achtziger ist ein breites Bewusstsein dafür entstanden, dass in jedwedem Essen auch Schadstoffe und Gifte stecken, ja, dass es Nahrungsmittel gibt, die aus praktisch nichts anderem bestehen, zum Beispiel Innereien oder Dosenravioli. Schon vorher hatten Fachleute und Mediziner herausgefunden, dass viele Zivilisationskrankheiten auf falscher Ernährung beruhen. Diese ist fast immer durch ein Zuviel gekennzeichnet: zu viel Fett, zu viel Zucker, zu viel Weißmehl, zu viel Fleisch. Damit wurde das Selbstverständliche – dass man sich's beim Speisen gutgehen lässt – plötzlich hochproblematisch. Nun sagte der Wohlgeschmack einer Speise absolut nichts mehr darüber aus, ob sie auch gut für einen ist.

Die Schwierigkeit ist bloß: Medizin und Lebensmittelforschung fördern pausenlos neue Erkenntnisse über den Gesundheitswert von Lebensmitteln zutage. Dann heißt es plötzlich, dass Bittermandeln Blausäure enthalten, Spinat übermäßig viel Eisen, und dass das Cholesterin aus tierischen Fetten die Menschen reihenweise an Herzinfarkt und Schlaganfall sterben lässt. Ein paar Jahre später kassiert die Wissenschaft etliche dieser Gewissheiten schließlich endgültig, und die Bittermandelfans kriegen alles in den falschen Hals und denken, sie könnten endlich wieder reinhauen. Ich aber sage: Vorsicht! Man hält sich am besten immer auf dem Laufenden, sonst bleibt man eines Tages auf der Strecke oder, schlimmer noch, versagt sich in der Zwischenzeit die tollsten Genüsse, zum Beispiel mehrmals aufgewärmten Spinat oder gedünstetes Cholesterin.

Die heutigen Menschen sind also hochgradig irritierbar, was ihr Essen betrifft. Eindämmen lassen sich die durch gezielt verbreitetes Wissen erzeugten Ängste aber wiederum nur durch mehr und besseres Wissen, das gleichfalls gezielt in die Welt gesetzt wird. Aus diesem Grund interessiert sich ein wachsender Teil der Bevölkerung nahezu detektivisch dafür, wie seine Nahrung zusammengesetzt ist und welche Substanzen im Lauf des Fertigungsprozesses hinzugefügt wurden oder entstanden sind. Viele wollen eben detailliert wissen, womit genau sie sich überfressen oder in die Magersucht hungern.

In jüngster Zeit ist jedoch ein weiterer Faktor hinzugetreten. Nahrungsmittelunverträglichkeiten, Allergien und Adipositas sind auch für die breite Masse erschwinglich geworden. Damit wurden sie zu ganzjährigen Volksvergnügungen, an denen jeder teilhaben kann. Ohne Gluten- oder Laktoseintoleranz kann man sich in bestimmten Kreisen überhaupt nicht mehr sehenlassen, wenn man nicht als unsensibel oder verblüffend wortkarg gelten will. Und wer kein Glutamat verträgt oder auf Haselnüsse und Sellerie so allergisch reagiert wie ich, liest natürlich regelmäßig und intensiv die kleingedruckten Zutatenlisten auf Produktverpackungen. Solche Leute bringen dem Optikergewerbe einigen Zulauf; kein Wunder, dass ich seit kurzem eine Gleitsichtbrille tragen muss.

Ernährung ist mithin eine heikle Angelegenheit mit vielen vorstellbaren Kollateralschäden geworden. Zwar erlaubt sie fast jedem im wohlhabenden Westen, seinem eigenen Appetit ganz nach Lust, Laune und Distinktionsbedürfnis zu frönen. Sie diktiert ihm aber gleichzeitig, je nach Sorge um Gesundheit und etwaigen Überempfindlichkeiten, einen persönlichen Speiseplan, wie man ihn früher nur aus Krankenhäusern oder dem dekadenten Millionärsmilieu kannte. Vor diesem Hintergrund wird auch verständlich, dass Eltern heutzutage mit umfassender Toleranz auf die kulinarischen Vorlieben und Abneigungen ihrer Kinder reagieren. Man scheint allgemein eher bereit, auf die zum Teil haarsträubend anmutenden Ernährungsspleens der Mitmenschen einzugehen, statt sie wie früher nach einer gehörigen Standpauke mit schlechtem Gewissen hungrig zu Bett zu schicken.

Die Märkte wiederum tun das Ihrige – also: alles –, um die Geschmäcker der Menschen bei ihrer Spezialisierung zu unterstützen. Was ein ganz gewöhnlicher Supermarkt mittlerweile alles an Joghurtsorten führt, von Cranberry-Ananas-Mascarpone bis Macadamianuss mit «Schoko Stars», hätte ein Sonnenkönig seinen Gästen nicht anzubieten gewagt. Bei Schokolade ist es gleich noch wahnsinniger; hier überbieten sich die Hersteller in immer exzentrischeren Geschmacksrichtungen. So fertigt die österreichische Firma Zotter die Sorte «Rosa Kokos und Fischgummi», bei der sich ihrer Homepage zufolge unter einer Kokos-Schokoladenschicht Forellenstückchen in Form von Fischmarshmallows befinden. Wem das noch nicht spektakulär genug ist: «Darüber ergießt sich eine Himbeer-Kokos-Kuvertüre, die zartrosa leuchtet.»

Als Gegentrend zur immer größeren Raffinesse existiert allerdings auch eine Besinnung auf das Schlichte, Ursprüngliche, Handgemachte. Immer mehr alte Produkte und Grundnahrungsmittel werden «wiederentdeckt» und drängen zahlreich auf den Markt. Mal feiert die Fassbrause ein großes Comeback, mal sind es Rauke, Pastinake oder der gute alte Grünkohl, dem in den Vereinigten Staaten Wunderkräfte nachgesagt werden. Und ein anderes Mal ist es all das zusammen, selber zu Hause im Mixer püriert – dann heißt es «Green Smoothie» und soll, täglich genossen, das langgesuchte Mittel sein, dem Tod endlich seinen Stachel zu ziehen.

Viele Leute wünschen sich nämlich, dass das Essen wieder so unproblematisch wird wie früher – also zu Zeiten, als man noch nicht so genau hinschaute, weshalb man sie nachträglich gut verklären kann. Darum steht alles, was die massenhafte und industrielle Herstellung von Nahrung mit sich bringt, seit längerem im Verdacht, der Langlebigkeit des Menschen im Wege zu stehen. Als Ausweg und Zuflucht wird deshalb das Unverfälschte, Unbehandelte und Traditionelle betrachtet, wenn nicht bewundert. So erleben alte, exotische Nahrungsquellen wie Chia-Samen («das Powerfood der Maya») oder Quinoa («das gesunde Inka-Korn») eine unverhoffte späte Zweitkarriere in den Wohlstandszentren der westlichen Welt, und immer ausgefallenere Retro-Ernährungsstile und puristische Radikalkonzepte finden zahlreiche jubelnde Anhänger – ob das nun die Sieben-Tage-Körner-Kur ist oder die Steinzeit-Diät, die sich an den Essgewohnheiten des Paläolithikums orientiert und deshalb neben Milch- und Getreideprodukten auch den Gebrauch von Messer, Gabel, Teller und Tischtuch verbietet.

Dass die Menschen sich heutzutage so akribisch mit ihrer Nahrung beschäftigen, mag daran liegen, dass sie ihren Körper nicht mehr als naturgegeben und schicksalsabhängig ansehen, sondern als individuell form- und gestaltbar – bis hin zur theoretisch eventuell irgendwie denkbaren Unsterblichkeit. Vielleicht ist in unserer arbeitsteiligen, verwalteten und postheroischen Gesellschaft der eigene Körper eine der letzten Möglichkeiten, etwas zu bewegen und sich dabei selbst zu spüren oder zu erkennen. Man kann den Körper zum Beispiel von A nach B bugsieren, und wenn zwischen A und B exakt 42,195 Kilometer liegen, ist man wahrscheinlich Marathonläufer.

Doch obwohl Marathonläufe inzwischen eine Massenbewegung geworden sind und an so manchem Sommerwochenende eigentlich leere Innenstädte verstopfen, werden die Leute im Schnitt nicht fitter, sondern fetter. Denn anstrengender noch als Marathonlaufen scheint es für die meisten zu sein, abzunehmen oder wenigstens ihr Gewicht zu halten. Einer von ihnen bin übrigens ich. Mein Körper erinnert mich soeben daran. Er meldet dem Hungerzentrum in meinem Hypothalamus einen rapide sinkenden Blutzuckerspiegel, schlägt deshalb auf seine Art Alarm und droht damit, die Sauerstoffversorgung meines Hirns zu drosseln.

«Geduld», flehe ich leise. «Wir sind mit unserem Problem nicht alleine!»

Wir sind nämlich viele, wie ich erfahre. Sehr viele. Laut der «Studie zur Gesundheit Erwachsener in Deutschland» des Robert Koch-Instituts Berlin, die nicht auf geschönten Eigenangaben, sondern auf körperlichen Messungen basiert, sind rund siebenundsechzig Prozent der Männer und dreiundfünfzig Prozent der Frauen in diesem Land übergewichtig. Von jenen sind wiederum dreiundzwanzig Prozent Männer und vierundzwanzig Prozent Frauen sogar adipös, also im Grunde klinisch behandlungsbedürftig. Das sind genau die, an denen man in der Fußgängerzone nicht vorbeikommt, während sie in ihren gewaltigen Burger-King-Tüten wühlen und nebenher den kompletten Inhalt einer 2-Liter-Cola-Flasche in sich hineinlaufen lassen.

Als Kriterium für Übergewicht und Fettleibigkeit wird gemeinhin der Body-Mass-Index (BMI) herangezogen. Er errechnet sich aus dem Körpergewicht (in Kilogramm) geteilt durch das Quadrat der Körpergröße (in Metern). Der Weltgesundheitsorganisation zufolge gilt ein BMI zwischen 18,5 und 24,9 als normal; ab fünfundzwanzig spricht man von Übergewicht, ab dreißig von Adipositas. Während der Anteil der Übergewichtigen zwischen 1998 und 2012 gleich geblieben ist, hat sich der Anteil der adipösen Superschwergewichte in Deutschland deutlich erhöht, insbesondere bei Männern und im jungen Erwachsenenalter beider Geschlechter.

Interessant! Da mache ich doch gleich mal die Probe aufs Exempel. Ich bin 1,76 Meter groß und wiege nach dem gestrigen Fressexzess 77,8 kg. Der Taschenrechner spuckt die Zahl 25,12 aus – ich bin also objektiv übergewichtig!

Und doch nichts weiter als Teil eines globalen Phänomens. Die

Süddeutsche Zeitung schreibt: «Nie zuvor gab es so viele Möglichkeiten, schlank und fit und entspannt und glücklich zu sein. Nie zuvor auch gab es so viel Fettsucht in der Welt. Wogen 1980 noch achthundertsiebenundfünfzig Millionen Menschen zu viel, so waren es 2013 bereits 2,1 Milliarden. Die sozialen und wirtschaftlichen Kosten, die durch falsche Ernährung entstehen, belaufen sich nach einer Studie aus dem Jahr 2013 auf dreieinhalb Milliarden Dollar pro Jahr (etwa 3,1 Milliarden Euro). Das Problem ist gigantisch.»

Das Problem ist offenbar so gigantisch, dass die *Süddeutsche* glaubt, uns Dicken in unserer Not einfach alles erzählen zu können. Mal ehrlich: 3,1 Milliarden Euro Kosten bei 2,1 Milliarden Übergewichtigen sind alles andere als eine beeindruckende Zahl! Es handelt sich um Pi mal Daumen 1,50 Euro pro Fettwanst und Jahr, sodass entweder das Zahlenmaterial oder die gigantomanische Schlussfolgerung des Journalisten falsch ist.

Aber zurück zum leidigen Abnehmen, das mir und meinem Körper ja ebenfalls bevorsteht. Schlicht weniger zu essen ist offenbar keine Erfolg versprechende Lösung. Da spielt der kapriziöse Stoffwechsel nicht mit. Wer ein paar Kilo verlieren möchte oder sogar einige Dutzend, sieht sich in der Regel gezwungen, einem strikten Ernährungsplan zu folgen. Das bedeutet, dass er sich mit den Bausteinen und Inhaltsstoffen seiner Mahlzeiten beschäftigen muss, ob systematisch oder durch eine der beliebten Ad-hoc-Google-Recherchen (zum Beispiel: «Apfel Kalorien»). Er erfährt dann staunend, dass ein Apfel von einhundertfünfundzwanzig Gramm nur etwa siebenundsechzig Kalorien hat, ein etwas kleinerer um die fünfzig. Auf der beliebten Webseite Focus.de wird der beleibte Informationssucher freilich gewarnt, dass «ein kleiner Apfel pro Tag in einem Jahr einer Energiemenge von 2,5 Kilogramm Fettgewebe» entspreche, sofern der Apfel nur zusätzlich zur gewohnten Nahrung verputzt werde: «Rein theoretisch würde der Apfelesser somit nach zehn Jahren fünfundzwanzig Kilogramm mehr auf die

Waage bringen.» Wer hätte an diese unterschätzte Gefahr gedacht? Ich nicht!

Unter den abnehmwilligen Massen herrscht indes eine so große Unsicherheit, dass praktisch jede Warnung und jeder Ratschlag Chance auf Gehör hat – zumal es auch Leute geben soll, die ein handfestes Interesse haben, dass sich daran nichts ändert: «Die Diätindustrie boomt, es werden Milliardenumsätze eingefahren. Jeder zweite Deutsche würde gerne abnehmen», schreibt die *Süddeutsche* in einem Artikel über die öffentlich-rechtliche Fernsehproduktion «Schlank durch Schokolade – eine Wissenschaftslüge geht um die Welt».

Deren Recherchen zufolge sind die meisten Schlankheitskuren Unfug: «Es gibt die Dukan-Diät, Spaß-Diät mit Süßigkeiten, Low-Carb, Leber-, Walnuss-, Sellerie-, Honig-Diät, selbst eine ‹Werwolf-Diät› existiert und wird angeblich von Demi Moore und Madonna angewendet. Eine Form des Abnehmens, bei der man nur nachts essen darf.» Klingt super.

Die TV-Autoren bezweifeln auch die Aussagekraft der meisten Ernährungsstudien, von denen es ihrer Zählung nach weltweit fast dreißigtausend gibt. Überwiegend lieferten deren Verfasser nicht viel mehr als schlichte Vermutungen. Mit diesen machten die Ernährungswissenschaftler Werbung für sich und ihre speziellen Diätformeln, die angesichts der riesigen Nachfrage fast automatisch zahlende Abnehmer finden würden: «Dabei bewiesen die allermeisten Studien nur, dass die Diäten höchstens ein Jahr wirkten, bevor der Jo-Jo-Effekt eintrete.»

Die *Süddeutsche* resümiert: «Diäten, da sind sich Ernährungswissenschaftler einig, sind keine Lösung für dauerhaften Gewichtsverlust. Dazu braucht es eine Umstellung von Ernährung und Lebensweise. Diäten können hingegen zu Gewichtsproblemen und problematischem Essverhalten führen und psychische Störungen verschlimmern.»

An dieser Stelle nicke ich begeistert. Gewichtsprobleme samt dazugehörigem Essverhalten habe ich ja bereits, und meine psychischen Störungen sollen sich lieber nicht verschlimmern. Aber das scheint auch gar nötig, denn ich will ja keine Diät machen, sondern meine Ernährung und Lebensweise dauerhaft umstellen. Genau das ist mein Weg!

Als ich mich gerade ausgiebig darüber freuen will, versetzt mir mein Körper einen überraschenden Schlag. Er attackiert mich mit Schwindelgefühlen und Verwirrtheit, sodass ich unkontrolliert zu grimassieren und zu schmatzen beginne. Ich fürchte, mein Körper ist wirklich sauer auf mich – wenn ich ihn jetzt nicht sofort mit dem versprochenen Frühstück beschwichtige, lässt er uns krachend vom Bürostuhl fallen.

Also nehme ich nun meine erste bewusst vegane Mahlzeit zu mir. Auf dem Weg zur U-Bahn hatte ich mir ein Panino Rustico gekauft, ein rautenförmiges Brötchen nach italienischer Art. Das esse ich zusammen mit dem mitgebrachten Hummus und einer Handvoll Cornichons, was mir vorzüglich mundet. Die Kichererbsencreme ist dick und würzig, mit deutlichen Tönen von Kreuzkümmel und Knoblauch. Das Brötchen weist sowohl eine schöne Kruste als auch eine saftige Krume auf. Die Cornichons setzen schließlich mit ihrer knackigen Konsistenz und ihrer lieblichen Säure einen erfrischenden Kontrapunkt – so lässt es sich leben! Da der Hummus sehr nahrhaft ist, also randvoll mit Proteinen, Kohlenhydraten und wertvollen Fettsäuren, bin ich danach gut gesättigt.

Diese Grundlage brauche ich aber auch unbedingt. Mein restlicher Arbeitstag wird höchst anstrengend. Zwischen achtzehn und neunzehn Uhr muss ich einer Zeichnerin mehrere Texte zuschicken, die sie braucht, um mir am kommenden Mittwoch die passenden Karikaturen zurückzusenden. Ich wiederum benötige diese Illustrationen für eine Rubrik, die ich als Redakteur betreue und die in der Regel von freien Autoren gefüllt wird.

Ärgerlich ist nur, wie ich im Laufe des Mittags mit einigem Schrecken feststelle, dass sich auf Anhieb gar keine Texte anbieten. In meinem Maileingang herrscht Ebbe, wahrscheinlich befinden sich die Damen und Herren Autoren alle schon im Osterurlaub. Da muss ich wohl selber etwas schreiben. Fuck!

Während ich das Internet fieberhaft nach Prominenten absuche, die in den letzten Tagen etwas Dummes gesagt oder getan haben – Politiker, aber auch Schauspieler oder Künstler, über deren Verfehlungen ich mich dann in kurzen Glossentexten lustig machen kann –, fällt mir ein, dass ich ausgerechnet heute überhaupt gar keine Zeit für diese Extraarbeit habe. Um achtzehn Uhr beginnt im Caricatura-Museum für Komische Kunst nämlich eine Ausstellungseröffnung, zu der ich unbedingt gehen will – eine Werkschau von Gerhard Glück, der ein großartiger Maler und äußerst netter Mensch ist.

Glück kommt aus dem nordhessischen Kassel, wo auch meine Exfreundin lebt. Da ich als Beziehungspendler die meisten Wochenenden der letzten Jahre in dieser Stadt verbracht habe, lernte ich ihn und seine Frau Ingrid ein wenig kennen und nahm auch an der Feier zu seinem siebzigsten Geburtstag teil. Darüber hinaus gibt es freilich noch einen anderen Grund, der mich zum Besuch dieser Veranstaltung zwingt: Die Ausstellungseröffnungen im Caricatura-Museum sind stets ein gesellschaftliches Ereignis und arten meist in fröhliche Gelage aus. Ich freue mich darauf, meinen ersten veganen Tag mit einem herrlichen Schwips zu beenden!

Zu allem Unglück habe ich aber im Laufe des Nachmittags zwei weitere Texte zu schreiben, außerdem müsste ich nebenher für eine gute Freundin noch einen soziologischen Fachaufsatz Korrektur lesen. Ich weiß wirklich nicht, wie ich das schaffen soll. In Windeseile hämmere ich eine geharnischte Satire gegen Markus

Lanz (der geht immer!) in die Tasten, suche in der Fotodatenbank der Deutschen Presse-Agentur nach Bildern, die ich der Zeichnerin als Vorlage schicken kann, lese ein paar Seiten Aufsatz mit gezücktem Rotstift und durchblättere mein Notizbuch nach Witzen für den Kurztext, den ich für eine andere Rubrik des Heftes versprochen habe.

Schon nach zwei Stunden aber meldet sich erneut mein Körper. Das alte Lied, ich kann's schon nicht mehr hören: Er hat Hunger.

«Es passt mir leider gerade gar nicht», sage ich missmutig. Ich möchte freilich nicht riskieren, dass er wieder endlos schmollt, ich brauche ihn heute noch. Da die Mittagszeit schon fast vorüber ist und mir auch nichts Lustiges für meinen Text einfällt, springe ich auf und eile zum Netto-Markt an der Bockenheimer Warte. Dort besorge ich mir preiswert Sojamilch, anschließend im neuen Rewe etwas Teureres zum Mittagessen.

Als frischgebackener Veganer blicke ich allerdings aus einem ganz neuen Winkel auf das üppige Warenangebot der beiden Supermärkte. Beim Streifzug durch die Gänge fällt mir auf, wie erschütternd fleisch- und milchlastig das Angebot an Snacks ist. Der Anzugträger vor mir legt zum Beispiel Joghurt, Geflügelsalat, Kinder-Milchschnitten und ein paar Schokoriegel aufs Kassenband. Dagegen komme ich mir mit meinem langsam hinterherzockelnden Weltmeisterbrötchen, der Salatgurke und dem Orangendirektsaft höchst asketisch vor.

Eine Freundin hat vor ein paar Tagen berichtet, dass es bei Rewe eine eigene kleine Abteilung mit veganen Produkten gebe. Die habe ich in dem verwirrend überdimensionierten Laden jedoch nicht gefunden, und es ist mir zu peinlich gewesen, danach zu fragen. Ich bin in meiner neuen Rolle noch nicht angekommen, wie ich auf dem Weg zurück ins Büro widerwillig feststelle.

Aber ich habe auch meine Kollegen noch nicht eingeweiht. Lediglich A., unserem Webmaster, habe ich am Samstagabend davon erzählt, als wir zusammen Filme guckten und das möglicherweise letzte Pulled Pork meines Lebens aufaßen – ein fertig mariniertes Erzeugnis der dänischen Firma Tulip, das man für dreißig Minuten in den Backofen schiebt. Ich habe ihn allerdings zunächst um Stillschweigen gebeten. Ich fürchte nämlich, in meinem spaßversessenen, zynischen Kollegenkreis erwarten mich reichlich Spott und Widerstand, wenn ich mich als werdender Veganer oute. Vorgestern wäre ich beinahe so weit gewesen, mein kleines Geheimnis zu lüften. Der Verlauf des Abends ließ mich davon jedoch schnell wieder abrücken.

Alle vier Wochen montags findet in der Redaktion eine Themenkonferenz für den kommenden Monat statt, zu der auch Herausgeber und Ehemalige geladen sind. Anschließend wird traditionell essen gegangen, dazu werden ein paar Bier getrunken. Als gute Journalisten haben wir die Pflicht, nach dem Essen noch ein paar mehr Bier zu trinken; dann beginnt der gemütliche Teil (Bier bis zum Abwinken, Schnaps bis zum Rauswurf). Zwei Tage vor Beginn meines veganen Lebens saß ich mit den Kollegen also in der Gastwirtschaft und hatte soeben mein auf unabsehbare Zeit letztes Schnitzel Wiener Art bestellt. Kollegin M. belachte immer noch meinen Versprecher bei der Bestellung, bei der ich versehentlich «Ich hätte gerne ein Wiener Schnitzel Art» gesagt hatte, weil ich mich angesichts des historischen Moments in Gedanken verheddert hatte.

Im Gespräch der rechten Tischhälfte schwollen die Stimmen auf einmal an, weil es um ein politisches Thema ging. CSU-Agrarminister Schmidt hatte am selben Tag angekündigt, dass das millionenfache Schreddern der männlichen Küken bei der Eierproduktion im Jahr 2017 beendet werden sollte. Die meisten Menschen, mich eingeschlossen, wussten bis zu diesem Zeitpunkt wahrscheinlich gar nicht, dass die männlichen Küken kurz nach dem Schlüpfen aussortiert und dann entweder kleingehäckselt oder mit Kohlendioxid vergast werden. Da die Männchen keine Eier legen und man für die Hähnchenfleischproduktion völlig andere Züchtungen verwendet, hat die Industrie keine Verwendung für sie.

Der Plan des Ministers sah kein sofortiges Verbot dieser Praxis vor, da erst eine bezahlbare Alternative entwickelt werden müsse. Schmidt wollte daher die Forschung an Geräten unterstützen, die das Geschlecht der Küken im Ei schon drei Tage nach dem Legen bestimmen sollen – mittels Laserstrahlen. Dann könnten die Eier mit den männlichen Tieren bereits vernichtet werden, bevor sie ein Schmerzempfinden entwickeln.

Für meine Kollegen war dies jedoch beileibe kein Grund, einen Augenblick innezuhalten und sich für den Zustand dieser Welt zu schämen. Sondern vielmehr ein gefundenes Fressen – Anlass für grobe Scherze und spitzfindige Überlegungen der Art, was das wohl für Maschinen seien, mit denen die Küken zermörsert würden; wie wohl die Prospektwerbung für solche Maschinen aussehen könnte; und ob es sich bei der momentanen Marktlage lohne, die eigenen Ersparnisse in solche Maschinen zu investieren. Ein bisschen Feingefühl zeigte sich nur bei Kollege T., der allerdings auch Vegetarier ist. Er nämlich spekulierte darüber, ob die Firmen, die die Kükenhäckselmaschinen herstellten, vielleicht auch Vomitorien im Programm hätten, also Kotzbecken. In beiden Fällen müsse man ja recht Brockiges entsorgen.

Das stachelte aber nur einen anderen Kollegen zu der Erwägung an, ob man beim Kükenschreddern womöglich einen wohlschmeckenden Saft gewinnen könnte, womit er einen regelrechten Lachorkan am ganzen Tisch auslöste. Anschließend wechselte das Gespräch nahtlos zum Thema «Cocktails mit Fleisch» über. Die gibt es anscheinend wirklich, wie Kollege L. gelesen haben wollte – zum Beispiel den «Bullshot», der mit Wodka, Zitrone, Worcestersauce, Selleriesalz und Rinderbrühe zubereitet wird.

Während wir sehnsüchtig auf unsere Gerichte warteten, nahm Kollegin M. den Faden wieder auf, indem sie von einem Pärchen erzählte, das sie und ihr Mann vor wenigen Wochen entfreundet hatten.

«Sie ist Hausfrau, er Banker», erklärte M. mokant. «Das sind so Leute, die jeden Trendsport mitmachen und die Klamotten für ihre Kinder in London kaufen, weil das Design und die Qualität da besser sind.» Die Tischgesellschaft stöhnte laut auf. «Bei unserem letzten Treffen hatte die Frau gerade von der Sache mit den Schredderküken erfahren. Niemals könne sie jetzt wieder Eier essen, hat sie theatralisch gerufen, und mich empört gefragt, wie ich denn überhaupt noch Eier essen könnte, wenn dafür die armen Küken massenhaft ermordet würden ...» Einzelne lachten höhnisch. «Die beiden sind totale Genussverderber», ereiferte sich Kollegin M. «Die sagen zu allem am liebsten nein. Nein zu Fleisch, nein zu Fisch, nein zu Milch!» Augenverdrehen und Kopfschütteln bei den Zuhörern. «Später hat sie dann sogar gesagt: Milch ist Eiter! Eiter aus dem Euter! Da war für uns der Ofen aus. Wir haben die beiden bislang toleriert. Uns also alle paar Monate mit denen getroffen, um hinterher schön über die abzulästern – wertvoller Gesprächsstoff in einer alten Ehe. Aber nach dem Spruch hatten wir absolut keinen Bock mehr. Dauernd diese Moral, zum Kotzen! Die Frau schafft es, jedes Gespräch in Richtung ihrer bekloppten Ernährung zu lenken.»

Während die Kollegen johlten und M. für ihre engagierte Rede Beifall zollten, schaute ich zu Boden und hoffte, nicht zu erröten. Neben mir wurde sogleich gemutmaßt, ob der Gatte der Fanatikerin als Banker vielleicht die ganzen Kükenvernichtungsmaschinen finanzieren würde. Möglicherweise unterhielt er sogar privat und hinter dem Rücken der betulichen Ehefrau lukrative Investments in der blutigen Branche.

Ehe diese spekulativen Fragen aber geklärt werden konnten,

kam das Essen, und das Gespräch wanderte zu unverfänglicheren Themen über. Ich war recht zufrieden mit meinem letzten Schnitzel, dem üppigen Beilagensalat, den Bratkartoffeln, und versuchte, jeden Bissen zu genießen. Aber ich merkte auch: Das panierte Fleisch selber schmeckt ohne ein Stück Bratkartoffel, einen Spritzer Zitrone oder eine halbe Gabel Salat ganz schön langweilig.

Jetzt sitze ich im Büro vor meiner zweiten bewusst veganen Mahlzeit und finde sie tendenziell noch viel langweiliger. Den Hummus kenne ich ja schon vom Frühstück, und die Gurke hat einen unangenehm intensiven Geschmack, leicht bitter, mit aufdringlichen Nuancen von Torf und Moder. Allein das Weltmeisterbrötchen kann in seinen Körnern und Saaten mit einem reichhaltigen Aromenspektrum von nussig bis kernig verblüffen.

Nach dem Essen bereite ich mir einen Espresso. Was den veganen Aspekt betrifft, hat der Tag meine Erwartungen bislang überhaupt nicht erfüllt. Ernährung beschäftigt einen beschäftigten Mann weniger, als er gedacht hat.

Aber Moment ... Was ist das? Kaum sitze ich wieder an der Tastatur, fließt eine ungeheure Energie durch mich hindurch. Während ich auf mehreren Ebenen gleichzeitig zu denken imstande bin, sprudelt Zeile um Zeile über den Bildschirm – eine witziger als die andere! Es ist fast unheimlich, in welcher Geschwindigkeit an meinem Rechner gerade Spitzentexte entstehen. Hier noch ein überflüssiges Wort gestrichen, da noch ein extravagantes Synonym eingefügt, dort noch einen länglichen Satz verschlankt und in zwei Stücke gehackt – und schon wieder ein Text fertig!

Dann skizziere ich als Nächstes vielleicht schon mal Gedanken zu einem Artikel, den ich eigentlich erst morgen schreiben muss ... mmh ... – hoppla! Auch dieser Text ist plötzlich fertig! Was geschieht nur mit mir? So kenne ich mich ja gar nicht! Ich schaffe es in der gesparten Zeit sogar, den ganzen soziologischen

Aufsatz der befreundeten Doktorin mit klugen Anmerkungen zu versehen, ehe ich in der dpa-Datenbank im Schweinsgalopp Fotos zusammensuche. Anschließend wird die Mail an die Zeichnerin weggeschickt; um zwanzig nach fünf habe ich sie am Telefon und weiß, dass alles gut angekommen ist. Die Zeichnerin ist nämlich siebzig und traut den modernen Kommunikationsmitteln nicht. Mit Recht.

Als ich auflege, ist mir wie nach einem erfolgreich bewältigten Marathonlauf zumute. Doch ich habe trotzdem noch eine Energie in mir wie Popeye nach einer frischen Dose Spinat. Sind das schon die leistungssteigernden Effekte der veganen Kost? Zahlt sich mein neuer Lebensstil bereits nach wenigen Stunden so eindrucksvoll aus, dass ich jetzt genauso gut auch einen ordentlichen Beruf ergreifen könnte? Als die Kollegen E. und L. um Viertel vor sechs an die Tür klopfen, bin ich jedenfalls gestiefelt und gespornt.

Auf dem gemeinsamen Weg zur U-Bahn-Station Dom/Römer beginnt mein Magen leise zu jaulen. Ich vertröste ihn flüsternd auf das Buffet, das später gewiss einen Imbiss bereithält. Zunächst brauche ich aber dringend etwas anderes. Vor dem Museum stehen ein paar rauchende Cartoonisten, denen ich deshalb nur kurz die Hände schütteln kann. Ich springe schnell hoch in die «Medienlounge», wie der Gesellschaftsraum im vierten Stockwerk heißt. Von seinem Balkon aus hat man einen guten Blick auf den benachbarten Dom und die umliegenden Wolkenkratzer der Stadt.

Ich muss vor den ganzen Reden unbedingt ein Bier trinken. Heute gibt es nämlich wieder einmal drei Redner, vom Museumsleiter über den hessischen Kultusminister bis zum Journalisten vom Hessischen Rundfunk, der die Laudatio hält, und der Künstler will am Schluss vielleicht auch noch ein oder zwei Dankesworte sagen. Das kann eine ganze Weile dauern. Bis man wieder was zu trinken kriegt, meine ich.

Am Eingang der Medienlounge werde ich von einem freundlichen Dienstleister mit einem Glas Sekt begrüßt, das ich in einem Zug leere. Anschließend will ich mir einen Überblick verschaffen, wer schon alles da ist und wer aus der Szene der komischen Kunst vielleicht sogar von weiter weg angereist ist – da trifft es mich wie ein Faustschlag ins Gesicht. Mitten im Raum, ungefähr auf Höhe des kleinen Buffets an der Garderobenwand, steht die Exfreundin und unterhält sich mit irgendwelchen Leuten.

Seit Ende Januar haben die Ex und ich nicht mehr miteinander gesprochen. Ich wüsste gar nicht genau zu sagen, warum. Wir haben uns ohne Streit getrennt, aber wir leben in unterschiedlichen Städten und hatten uns am Ende ohnehin nicht mehr viel zu sagen. Ich schätze, wir hatten uns in unseren fünf Jahren gründlich auseinandergelebt, und das will etwas heißen, wenn man in einer Fernbeziehung steckt.

Eigentlich hätte ich ahnen können, dass sie hier aufkreuzt. Der Künstler hat einen ganzen Tross aus Kassel mitgebracht, und die Ex gehört natürlich dazu.

Mein Körper jedenfalls will sofort die Flucht antreten. Er macht eine halbe Drehung hin zur Tür. Vor dieser lächerlich wirkenden Reaktion muss ich uns beide unbedingt bewahren – Ehrensache –, weshalb ich ihn zwinge, tief durchzuatmen und schnurstracks auf die Ex zuzugehen, die sich zufällig auch gerade von ihrer Gruppe gelöst hat.

Ich versuche ein freundliches Lächeln, bei dem ich von vornherein spüre, dass es aufgesetzt wirkt, schüttele die ausgestreckte Hand und sage: «Hi, lange nicht gesehen.»

Sie, mit unbewegtem Gesicht: «Ja, stimmt.»

Ehe mir eine halbwegs schlagfertige Replik einfällt, sagt die Ex etwas nervös: «Äh, ich muss mir mal Nachschub holen», und deutet auf ihr Sektglas.

Das war's dann auch schon.

Wie ein Blitz bin ich an den Bierschränken neben der Balkontür, ziehe aus dem mittleren eine Flasche heraus, öffne sie mit meinem Feuerzeug, trinke hastig ein paar Schlucke und hoffe, dass sich der Nebel in meinem Kopf verzieht. Hinterher fühle ich mich immerhin stark genug, nonchalant eine weitere Flasche zu öffnen und mit neu hinzugekommenen Leuten aus dem Museumsteam zu plaudern. Kuratorin L. zeigt mir stolz ihren neuen Ring, ein Exemplar aus der Kollektion des Sängers Rocko Schamoni, auf dem in goldgewundener Schrift «Scheiße» steht. Das erscheint mir wie ein ausgezeichneter Kommentar zu der Richtung, die dieser Abend angenommen hat.

Mit L. gehe ich wenige Minuten später auch hinunter in die Ausstellungsräume und lausche den Reden. Erst spricht der Museumschef, dann der hessische Kultusminister, dann der Laudator vom Rundfunk. Ich bin froh, dass ich bereits einen Sekt, ein Bier und noch ein Bier getrunken habe. So kann ich den Rednern mit angeschickerter Gelassenheit folgen und mit L. gelegentlich erheiternde oder wachrüttelnde Blicke wechseln, wenn es die Reden nötig machen.

Als der offizielle Teil beendet ist und sich die Party wieder nach oben in die Medienlounge verlagert hat, meldet sich mein Körper machtvoll zurück. Eigentlich wollte ich zuerst den Künstler begrüßen oder auf dem Balkon eine rauchen. Genau da steht aber jetzt die Ex und unterhält sich mit den Glücks, die beide ganz prachtvolle Raucher sind. Also muss ich eben essen. Aber gibt es für einen Veganer wie mich überhaupt etwas Taugliches? Ich begutachte das nicht sonderlich üppige Buffet, das außer Salzbrezeln eigentlich nur ein paar Salate und Blätterteigsnacks zu bieten hat. In dem Brotsalat, der aus Rucola, Paprika, Kirschtomaten, Frühlingszwiebeln, Petersilie und gerösteten Baguettewürfeln zu bestehen scheint, meine ich schließlich einen geeigneten Imbiss gefunden zu haben.

Platz dazu finde ich leider nur an einem Stehtisch vor den Bierschränken, an dem G. es sich ebenfalls gerade schmecken lässt. Er gehört zu der Clique aus Kassel und schwärmt mir vor, wie amüsant die Zugfahrt war, die er zusammen mit der Ex unternahm. Ich stochere derweil in meinem Brotsalat und versuche, nicht vor Ärger zu platzen. Glücklicherweise kommen der Künstler und seine Frau vom Balkon zurück, und ich habe endlich die Gelegenheit, die beiden zu begrüßen und ein wenig Konversation zu treiben.

Im weiteren Verlauf gestaltet sich der Abend immer lustiger. Dauernd wird mir neues Bier in die Hand gedrückt. Ich lasse mich von Grüppchen zu Grüppchen treiben, lege immer wieder eine Pause bei den fidelen Rauchern auf dem Balkon ein und schaue andächtig auf den erleuchteten Dom. Aus dem Augenwinkel heraus bin ich mir aber stets der Anwesenheit der Ex bewusst. Irgendwie muss ich mich erst daran gewöhnen, dass wir auf ein und derselben Party sind, ohne etwas miteinander zu schaffen zu haben. Am besten geht das, wenn ich mir ein weiteres Bier hole – das verengt auf angenehme Weise das Bewusstsein.

Irgendwann stehe ich an die Wand gelehnt auf dem Balkon und spüre, wie ich aus dem Partygetümmel rausgezoomt werde.

«Wo bist du denn?», fragt jemand mit freundlicher Stimme. «Lass mich doch nicht im Stich!»

Nach einer Schrecksekunde verstehe ich: Es ist mein Körper, der zu mir spricht.

«Wir können heute noch großen Spaß haben», sagt er eindringlich. «Gib dir mal einen Ruck und vergiss die Alte.»

«Ich hab da noch dran zu kauen», huste ich. «Der erste Tag meines neuen Lebens – und ausgerechnet dann treibt sich die Ex hier herum.»

«Das steckst du doch locker weg», sagt er sanft. «Du bist jetzt Veganer, sie nicht, dein Blick geht nach vorn. Hier sind lustige Leute, es gibt Bier ohne Ende. Also, worauf wartest du?»

«Ich muss das erst mal verdauen», flüstere ich.

«Fürs Verdauen bin ich zuständig», scherzt er. «Du musst mich bloß einigermaßen bei Laune halten. Apropos: Noch'n Bier?»

Ich überlege nicht lange. Er hat ja völlig recht: Mein erster veganer Tag gehört gebührend gefeiert. Zusammen gehen wir rein, beschütten uns kräftig und haben noch jede Menge Spaß, wie ich meine. An Details erinnere ich mich allerdings nicht. Am nächsten Tag werde ich in meinem Smartphone ein Selfie von 23.52 Uhr finden, auf dem ich ziemlich selig grinse. Ich habe es im Spiegel des Museumsfahrstuhls aufgenommen, als ich wieder einmal die Toiletten im Kellergeschoss aufsuchte. Ich erinnere mich auch nicht mehr daran, mit wem genau ich geredet habe oder wie exakt ich nach Hause gekommen bin.

Nur an zwei Dinge erinnere ich mich. Ich habe mir im Bad offenkundig noch die Zähne geputzt. Dabei habe ich etwas länger auf eine Flasche Meridol-Mundspülung gestiert, die seit Dezember nicht mehr benutzt wurde, weil sie der Ex gehört. Mit einer gewissen Erheiterung habe ich gedacht: Das ist eigentlich alles, was von ihr geblieben ist.

Und kurz bevor mich der Strudel der Trunkenheit in den Schlaf hinabriss, habe ich schließlich noch einmal gestaunt, wie ereignisreich, ja geradezu krass abenteuerlich sich dieser erste vegane Tag gestaltete. Dabei fiel mir wieder ein, wie mein Bruder reagiert hatte, als ich ihm am Wochenende von meinem Vorsatz erzählte, Veganer zu werden.

«Das ist ein gewagter Schritt», hatte er in einem Ton gesagt, der zugleich Bewunderung wie Entsetzen verriet. «Ich meine, Veganer sind so radikal – nicht mal Hitler war Veganer!»

3.

Lamm Gottes

Geschafft! Ich sitze im ICE von Frankfurt nach Hamburg-Altona und lasse meinen Puls zur Ruhe kommen, während mein Hemd nach und nach ausdampft. Obwohl ich erst in letzter Sekunde an Bord gesprungen bin, habe ich vorne im Zug einen Premiumplatz ergattert – in einer Vierer-Koje mit Tisch, in Fahrtrichtung am Fenster und mit freiem Nachbarsitz. Dort habe ich meinen Rucksack deponiert, um mein Territorium zu markieren und schüchternen Platzsuchenden einen zusätzlichen Stein in den Weg zu legen.

Draußen herrscht unterdessen feinstes Reisewetter. Am blauen Himmel stehen flauschige Flokatiwolken, grün döst die hessische Wald- und Wiesenlandschaft vor sich hin. Ich muss gestehen, dass mir das für einen Karfreitag alles viel zu idyllisch ist. Diese sonnenbeschienenen Baumreihen, sorgsam parzellierten Äcker, sich elegant schlängelnden Flüsslein, vorbeifliegenden Gehöfte, Funkmasten und Kleingartenanlagen gehen mir schwerstens auf den Sack. In mir tobt und zittert nämlich noch die Aufregung vom Fahrtantritt nach. Wie ich am Hauptbahnhof aus der U-Bahn stürme, Leute beiseiteschiebe, rempelnd die Rolltreppe raufhaste, die B-Ebene im Laufschritt durchquere. Wie ich mich im ohrenbetäubenden Gewirr von Stimmen und Bahnsteigansagen durch die Menschenmenge in der Bahnhofshalle dränge und Dutzende von Rollkoffern ausmanövriere, um den Zug vielleicht doch noch zu kriegen.

Völlig fertiggemacht hat mich dann aber das riesige Werbetransparent an den Rolltreppen zur Haupthalle. Darauf meterhoch abgebildet: das neueste Produkt von McDonald's, der «Bacon Clubhouse Beef». Darunter der Hinweis: «Mit einhundert Prozent Simmentaler Rind aus Deutschland». Das klingt verteufelt gut, nach Fleckviehzucht aus der Region und bodenständiger Hochküche. Das dunkel gebratene Rinderhack sieht auch ungemein verlockend aus, wie es zwischen den getoasteten Brötchenhälften von knusprigen Speck- und schmelzenden Käsescheiben sowie der bunten Salatgarnitur umrankt ist. Gebannt verharre ich am oberen Absatz der Rolltreppe und stelle mir vor, meine Zähne in dem Fleisch zu versenken und seinem tiefen, animalischen Geschmack nachzuspüren.

Ich schüttele den Kopf und reiße mich los. Durch die betörende Ablenkung habe ich zwei wertvolle Minuten verloren. Die hätte ich mal besser dazu genutzt, mir etwas Reiseproviant zu besorgen, denn ich hatte schon bei der Ankunft im Bahnhof Hunger verspürt. Mein veganes Frühstück hat offenkundig nicht lange vorgehalten, obwohl es aus einem ganzen aufgebackenen Panino Rustico vom Vortag bestand, die eine Hälfte mit englischer Orangenmarmelade, die andere mit Hummus und Gürkchen.

Ob ich freilich im gastronomischen Angebot des Bahnhofs auf die Schnelle etwas Passendes gefunden hätte, wage ich zu bezweifeln. Nicht nur die Nutella-Crêpes, Thunfisch-Wraps und Puten-Focaccias, mit denen praktisch alle Reisenden herumliefen, wären ja keinesfalls in Frage gekommen, sondern auch meine alten Lieblingssnacks, der «McDouble» von McDonald's und das Lachsforellenbrötchen mit Honig-Senf-Sauce vom Fischspezialitätenstand Gosch Sylt nicht, beide übrigens absolute Preis-Leistungs-Knüller im kostspieligen Bahnhofsangebot. Als veganer Snack wäre vermutlich nur ein trockenes Brötchen oder eine Brezel geblieben – wobei: Sind Brezeln überhaupt vegan? Eventuell wäre auch noch ein Salatschüsselchen von Mr. Clou Naturspezialitäten gegangen, falls da nicht wieder endlos Käse, Schinken und Joghurtdressing rübergekippt wurde. Hätte ich mehr Zeit gehabt, hätte ich natürlich mal nachforschen können. Ich musste mich jedoch sputen.

Ich brauchte unbedingt noch eine Fahrkarte vom Automaten und hatte dazu lediglich vier Minuten.

Fünf nervenzerfetzende Minuten später setzte sich der ICE in Bewegung und rollte gemächlich durch die Gleisanlagen in Richtung Main. Erleichtert sank ich in meinen Premiumsitz zurück und wischte mir den Schweißfilm von der Stirn. Während ich mich aus dem Mantel schälte, schaute ich angestrengt aus dem Fenster, um es den nachströmenden Platzsuchern mit ihren flehentlichen Blicken nicht zu leicht zu machen. Kaum hatte sich die Lage beruhigt, hob im ganzen Abteil ein großes Geraschel und Geknister an. Wie auf Kommando holten jetzt nämlich sämtliche Mitreisenden ihre Lunchpakete heraus. Sie wühlten in ihren braunen Papiertüten, knackten ihre Burgerschachteln, drückten Ketchup auf ihre Chicken McNuggets und aßen drauflos, als gäbe es kein Morgen. Hatten die etwa alle vegan gefrühstückt? Der Einzige jedenfalls, der nichts zu essen hatte: ich.

Während bei Langenselbold der glitzernde Kinzigsee am Zugfenster vorbeigleitet, fällt mir ein, dass ich nur ungefähr vier Stunden durchhalten muss, bis der Zug in Altona eintrifft. Eine Stunde später werden wir bereits schick im Restaurant sitzen und den fünfundsiebzigsten Geburtstag meiner Mutter feiern – da ist gewiss auch für mich eine Mahlzeit drin. Das festliche Ereignis ist übrigens der Grund meiner Reise. Da mein Bruder mit seiner Familie in Hamburg wohnt und meine kleine Nichte erst zweieinhalb Jahre alt ist, wird der Geburtstag mitsamt den Ostertagen dort im Norden begangen. Meine Eltern sind schon am Vorabend aus dem heimatlichen Siegerland angereist.

Ich überlege, ob ich einen Schluck Sojamilch nehmen soll, wenn mich allzu großer Hunger überkommt. Da meine Verwandtschaft nur lose über mein neues Ernährungskonzept informiert ist, wollte ich sicherstellen, für den Kaffee am Samstagmorgen gerüstet zu sein. So habe ich die angebrochene Packung «Sojadrink Original mit Calcium» mitgenommen, ein Produkt der belgischen Firma Alpro, dem europäischen Marktführer für Lebensmittel auf Sojabasis. Sojamilch darf sich das Getränk mit 1,8 Prozent Fett nach deutschem Lebensmittelrecht nicht nennen. Dafür liest sich seine Zutatenliste beeindruckend: «Wasser, geschälte Sojabohnen (5,9 Prozent), Zucker, Tricalciumphosphat, Säureregulator (Monokaliumphosphat), Meersalz, Aroma, Stabilisator (Gellan), Vitamine (Riboflavin (B_2), B_{12}, D_2)». An Phosphatmangel werde ich in nächster Zeit also nicht leiden müssen.

Im Kaffee hat sich diese Ersatzmilch in den vergangenen beiden Tagen überraschend anständig verhalten. Sie schmeckt zwar süßer als Vollmilch und besitzt auch eine schlechtere Weißkraft – dies mildert den bitteren Ton des Kaffees weniger ab und verleiht dem Gesamtgetränk eine Anmutung von Automatenkaffee mit pflanzlichem Kaffeeweißer. Ansonsten bleibt sie aber erfreulich unauffällig und ist sogar in der Lage, einen prachtvollen Milchschaum zu bilden. Damit ist mir eine große Last von der Seele gefallen. Wenn man als vegan lebender Mensch sein lebenswichtiges Kaffeeritual am Morgen nahezu einschränkungslos weiterpraktizieren kann, ist das schon mal die halbe Miete.

Majestätisch drehen sich die Windräder in der sanften, leuchtend grünen Hügellandschaft hinter Gelnhausen. Bei dieser Witterung ist die Zugfahrt mit Schauwerten ausgestattet, die jedem Hollywoodfilm Ehre machen würden. Azurblau und mächtig spannt sich der Himmel, von Wattewölkchen betupft. An den kahlen braunen Laubbäumen sprießen schon vereinzelte Knospen. Dazu gleißen gelbe Ginsterbüsche um die Wette. Ich täte mich nicht wundern, wenn von irgendwoher ein überwältigender Hans-Zimmer-Soundtrack losschwelgte.

Auf einer entfernten Weide unten an den Auen der Kinzig sehe ich eine Herde Kühe grasen. Augenblicklich muss ich an Victoria denken, die in meinem persönlichen Film inzwischen eine wichtige Rolle spielt. Auf ihrem Blog hat sie zu den Gründen für ihre Lebensentscheidung geschrieben: «Zugegeben – ich habe das mit dem Vegansein eine lange Zeit auch nicht verstanden. Vor allem: Hallo? Ein Leben ohne Käse? Undenkbar!» Genau wie bei mir! Das fand ich unheimlich süß und seelenverwandt, ebenso wie die Begründung für ihren Sinneswandel, nachdem sie erfahren hatte, welchen Preis die Tiere dafür zahlen: «Kühe werden künstlich geschwängert und bekommen ihre Babys nach der Geburt abgenommen, damit wir uns fancy Milchschaum in den Kaffee schütten können. Seriously? Gruselige Sache – total befremdlich. Da hatte ich dann auch keine Lust mehr auf Käse.»

Victoria hat recht. Die weiblichen Hausrinder sind es nämlich, derentwegen wir Veganer auf fancy Kuhmilch und alle Erzeugnisse daraus verzichten. Die Tiere werden zwar nicht in Rekordzeit gemästet und getötet wie das gemeine Schlachtvieh, aber sie werden trotzdem total befremdlich ausgebeutet und gruselig behandelt, seriously! Nur die wenigsten von ihnen haben zum Beispiel das Glück, im Freien grasen zu können. Die meisten sind ihr Leben lang in Anbinde- oder Liegeboxenlaufställen eingesperrt und müssen täglich bis zu fünfzig Liter Milch geben. Um dazu überhaupt in der Lage zu sein, müssen sie ein Kalb nach dem anderen bekommen. Das Neugeborene wird ihnen jedoch gleich wieder entrissen, damit keine Bindungshormone ausgeschüttet werden – anderenfalls würde die Kuh noch wochenlang hinter ihrem Kalb herjammern.

Als der ICE in Kassel-Wilhelmshöhe einfährt, ist mir auch nach Jammern zumute. Das machen vermutlich diese verdammten Bindungshormone. Immerhin steigt in diesem Augenblick die mobile Brezelverkäuferin zu, wie der Zugführer via Lautsprecher kundtat. Die drollige Berufsbezeichnung sorgt wieder einmal für betretene Heiterkeit in den Abteilen. Knappe zwanzig Minuten danach schrecke ich aus meiner Lektüre hoch, denn der Zug hat in Göttingen haltgemacht, und es wird turbulent. Hier steigen so viele Fahrgäste zu und zwängen sich mit ihrem Gepäck durch die Mittelgänge, dass ich mich schon frage, ob gerade die gesamte Universität zu einem Betriebsausflug aufbricht. Als sich ein Pulk von Reisenden an meinem Tisch staut und mir einzelne Koffer und Hinterteile beinahe ins Gesicht gedrückt werden, muss ich unwillkürlich an Massentiertransporte denken. Da werden Lebewesen ebenso eng zusammengepfercht und unter unwürdigen Bedingungen durch die Republik gekarrt wie hier.

Der entscheidende Unterschied: Den Tieren wird ein gewisser Mindestplatz garantiert. So bekommt etwa ein Mastschwein von einhundert Kilogramm Lebendgewicht laut Tierschutztransportverordnung auf seinem Weg zum Schlachthof einen Steh- und Liegeplatz von 0,45 Quadratmeter zugestanden. Das ist nicht viel. In der Intensivhaltung dürfte sich dasselbe Schwein auf einer Mindestbodenfläche von 0,75 Quadratmetern breitmachen. Das ist schon besser, aber längst nicht genug, um den Tieren eine ausreichende Bewegung zu gewährleisten, weshalb sie in der Mast meist unter einem geschwächten Immunsystem leiden und routinemäßig Antibiotika zugefüttert bekommen.

So laut wie die ungeübten Bahnkunden, die an meinem Tisch gestrandet sind, zetern und klagen, wünsche ich mir dringend, ein Zugbegleiter käme vorbei und verabreichte ihnen eine große Dosis Diazepam. Bald zieht die Karawane jedoch lärmend weiter. Dafür betritt jetzt die mobile Brezelverkäuferin, die in Göttingen offenbar nicht ausgestiegen war, das Abteil. Während sie ihre Brezeln feilbietet, überlege ich kurz, ob ich fragen soll, wie vegan das Laugengebäck denn nun ist. Nach dem überstandenen Tumult ist mir aber eher nach unauffälliger Ruhe, und da mein Smartphone hier keinen Internetempfang hat, mit dem ich mir Sicherheit über die heikle Frage verschaffen könnte, verzichte ich einigermaßen leichten Herzens. Ich will ja sowieso abnehmen.

Dennoch, der Hunger nagt. Ich muss die ganze Zeit daran denken, dass gestern Gründonnerstag war, der Tag des letzten Abendmahls. Jesus, so lesen wir in der Bibel, brach bei dieser Gelegenheit mit seinen Jüngern das Brot und reichte den Weinkelch herum – mmh, lecker, eine tadellos vegane Mahlzeit eigentlich! Ausgerechnet mit dieser stiftete er den Bund der Gläubigen und bereitete seinen Opfertod wie auch seine Rückkehr auf Erden vor; beides vergegenwärtigt man sich heute noch im kirchlichen Sakrament des Abendmahls. In beinahe religiöser Inbrunst denke ich: Was gäbe ich jetzt für ein Stück Brot oder einen Schluck Wein! Ich würde dafür vielleicht sogar einen Gottesdienst erdulden. Doch wie schrieb schon Paulus im ersten Korintherbrief: «Wer Hunger hat, soll zu Hause essen; sonst wird euch die Zusammenkunft zum Gericht.»

Meinem ersehnten Tagesgericht komme ich allerdings immer näher, wir überqueren bereits die Elbe. Brücken, Kräne und Speditionsgelände tuckern an den Wagenfenstern vorbei, sogar ein «Überseezentrum», das mein Fernweh weckt. Während der Zugführer die Fahrgäste in breitem Hanseatisch über die Anschlusszüge im Hamburger Hauptbahnhof informiert und dabei exotische Ortsnamen wie Husum, Lübeck und Westerland fallenlässt, sehe ich zum ersten Mal die neue Elbphilharmonie über dem Hafen aufragen. Dann geht es weiter mit den beiden Alstern (Binnen- und Außen-) sowie dem Jungfernstieg. Noch einmal eine Viertelstunde später steige ich in Altona endlich aus dem Zug.

Da es in der U-Bahn zu den üblichen Störungen im Betriebsablauf kommt, treffe ich etwas verspätet in der Wohnung am Rathaus in Ottensen ein. Mein Bruder heißt mich herzlich willkommen und richtet mir aus, dass der Rest der Familie wegen des zeitraubenden Zirkus mit dem Kinderwagen schon mal vorgegangen sei. Während ich mich zügig frisch mache und in Schale werfe, erfahre ich, dass unser Ziel eine Trattoria im Viertel sei. Dort habe die Schwägerin vor kurzem eine lustige Weihnachtsfeier verbracht. Diese Nachricht höre ich mit Wohlgefallen. Ursprünglich war nämlich ein Besuch beim Griechen geplant. Dagegen hatte ich mich auch gar nicht gewehrt, hatte dem Familienclan sogar signalisiert, dass mir ein griechisches Restaurant für mein erstes rein pflanzliches Essengehen ganz lieb wäre. Als Veganer muss ich schließlich lernen, mit Anfechtungen zu leben und auch inmitten hoch aufgetürmter Fleischberge gute Miene zum bösen Spiel zu machen.

Und doch fällt mir in diesem Moment ein Stein vom Herzen, vielleicht sogar ein Nierenstein. Ich weiß nämlich nicht, ob ich mich ausgerechnet heute mit Gyros konfrontieren möchte. Zu Gyros habe ich eine ausgesprochen sentimentale Beziehung, denn griechische Lokale waren die ersten, die wir uns als Oberstufenschüler leisten konnten. Damals erschien mir ein typisches «Gyros komplett» mit seinen starken Knoblauch- und Röstfleischaromen, dem knackigen Krautsalat, dem sahnigen Tsatsiki und den versalzenen Pommes wie der Gipfel der Genüsse, besonders nach ein oder zwei Joints. Spätere Griechenlandurlaube konnten an dieser innigen Zuneigung trotz der teilweise verheerenden Qualität des griechischen Gyros nichts ändern. Dafür ist Griechenland auch zu schön, die Menschen zu freundlich, und das übrige Essen lässt sich ja doch meist irgendwie runterkriegen.

Unterwegs holen wir die anderen ein: die Eltern, die Schwägerin und die zwei Nichten. Nach überschwänglicher Begrüßung auf der Straße und Glückwünschen an die Jubilarin zwingt uns die unbarmherzige Kälte weiter, die mit dem Anfang April noch frühen Sonnenuntergang hereingebrochen ist. Vor der Trattoria wird eine Zeitlang am Kinderwagen herumgewerkelt, bevor wir eilends den schummrigen Tresenraum betreten. Mit safrangelben Wänden, schokobraunem Mobiliar, himbeerfarbenen Tischdecken und ein paar Gemälden mit italienischer Landschaftsmalerei unterscheidet er sich nicht groß von denen anderer Italiener, auch nicht, was den Eindruck einer gewissen Abgewohntheit angeht.

Ein älterer, bebrillter Kellner mit starkem Italo-Akzent nimmt uns in Empfang und platziert uns an einem winzig kleinen Tisch in der hintersten Ecke des Hauptraums. Rechts daneben befindet sich ein Durchgang zu einem Gastraum mit zahllosen freien Tischen. Gegenüber steht die Tür zu den Toiletten einladend offen. Sehnsüchtig starren wir auf die zwei größeren Tische links neben unserem, auf denen jedoch Reserviert-Schildchen stehen. Im Nachhinein weiß ich: An dieser Stelle hätten wir auf dem Absatz kehrtmachen sollen. Aber so etwas erkennt man ja immer erst, wenn's zu spät ist.

Nachdem wir uns an das Tischchen gequetscht haben, eilt der Kellner auch schon mit einem großen Teller Bruschetta als Willkommensgruß heran. Das passt mir ausgezeichnet. Die mit Knoblauch, gehackten Tomaten und Basilikum belegten gerösteten Weißbrotscheiben sind zwar ein bisschen schwarz geraten. Sie schmecken aber dem allgemeinen Urteil zufolge ganz gut – mir sogar phantastisch, nach neun Stunden ohne Nahrung. Ein wenig seltsam erscheint nur, dass der Kellner nicht wieder aufkreuzt, um nach Getränken zu fragen. Sie würden mit den Antipasti fraglos prima harmonieren.

Was uns derweil aber wirklich zu stören beginnt, ist die blöde Toilettentür, die leider nicht von selbst zufällt. Jedes Mal, wenn ein Gast hineingeht oder herauskommt, bleibt sie weit offen stehen, gibt den Blick auf den gekachelten Waschraum frei und lässt neben Gerüchen nach Chlor und Klostein auch einen konstanten Strom Zugluft herein.

«Ich will mich ja nicht beschweren», sagt meine Mutter höflich, «aber ist es nicht ein bisschen ... frisch?»

«Ich tippe auf sechzehn bis siebzehn Grad», bemerkt mein Bruder spitz.

«Aber *unter* null», hüstelt die Schwägerin.

Irgendwann lässt sich der Kellner am Tresen vor dem Kücheneingang wieder blicken. Wir winken ihn ungeduldig heran. Er wirkt überrascht, fragt, womit er dienen könne.

«Sie könnten mal unsere Getränkebestellung entgegennehmen», sage ich. «Ich hätte gern ein großes Pils.»

Der Kellner entschuldigt sich gestikulierend, holt einen Notizblock und nimmt die Getränke auf.

«Einen Rotwein. Trocken, aber bitte nicht zu trocken», sagt meine Mutter.

Der Kellner zuckt mit den Achseln: «Rotwein, ja.»

«Ein echter Spezialist», raunt mein Bruder und verdreht die Augen. «Dann also auf jeden Fall Bier.»

Das Trauerspiel setzt sich bei der Essensbestellung fort, als die große Nichte etwas offenbar Ungewöhnliches wünscht: «Also ... für mich Spaghetti mit Pesto.» Der Kellner windet sich: «Ah, scusi, Signorina. Pesto habe wir heute leider nicht.»

Die Nichte verzieht enttäuscht ihr Gesicht. «Na gut», sagt sie tonlos und fährt mit dem Finger durch die Karte. «Dann eben Lasagne.»

Der Kellner sinkt in sich zusammen: «Ah, also, ah, Lasagne habe wir heute leider auch nicht, Signorina. Scusi!»

Die Nichte zieht einen Flunsch. Wir anderen staunen nicht schlecht. Zwei Klassiker der italienischen Küche sind aus? An einem Feiertag vor einem Wochenende? Problemlos zu lagernde überdies? Immerhin: Die Spaghetti bolognese, die die tapfere Nichte im dritten Versuch erbittet, sind tatsächlich zu haben.

Ich bin zwischenzeitlich allerdings ein wenig nervös geworden, weil es zu meiner Wunschbestellung so gut wie keine Alternative gibt. Ich möchte den Tomatensalat mit Basilikum, roten Zwiebeln und Pinienkernen als Vorspeise, als Hauptgang Spaghetti aglio, olio e peperoncino – ein veganer Klassiker, wenn man auf den üblicherweise dazugereichten Parmesan verzichtet. Mit teils vor Nervosität, teils vor Kälte bebender Stimme gebe ich die Bestellung auf, doch das Gewünschte scheint verrückterweise vorrätig zu sein.

Fragt sich nur, wo sie es herholen müssen, denn auf unserem Tisch tut sich so bald nichts. Die Comedia Italiana geht weiter. Es fehlen die Getränke für die Kleinen, der Wein für die Großen ist ungenießbar, ob es an Spucke oder Gift liegt, vermögen wir nicht zu sagen. Langsam nähere ich mich dem Hungerdelirium, die eisigen Toilettenwinde tun ihr Übriges dazu, dass mein Bewusstsein sich allmählich verabschiedet. Damit habe ich das Stichwort gegeben. Es reicht, beschließen wir, wir machen einen Schnitt und verlangen die Rechnung.

«Und übrigens», fragt mein Bruder höhnisch, «wo bleiben eigentlich die ganzen Gäste für die reservierten Tische? Ist ja immer noch alles frei. Und wenn Sie mich fragen: kein Wunder!»

«Das ist ein erstklassiges Restaurant», schreit der Wirt wutentbrannt. «So was muss ich mir nicht biete lasse!» Wir schlagen uns auf die gefrorenen Schenkel und lachen höhnisch, worauf der Chef einen zügigen Abgang in die Küche macht und uns nachschreit: «Gehen Sie! Raus! Gehen Sie!» Das lassen wir uns nicht dreimal sagen.

Draußen aber beginnen Hunger und Kälte, die ewigen Feinde der Menschheit, uns doch arg zuzusetzen. Besonders hungrig bin natürlich ich. Ich hatte zwar eine kleine Bruschetta und zwei große Bier, aber sonst nach dem Frühstück noch nichts. Im Geiste geht mein Bruder die Nebenstraßen ab, um ein anderes Lokal zu finden. Nun prescht jedoch meine Mutter vor und erklärt, sie habe sowieso keinen Appetit mehr. Im nächsten Restaurant würde es gewiss zu spät, weil die ganze Prozedur, von der Getränkebestellung bis zum endlosen Warten auf das Essen, von vorne losginge. Sie wolle lieber nach Hause und esse dort vielleicht noch ein Butterbrot.

Ich mache einen schwachen Versuch, so etwas zu sagen wie «Hey, das ist dein Geburtstag – da muss doch feierlich essen gegangen werden». Inzwischen haben aber die Schwägerin und der Bruder bereits eine andere Idee entwickelt. Nämlich irgendwelchen Lachs im Blätterteigmantel, von dem in der Tiefkühltruhe zwei Schachteln liegen sollen, in den Backofen zu schieben. Das zieht selbstverständlich weitere vierzig Minuten Wartezeit nach sich. Ich spüre ein Loch in meinem Bauch. Mir wird weich in den Knien. Watte steigt in meinem Kopf auf. Ich schwebe am besten willenlos hinter der Familie her nach Hause. Wenn ich es nicht schaffe und unterwegs entkräftet zusammensacken sollte, können sie mich ja einfach auf der Straße liegenlassen.

Wider Erwarten schaffe ich es aber, und während wir uns im wohlig warmen Wohnzimmer in Decken hüllen und langsam auftauen, garen die beiden Lachsfilets in ihrem Blätterteig bei zweihundertzwanzig Grad vor sich hin. Immerhin können wir die Wartezeit dazu nutzen, eine Flasche Cava zu öffnen, Geschenke zu überreichen und der Jubilarin ein Geburtstagslied zu singen. Der Cava hilft mir derweil über die traurige Aussicht hinweg, mich mit ein wenig fadem Reis und Salat bescheiden zu müssen. Obwohl ... Mann! Ich hatte mich so auf meine Spaghetti aglio, olio e peperoncino gefreut. Das wäre ein wuchtiger, scharfer Geschmack gewesen, der die Entbehrungen des Tages möglicherweise aufgewogen hätte. Jetzt dagegen erwartet mich reinste Langeweile. Und ich kann mich nicht einmal anständig beschweren, weil sich alle Familienmitglieder schon so diensteifrig dafür entschuldigt haben, dass die Notlösung für mich wohl ein bisschen enttäuschend ausfällt.

Einige Stunden später sitzen mein Bruder und ich im Wohnzimmer beisammen und trinken noch ein paar Flaschen Bier. Dabei lassen wir die Ereignisse des letzten Vierteljahres Revue passieren – also meine Katastrophen und seine Erfolge. Der Bruder, zwei Jahre jünger als ich, hat in jüngster Zeit eine rasante Karriere hingelegt, was man auch an der riesigen Altbauwohnung mit den hohen Stuckdecken sieht. Sie liegt nicht nur im begehrten Szeneviertel Ottensen, sondern hat vom Balkon aus unverschämterweise auch noch Elbblick. Bei ihm hat sich in den vergangenen Jahren eben alles prächtig entwickelt: Er wurde zum Psychologieprofessor berufen, ist mit seiner Freundin und ihrer Tochter zusammengezogen und hat sich dann sogar noch ein eigenes Kind gegönnt.

«Auf den Veganismus!», prostet er mir zu.

«Auf die prosperierende Kleinfamilie!», proste ich zurück. «Was hältst du eigentlich von meinem neuen Leben? Mal ganz ehrlich.»

Als aufrechter Wissenschaftler steht mein Bruder esoterischen Konzepten der Heilssuche und Welterklärung äußerst skeptisch gegenüber. Ich hoffe, dass er meinen Veganismus nicht mit so etwas verwechselt.

«Ehrlich?» Mein Bruder legt die Stirn in Falten. «Für mich ist das so, als ob ich plötzlich einen behinderten Bruder hätte.»

Mir stehen die Haare zu Berge: «Wie bitte?»

«Na ja», verteidigt sich mein Bruder. «Du bist jetzt jemand, der alles Mögliche nicht mehr kann und darf. Ein Mensch, der mit Einschränkungen leben muss.»

Er legt die Hand auf meine Schulter und lächelt zuckersüß: «Klar, du bist damit natürlich etwas Besonderes! Anders begabt gewissermaßen. Dafür muss man dich anderen gegenüber auch in Schutz nehmen, keine Frage. Aber jetzt muss man eben ständig Rücksicht nehmen.»

«Gar nicht», sage ich empört. «Ich versuche, niemandem zur Last zu fallen.»

«Spielt keine Rolle», sagt mein Bruder. «Ich kann dir gegenüber zum Beispiel nicht mehr kulinarisch auftrumpfen, dir zum Beispiel schnell ein Steak braten. Ich weiß nicht mal, ob ich in deiner Gegenwart überhaupt noch von Fleisch sprechen darf.»

«Aber sicher!»

«Das sagst du jetzt. In ein paar Monaten bist du vielleicht völlig fanatisiert und gehst mir sofort an die Gurgel, sobald ich dir eine Scheibe Bündnerfleisch vor die Nase halte.»

«Bündnerfleisch ...», sinniere ich.

Mein Bruder lächelt sphinxhaft und nimmt einen Schluck aus seiner Flasche.

«Für mich ist das so», sagt er, «als ob ich zu Teilen vergessen müsste, wer du bisher warst und was dich bislang alles auszeichnete, unter anderem deine Genussfähigkeit, deine Lieblingsspeisen, deine Haltung zur Welt. Das ist plötzlich alles auf null gesetzt.»

«Du übertreibst», lache ich. «Beziehungsweise: Du spinnst.»

«So ist halt mein Gefühl», beteuert mein Bruder. «Man muss deinen Veganismus ernst nehmen wie eine Behinderung oder eine Nahrungsmittelunverträglichkeit. Wenn man dir was Falsches zu essen gibt, kollabierst du womöglich vor aller Augen. Deshalb haben wir übrigens auch vorgesorgt.»

Die Schwägerin, erläutert er mir stolz, habe eigens für mich vegane Produkte eingekauft, die sie mir morgen früh zeigen wolle. Sie habe sich dazu im Bioladen beraten lassen, von einer besorgten Bioladentante. Diese habe sich alle Zutatenlisten auf den Produkten genau angeschaut, damit ich nicht ernsthaft krank würde, falls ich Veganer aus Gesundheitsgründen wäre.

«Die Mühe hätten die beiden sich nicht machen müssen», sage ich leicht gerührt. «Ich wollte eigentlich morgen alleine losziehen und einkaufen.»

«Ansonsten aber», sagt mein Bruder ungerührt, «finde ich Veganismus etwas befremdlich. Die Grenzziehung erscheint mir willkürlich: Tiere zu töten ist Mord, Pflanzen zu töten jedoch in Ordnung. Und dann werden alle verachtet, die andere ethische Entscheidungen getroffen haben. Das hat so was grundlos Radikales, so was ungesund Extremes.»

«Ja», sage ich gequält. «Nicht mal Hitler war Veganer, ich weiß.»

«Mich würde ja mal das Verhältnis von Vegetariern und Veganern interessieren», fährt mein Bruder fort und schaut nachdenklich hoch zum Deckenstuck. «Ob es da einen ethischen Überbietungswettbewerb gibt. Ob die sich vielleicht zueinander verhalten wie die Taliban oder Al-Qaida zum Islamischen Staat.»

In der Nacht träume ich, dass zwei Monstren an mir zerren und mich zu zerreißen drohen. Das eine verkörpert den Ernst des Lebens und fordert, dass ich mich endlich wieder um Pflichten, berufliches Fortkommen und geordnete Verhältnisse kümmere. Das andere will einfach nur wieder einmal Spaß haben und sorglos spielen. Als ich die Augen aufschlage, sind es allerdings die beiden Nichten, die kichernd an mir zerren. Sie wollen tatsächlich spielen, wozu ich mich auch gern bereit erkläre. Freilich erst nach dem Kaffee, der mir nicht nur helfen soll, in den Tag zu kommen, sondern auch, meinen schrecklich leeren Magen ein wenig zu füllen. An Frühstück ist nämlich noch lange nicht zu denken.

Das liegt nicht zuletzt an den spielwütigen kleinen Ungeheuern, mit denen ich allerlei Handpuppen zum Leben erwecken muss, darunter eine Schildkröte und eine Spinne. Die kleine Nichte bekommt ihre kurzen Finger noch nicht richtig in die Schildkrötenbeine. Helfen lassen will sie sich aber auch nicht: «Schafft das! Kann das!» So ist sie momentan drauf. Die große Nichte dagegen wird bald elf und durchschaut schnell, wenn man nicht hundertprozentig bei der Sache ist. Gott sei Dank gibt es heutzutage Smartphones, mit denen man solche Puppenspiele filmen kann. Dann heißt es eigentlich nur noch: auf Play drücken und die Kinder «Noch mal! Noch mal!» schreien lassen.

Irgendwann wanken auch Schwägerin und Bruder aus ihren Gemächern, kurz darauf kommen die Eltern aus dem Hotel. Während die Kinder johlend ihre Ostergeschenke auspacken, überreicht mir die aufmerksame Schwägerin den angekündigten veganen Präsentkorb. Das Erste, was mir in die Hand fällt, ist ein Päckchen Margarine. Das versetzt mir einen Stoß in die Magengrube, weil ich Margarine über alles hasse. Höchstens Mayonnaise hasse ich noch mehr. Immerhin handelt es sich bei dem in kupferfarbener Folie verpackten Produkt der Marke ALSAN Bio laut grünem Aufdruck um einen «wohlschmeckenden Brotaufstrich aus rein pflanzlichen Zutaten», «frei von Cholesterin und Milchbestandteilen. Die verwendeten Fette und Öle sind zu einhundert Prozent aus kontrolliert biologischem Anbau». Puh, vielleicht ist es ja nicht ganz so eklig, wie ich denke.

Im Geschenkkorb befindet sich ansonsten ein kleines Sortiment von veganen Aufstrichen und Wurstimitaten, denen ich mich beim Frühstück widmen werde, eine Packung Sojamilch der Marke Provamel, die ich erst mal beiseitelege – und dann ganz unten allerdings auch eine Tafel Schokolade! Die Sorte nennt sich «Rice Milk» und wird im Auftrag der Firma Rapunzel in der Schweiz hergestellt. Auf der Rückseite lese ich hocherfreut, dass die «vegane Alternative zu Vollmilchschokolade» fair gehandelte Zutaten aus ökologischem Anbau enthält, darunter Reissirup: «Dieser verleiht der Schokolade ihren ‹Vollmilchcharakter› sowie einen unglaublich zarten Schmelz.» Das macht mich überglücklich. Ich hatte geglaubt, ich würde fortan auf Schokolade verzichten müssen, erst recht auf zarten Schmelz!

Da plötzlich alle so tun, als wäre schon Ostern, und zum Kaffee Schokoladeneier und Pralinen knabbern, was das Frühstück in noch weitere Ferne rücken lässt, nehme ich mir meine vegane Alternative vor. Die Schokolade schmeckt sehr süß und überwältigend nach Karamell, ist damit aber nicht weit weg von handelsüblicher Vollmilchschokolade und immer noch weniger süß als eine normal überzuckerte Tafel Milka. Auch beim Schmelz wurde mir nicht zu viel versprochen. Er ist wirklich unglaublich zart, wie ich der Schwägerin und dem Bruder sogleich vorschwärme. Beide kosten ein Stück, kommen aber zu weniger überschwänglichen Urteilen.

«Ja, geht, kann man machen», verkündet die Schwägerin augenrollend.

«Nicht mein Geschmack», schüttelt mein Bruder den Kopf.

Nach ein paar Stücken reicht es mir allerdings auch erst mal. Um nicht vor Hunger ohnmächtig zu werden, beschäftige ich mich mit der beigelegten «I ♥ Veggie»-Stofftasche aus dem Reformhaus, die ich in Bornheim schon zu Gesicht bekommen habe. Irgendwie peinlich, aber toll! Das Etikett an der Tasche sagt nämlich: «Ich bin die VEGANE Bio Reformhaus Tasche Made in Germany.» Auf der Rückseite steht: «Trage mich mit Freude und hinaus in die Welt. Lass sie uns gemeinsam besser machen. Jetzt liegt es in DEINER HAND.»

Das nehme ich mir selbstverständlich zu Herzen. Als es Stunden später tatsächlich ans Frühstücken geht, bestreiche ich eine kleine Ecke meines Brots probeweise mit der gruseligen Margarine, ehe ich Mango-Erdbeer-Fruchtaufstrich draufgebe. Ich bin wirklich überrascht, wie neutral das pflanzliche Streichfett schmeckt. Das hatte ich mir übler vorgestellt, schmieriger auch. Vor allem hatte ich einen grauenvollen Nachgeschmack erwartet, der jedoch ausbleibt.

Davon ermutigt, versuche ich mich an den veganen Brotaufstrichen, als Erstes an einem «Hummus-Tahini». Und wieder eine Überraschung: Der Hummus besitzt eine viel zu trockene Konsistenz und keine spürbare Würze – superöde! Kann man vergessen.

Deshalb steige ich gleich um auf das «Zwergenwiese Lupi Love Curry», ein «kerniger Aufstrich aus der Lupinen-Bohne», von dem ich wegen des kindischen Namens hoffe, dass er mir nicht schmeckt. Ich möchte auf keinen Fall in die Verlegenheit kommen, im Biomarkt fragen zu müssen: «Entschuldigung, wo steht denn bei Ihnen das ‹Zwergenwiese Lupi Love Curry›?» Die Prosa auf dem Gläschen macht mir jedoch den Mund wässrig: «Ganze Bio-Bohnen aus norddeutschem Anbau, wertvolles Gemüse und starke Gewürze verzaubern Brote zu kleinen Geschmackserlebnissen und bringen Pep in jede Küche.»

Und wieder eine Überraschung: Die etwas grobkörnige Paste hat einen für Bioprodukte ungewöhnlich reichhaltigen, starken Geschmack auf Hülsenfrucht-Basis. Sie ist sogar leicht scharf im Abgang. Diesem Geschmackserlebnis-Pep könnte ich ewig hinterherschmecken, allein: Die Schwägerin und der Bruder drängen zum Aufbruch.

Auf dem Programm für den Ostersamstagnachmittag steht nämlich ein Besuch im Tierpark Hagenbeck – Deutschlands einzigem Großzoo, der sich in privater Hand befindet. Er wirbt für sich mit dem Slogan «Hamburgs tierisches Original». Ich bin gespannt, ob ich dort neuen Aufschluss über das Verhältnis von Mensch und Tier erlange. Auf seiner Homepage nennt sich der Zoo jedenfalls vollmundig «Arche Hagenbeck» und rühmt sich, von der Ausrottung bedrohte Arten durch Nachzüchtung zu erhalten, darunter Asiatische Elefanten, Orang-Utans, Südamerikanische Seebären, Rosapelikane und Sibirische Tiger. Das müsste ich als Veganer ja eigentlich gut finden.

Zu siebt passen wir nicht in den Peugeot. Die Schwägerin, die große Nichte und ich nehmen deshalb die S-Bahn und den Bus, und weil wir uns beim Umsteigen geschickt anstellen, treffen wir ungefähr zur selben Zeit ein wie die anderem in ihrem Auto. Drinnen im Zoo wird es gleich wunderbar chaotisch, da mein Vater auf einmal verschwunden ist. Angetrieben von den ungeduldigen Kindern und Nieselregen streben die anderen schon mal ins Parkinnere. Ich hingegen fühle die neue Verantwortung für meine Mitgeschöpfe und gehe ihn suchen. Nachdem er auf der Toilette nicht zu finden ist, warte ich draußen und hoffe, dass er irgendwann von selbst auftaucht. Das tut er dann auch. Er hat sich im Zooshop einen Regenschirm gekauft und dabei wohl die Zeit vergessen.

Den Rest des Clans spüren wir bei den Asiatischen Elefanten wieder auf. Vier der imposanten Riesentiere stehen soeben mit ausgestreckten Rüsseln am Trenngraben und lassen sich von den Besuchern Äpfel und Möhren reichen, konsequent vegane Ernährung also – mir läuft das Wasser im Mund zusammen! Dahinter wachen vier Tierpfleger in grüner Arbeitskleidung über die Fütterung. Wahrscheinlich passen sie auf, dass niemand den Tieren etwas Falsches unterjubelt, beispielsweise eine Scheibe Bündnerfleisch.

Zum Glück hat meine Mutter ein Päckchen getrockneter Bio-Aprikosen in ihrer Handtasche. Ich zeige den Nichten, wie es ist, einem Elefanten solch ein Obststück hinzuhalten, damit sie auch mal dieses lustige sanfte Kribbeln verspüren, wenn der Greiffinger ganz vorne im Elefantenrüssel das Obst vom Handteller nimmt. Schön auch der warme feuchte Atem des eigentlich meterweit entfernten Tieres, der meine Handfläche dabei streift. Aber die kleine Nichte hat zu viel Angst vor dem Riesenvieh, und die große muss sich schon sehr überwinden, es wenigstens einmal zu versuchen, zieht im letzten Moment jedoch zurück.

Anschließend geht es zu den Orang-Utans. Die große Nichte und ich haben keine Lust auf das Gedrängel vor den Scheiben und außerdem von der Elefantenfütterung Hunger bekommen. Also legen wir eine Mittagspause ein, denn bei den rotbraunen Menschenaffen gibt es eine Imbissstation. Während die Nichte eine Portion Chicken-Nuggets mit süßsaurer Sauce wegknuspert, genieße ich eine schlichte Portion Pommes mit Ketchup und bin dabei entzückt, dass dieser überall erhältliche und prinzipiell gar nicht mal unschmackhafte Snack veganen Ansprüchen genügt.

Bei den medizinballgroßen Riesenschildkröten, an denen wir als Nächstes vorbeikommen, herrscht ebenfalls Essenszeit. Es gibt Möhren mit Petersilie als Rohkostversion, auch hier speist man offenbar aus Überzeugung vegan. Die Kinder kichern über die zeitlupenartigen Bewegungen der gepanzerten Greise. Richtig aufgeregt werden sie jedoch am nächsten großen Gehege, in dem sich ganz normale Hausschweine tummeln. Dreizehn Ferkel hoppeln ausgelassen übers Gelände und quieken einander allerlei zu – recht kluges Zeugs aus Wissenschaft und Kultur wahrscheinlich, Schweine sollen ja hochintelligent sein. Vielleicht geht es aber auch um die Lösung familiärer Probleme, denn das Borstenvieh gilt zudem als äußerst sensibel.

Auf jeden Fall sind die Ferkel sehr kommunikativ. Mit einem besonders führungsstarken Exemplar an der Spitze kommen sie zu uns an den Zaun getrabt, bleiben stehen und quieken uns neugierig an, was bei den Nichten für langanhaltende Begeisterung sorgt und sie ihrerseits zum Quieken bringt. Die riesige Muttersau geht derweil ihrem Tagewerk nach. Sie steht bis zum Bauch im Matsch und wühlt darin herum. Gelegentlich lässt sie ein donnerndes Grunzen über den Platz schallen, um ihre allzu laut quiekenden Kleinen zur Ordnung zu rufen.

Mein Bruder, immer ein bisschen schneller als ich, wiegt in gespielter Nachdenklichkeit den Kopf und sagt: «Tja, Mark ist wohl der Einzige, der jetzt kein schlechtes Gewissen haben muss.» Ich lache zustimmend. Die anderen schweigen betreten und denken vermutlich an den Schinken auf ihren Frühstücksbrötchen. Spätestens beim Abendessen werden sie ihre Skrupel wieder vergessen haben, da bin ich mir sicher.

Während ich mit Schwägerin und großer Nichte den Bus zurück nach Ottensen nehme, überlege ich, wie ich als Veganer denn nun letztlich zu Zoos stehen muss. Einerseits werden dort bedrohte Arten vor der Ausrottung bewahrt, andererseits ist der ausbeuterische Aspekt unverkennbar. Man könnte allerdings auch auf den Gedanken kommen, dass die Zootiere eigentlich uns Menschen ausbeuten. Oder wie soll man es sonst nennen, wenn jemand auf Kosten anderer lebt, Wohnung, Essen und medizinische Versorgung gestellt kriegt? Und dafür nicht viel mehr tun muss, als sich hin und wieder vor Publikum das Essen in den Mund stopfen und dabei fotografieren zu lassen?

Ehe ich diese Überlegungen zu einem befriedigenden Ende führen kann, müssen wir aber aussteigen und schnell nach Hause kommen. Für den frühen Abend wurde nämlich in einem griechischen Lokal reserviert. Heute soll die Scharte des gestrigen Abends mit einem Festmahl ausgewetzt werden und meine Mutter mit uns endlich ihren Geburtstag feiern können!

Im Restaurant Olympos werden wir zuvorkommend zu einem großzügig dimensionierten Tisch geleitet, der mit feinstem Tuch und Silberbesteck eingedeckt ist. Erleichtert lachen wir erst mal eine Runde auf und schauen uns um in dem Etablissement mit seinen weiß gekalkten Bruchsteinwänden, den gerahmten Fotografien griechischer Inselidyllen und dem üblichen Statuen- und Amphorenquatsch. Der Service ist von ausgesuchter Freundlichkeit, die Getränke kommen prompt, jetzt kann ich mich also mit voller Kraft der Herausforderung stellen, beim Griechen ein veganes Mahl zu bestellen.

Natürlich ist «der Grieche» erst einmal für seine unglaublichen Fleischmassen bekannt, und da es sich anders als beim Italiener oder Türken hauptsächlich um gegrilltes Schweinefleisch handelt, rümpfen Feinschmecker in der Regel die Nase über die hellenische Gastronomie. Als geübter Griechenlandreisender weiß ich allerdings, dass sie's da mit vegetarischen Vorspeisen auch ganz gut können. Was freilich drin ist, wenn auch Joghurt, Schafskäse und Sahne draußen bleiben müssen, werde ich erst nach einem Blick auf die Karte wissen.

Aufgeregt blättere ich mich durch die Seiten. Bei den Vorspeisen kämen in Frage: Peperoni, Tomatensalat, Bohnensalat, schwarze Oliven, Krautsalat. Von vorneherein ausgeschieden sind: Tsatsiki, Feta, gebackener Feta, frittierter Feta und gebratene Auberginen mit Tsatsiki. Bei den gefüllten Weinblättern und dem Auberginensalat müsste ich nachfragen; die Folienkartoffel ist ohne Tsatsiki oder saure Sahne reizlos. Omelett mit Feta oder Gyros: nein.

Brokkoli, ob in Sahnesauce und mit Käse überbacken oder obendrauf noch mit Gyros: gleich doppelt nein!

Aber hier, der gemischte kalte Vorspeisenteller ... In der Karte ist er zwar mit Tintenfischsalat, Fischrogensalat, Feta und Tsatsiki verzeichnet, darüber hinaus hat er allerdings noch Bohnensalat, Weinblätter und Krautsalat zu bieten. Und auf dem warmen Vorspeisenteller gibt es mit Riesenbohnen, gebratenen Zucchini, Auberginen und Paprika immerhin vier vegane Komponenten, abzubestellen wäre also nur der frittierte Schafskäse, und nachfragen müsste ich beim Knoblauch-Kartoffelpüree. Ich werde mir also aus den beiden Vorspeisentellern etwas zusammenstellen lassen und zur Sicherheit noch einen Beilagensalat und eine Portion Pommes dazunehmen – super!

So nähert sich also die Situation, in der ich mich das erste Mal in aller Öffentlichkeit zum Veganismus bekennen muss. Es ist mir zwar ganz schön peinlich, aber es hilft ja nichts, ich muss da durch. Nachdem die anderen ihre Bestellungen aufgegeben haben, winke ich den bärtigen Kellner zu mir heran und flüstere ihm zu, dass ich mich vegan ernähre und also eine ausgewählte Mischung aus den beiden Vorspeisentellern möchte, die dieser Eigenheit meiner Person Rechnung trägt.

Der Livrierte beugt sich mit mir über die Speisekarte und hört sich meine geflüsterten Wünsche und Bedenken aufmerksam an. Dann schaut er mir in die Augen und sagt: «Vom Auberginensalat würde ich abraten, den bereiten wir mit Mayonnaise zu. Das Skordalia enthält nur Knoblauch, Kartoffeln, Olivenöl und Zitrone.

Und den Beilagensalat machen wir für Sie dann nur mit Essig und Öl, gut? Unser Hausdressing enthält nämlich Joghurt.»

Ich bin geplättet. Die wissen hier ja voll Bescheid! Aber klar: Ottensen ist halt auch so ein Szeneviertel, in dem man seine Spleens offen trägt und sich dafür nicht zu schämen braucht. Sofort gerate ich in eine äußerst gehobene Stimmung, die mich völlig kalt gegenüber den bedenklichen Bestellungen meiner Familienangehörigen macht.

Sollen sie doch ihre Helios- und Olympos-Teller nehmen («Gyros, Soutzoukakia, Schweinesteak, Tsatsiki, Salat und Reis» beziehungsweise «Gyros, Souvlaki, Soutzoukakia, Lammkotelett, Reis, Tsatsiki und Salatteller mit Taramosalata und Thunfischsalat»). Sollen sie doch im Lamm-Mix-Teller schwelgen wie mein Bruder und meine Mutter mit ihrem ausgeprägten Faible für «Lammspieß, ein Lammfilet, zwei Lammkoteletts, Tsatsiki, Salat und Reis». Von mir aus könnten sie auch die Titanen-Platte für zwei Personen nehmen und sich mit «Gyros, zwei Soutzoukakia, zwei Lammkoteletts, zwei gefüllte Schweinfilets, zwei Stücke Leber, dazu Reis und ein Salatteller mit Tsatsiki, Taramosalata und Thunfischsalat» gegenseitig bewerfen oder einreiben – nichts könnte mir jetzt egaler sein. Meine Mutter freut sich indessen still, dass dieser Abend einen völlig anderen Verlauf zu nehmen scheint als der vorherige.

Und das tut er dann wirklich. Schon der Beilagensalat, der mit frischem, knusprigem Weißbrot vorab gereicht wird, reißt mich hin. Geraspelte Möhren, Krautsalat, Gurkenscheiben, Tomatenachtel, ein paar Blättchen grüner Salat, eine Peperoni, eine Olive – ich lasse diese herrlichen Gemüse in ihrer puristischen Olivenöl- und Essig-Umgebung auf mich und meine Gaumen- und Zungenrezeptoren wirken wie ein Kinobesucher einen Monumentalfilm (mit Musik von Hans Zimmer, meinetwegen auch James Horner).

Anschließend ergehen wir uns in Plaudereien, und ich spüre, wie das Bier meine gerade noch so konzentriert vor sich hin schmeckende Zunge lockert. Unterdessen lässt sich die kleine Nichte von meiner Mutter um den Tisch tragen. Sie hat beschlossen, das Haar ihres Onkels zu zerwühlen und dabei vor Freude zu quietschen. Ehe mir aber das letzte Haar vom Kopf gewuschelt worden ist, kommt der Hauptgang.

Während die anderen ihre abstoßend großen, fettig glänzenden Fleischberge zersäbeln, bin ich mit meinen gebratenen Zucchini, gebratenen Auberginen, gebratenen grünen Paprika mit Meersalz sowie den Gigantes, dem Skordalia und den goldgelben Pommes höchst zufrieden. Die weißen Riesenbohnen in ihrer würzigen Kräuter-Tomaten-Sauce sind ausgezeichnet, sehr zart und aromatisch. Das Knoblauch-Kartoffelpüree schmeckt regelrecht phantastisch, die kleinen grünen Paprikaschoten mit grobem Meersalz sogar spektakulär.

Eine echte Granate landet schlussendlich meine Mutter, die ansonsten nicht durchgängig zum Scherzen neigt, als sie auf ihre goldgelben Kartoffelwürfel zeigt und mit Grabesstimme sagt: «Auf der Karte standen Kartoffelspalten – das sind aber keine. Wir machen hier besser einen Schnitt, bezahlen und gehen!» Minutenlang schallt unser Gelächter durch den Gastraum, Gläser klirren, Prosts werden ausgerufen, und dann erzählen wir uns noch einmal die Höhepunkte des Vorabends in der Trattoria nach.

Hinterher spazieren wir zum Altonaer Balkon hinüber und schauen auf die Hafenanlagen, die sich funkelnd in der breiten Elbe spiegeln. Vor allem die zehn angestrahlten Faultürme des Klärwerks Köhlbrandhöft, die wie riesige silberne Ostereier auf der anderen Elbseite leuchten, ringen uns Bewunderung und Respekt ab. Es sind ja keine echten Eier, ich darf den Anblick also genießen.

Auf dem Heimweg passieren wir schließlich eine Baustelle, aus der eine extrem nervöse Maus heraushuscht. Das wiederum lässt der großen Nichte keine Ruhe. Sie hat nämlich die Befürchtung, dass das kleine Nagetier versehentlich auf die Fahrbahn läuft und zermatscht wird. Selbstverständlich wollen wir nicht, dass die Nichte denkt, uns wäre das Schicksal der Maus egal, weshalb wir alles tun, um den kleinen Säuger zurück in Richtung der Grünanlagen zu scheuchen. In Kindern, merke ich mir, haben die Tiere mächtige Verbündete.

Mein Bruder und ich sitzen noch bis tief in der Nacht im Wohnzimmer und unterhalten uns. Erneutes Hauptgesprächsthema: Veganismus. Dabei trinken wir das ein oder andere Bier; als das eine (Einbecker) alle ist, eher das andere (Astra). Der Bruder hat im Internet einen interessanten Artikel über eine psychologische Studie ausfindig gemacht, in der der Zusammenhang zwar nicht von Veganismus, aber von Vegetarismus und psychischen Erkrankungen untersucht wurde.

«In früheren Studien», sagt mein Bruder, «war der Befund stets eindeutig: Vegetarier leiden häufiger als Fleischesser an Depressionen, Angst- und Essstörungen. Kein Wunder, möchte man da sagen – wenn sie auch so furchtbares Zeugs essen.»

«Haha», sage ich. «Du bist so witzig.»

«Und im Prinzip hat dieser Hildesheimer Psychologe Michalak vor zwei Jahren auch nichts anderes herausgefunden, nur dass zu der Liste noch psychosomatische Beschwerden hinzugekommen sind ...»

«Red weiter, ich krieg schon Magenschmerzen», sage ich.

«... und die das Ganze jetzt mal zeitlich verortet haben. Das ist aber recht aufschlussreich: Die Untersuchungsteilnehmer erkrankten im Schnitt in ihren frühen Zwanzigern psychisch, Vegetarier wurden sie jedoch meist erst mit ungefähr dreißig.»

«Aha. Und?»

«Das bedeutet, dass man nicht bekloppt wird, weil man vegetarisch isst, sondern umgekehrt: Zuerst ist man bekloppt, und dann wird man Vegetarier.»

«Wow», sage ich. «Ich habe natürlich geahnt, dass ich einen an der Klatsche habe.»

«Unbestritten», lächelt mein Bruder.

«Muss man ja auch, um sich freiwillig so ein kompliziertes Leben einzubrocken», sage ich trotzig. «Zumal ich in deinen Augen ja Supernazi-Terror-Vegetarier bin, nämlich Veganer.»

«Pass mal auf», sagt mein Bruder. «Die Vegetarier wählen diese Form der Ernährung womöglich, weil sie nach der Erkrankung mehr auf ihre Gesundheit achten und die Kontrolle über ihr Leben zurückgewinnen wollen.»

«Das könnte dann auch heißen», sage ich, «dass ich durch meinen Veganismus nicht irrer werde als vorher?»

«Das impliziert es zumindest», bestätigt mein Bruder.

«Toll», sage ich. «Beruhigend.»

«Ich bin noch nicht fertig. Diese Hildesheimer meinen nämlich auch, dass Vegetarismus in der westlichen Welt etwas anderes bedeutet als in Ländern wie Indien, wo sich bis zu einem Drittel der Menschen fleischlos ernährt. Es bedeutet – warte, ich zitiere –, ‹sich gesellschaftlich bewusst von der Ernährungsweise der meisten anderen abzugrenzen›.»

«Ist doch super», sage ich. «Oder?»

«Nein», widerspricht mein Bruder. «Da liegt nämlich der Hase im Pfeffer begraben. Ich lese mal weiter vor: ‹Vegetarier tendieren dazu, sich darüber zu definieren, was sie *nicht* tun; sie unterstreichen also ihr Anderssein.› Da negative Selbstdefinitionen dem Stand der Wissenschaft nach ebenfalls mit Depressionen zusammenhängen, könnte diese Haltung einen zusätzlichen Beitrag zur Aufrechterhaltung der Krankheit leisten, vermutet Michalak.»

«Gut», sage ich geduldig. «Und was empfiehlst du?»

«Unterstreiche nicht zu sehr dein Anderssein, und definiere dich nicht darüber, was du *nicht* tust», rät mein Bruder, «sondern darüber, was du tust. Prost!»

Am Morgen des Ostersonntags muss ich mich allerdings gleich wieder darüber definieren, was ich nicht tue, nämlich frühstücken. Denn erneut muss mit den Nichten gespielt werden, danach treffen die Alten ein, und dann wird erst einmal mit den Kindern das feierliche Ritual des Ostereiersuchens abgehalten. Dabei bin ich so hungrig! Aufgedreht läuft die kleine Nichte mit ihrem Bastkörbchen herum, das mit grünem Papiergras ausgelegt ist, und sammelt massenhaft Schokoeier, Schokohasen und Schokoküken ein. Sosehr ich sie auch anfeuere und ihr hin und wieder einen versteckten Wink gebe – es dauert einfach endlos lange. Als sie alles zusammenhat, macht sie sich daran, sämtliche Schokofiguren aus der störenden Stanniolfolie zu befreien. Auspacken, so belehren mich die Erziehungsberechtigten, ist in der momentanen Entwicklungsphase genau ihr Ding, da will sie auch nicht dran gehindert oder zur Eile getrieben werden. Na gut, schnaube ich innerlich, macht ihr mal! Ist ja egal, wenn dafür ein anderer verhungert.

Als letzte Überraschung hat die Schwägerin für die kleine Nichte einen sie um Haupteslänge überragenden Riesenosterhasen aus Stoff zu bieten, der mit Styroporkügelchen gefüllt ist. Der wurde vor Jahren für die große Nichte ersteigert und seitdem oben auf dem Speicher gelagert. Nun wird er vor der Wohnungstür deponiert, anschließend klingelt jemand, woraufhin die kleine Nichte zum Türöffnen geschickt wird und sich nicht mehr einkriegt vor Begeisterung über das potthässliche Ungetüm.

Ich staune bloß mal wieder, was für ein Kult in der Welt der Kinder mit Tieren und Tierfiguren getrieben wird. Welche Zuneigung diese kleinen Menschen zu allem fassen, was auch nur entfernt nach Tier aussieht! Vielleicht, weil sie sich denen evolutionär näher fühlen als uns Erwachsenen? Weil die Tiere halt auch nicht alles können, schwierige Wörter verstehen zum Beispiel oder mit Aktienderivaten handeln? Und weil die Tiere, wenn es sich nicht um Haie, Löwen oder Tyrannosaurier handelt, auch eher auf der

Opferseite des Lebens stehen, geringgeschätzt und klein? Ich jedenfalls fühle plötzlich eine tiefe Verbundenheit zu dieser kindlichen Solidarität mit dem Tier und lege beim Frühstück davon Zeugnis ab, als es denn endlich so weit ist.

Während die kleine Nichte nicht mehr ganz so geduldig ihr allererstes Osterei pellt und dabei die gelben Eierschalen über den großen Küchentisch fliegen lässt, öffne ich die vegane Salami und die vegane Pfeffermortadella aus dem Paket der Schwägerin. Das Salami-Imitat stammt von der Firma Wheaty und ist aus Seitan hergestellt, einem texturierten Weizeneiweiß, das neben Soja die Hauptproteinquelle für Veganer darstellt. In den orangebraunen Teig sind graue Flecken eingearbeitet, die wie die typischen Fettstückchen aussehen sollen. Außerdem stechen leuchtend rote Paprikastückchen derselben Größe hervor. Diese Ersatzwurst ist tatsächlich etwas faserig und gummiartig strukturiert und hat durch die Beigabe von Rauch ein wurstähnliches Aroma und einen pfeffrigen Nachhall. Ganz lecker! Und endlich mal keine Creme, kein Mus, kein Brei.

Der «Vegane Aufschnitt Pfeffer», das Mortadella-Imitat also («rein pflanzlich – ohne Palmöl – ohne Gentechnik»), kommt von der Firma Hobelz Veggie World, die ihr Logo von dem pfiffigen Slogan «Tierisch gut, ... weil pflanzlich!» einrahmen lässt. Von der Konsistenz her ist dieses Produkt ebenfalls gut getroffen, auch im Geschmack ist es wie das reale Vorbild äußerst zurückhaltend. Das ist überhaupt nicht erstaunlich, Hauptzutat ist nämlich Wasser, gefolgt von 12,5 Prozent isoliertem Sojaprotein, Rapsöl, Gluten, modifizierter Maisstärke, Geliermittel Carrageen sowie Gewürzen, Aromen (vollkommen machtlos), Hefeextrakt, Salz und dem kleinen bisschen marinierten grünen Pfeffer, der dem Ganzen den Namen gibt.

Somit steht fest, dass ich für den Rest des Frühstücks bei der Salami bleibe. Darunter streiche ich sogar einen Hauch von der

Margarine, die sich weiterhin verblüffend nachgeschmacksfrei verhält. Während ich mich an diesen veganen Köstlichkeiten ergötze, feiern die anderen das Osterfrühstück auf traditionelle Weise, mit jeder Menge Eiern. Damit davon auf keinen Fall zu wenige gegessen werden, gibt es neben den gefärbten hartgekochten Eiern noch eine große Pfanne Spiegeleier.

Eigentlich feiern wir in unserem Kulturkreis an Ostern ja die Auferstehung des drei Tage zuvor gekreuzigten Gottessohnes Jesus Christus. Darauf käme ein zufällig auf der Erde gelandeter Außerirdischer aber gewiss nicht. Er würde denken, dass das Fest der Anbetung des heiligen Hühnereis dient, und zwar in grotesk übersteigerter Form. Den Zusammenhang müsste er sich mühsam erschließen: Tatsächlich gilt das Ei als altes heidnisches Symbol der Fruchtbarkeit und des Lebens, ehe es im Christentum zum Symbol der Wiederauferstehung umgedeutet wurde, einer prinzipiell wünschenswerten und schönen Sache also.

Als Veganer kann ich in den Eiern, die meine Familie da gerade en masse verzehrt, allerdings nicht so viel Schönes sehen. Da ist ja nicht nur der hässliche Hintergrund der zermahlenen männlichen Küken hinter jedem gelegten Ei, über den die wunderbare Victoria in ihrem Blog schreibt: «WAS ZUR HÖLLE? Da werden kleine unschuldige Babys in einen großen Schredder geworfen! Weil sie männlich sind! Ich konnte das nicht glauben und habe mir Dokumentationen angeschaut, Artikel gelesen, und mir wurde unheimlich schlecht.» Sondern da sind auch die Bedingungen, unter denen die Legehennen ihr kurzes Leben fristen müssen, die zumindest für leichte Übelkeit sorgen können.

2014 gab es laut Statistischem Bundesamt 39,5 Millionen Legehennen in Deutschland. Im Schnitt legte jede von ihnen in jenem Jahr zweihundertdreiundneunzig Eier, was ich mir ehrlich gesagt recht anstrengend vorstelle, zumal die Tiere, bildlich gesprochen, nicht gerade auf Federn gebettet sind. Ob Kleingruppen-, Boden-

oder Freilandhaltung – die Hühner leben auf jeden Fall beengt. Was nämlich gar nicht so viele Leute wissen: Auch in Bodenhaltung lebt der größte Teil der Hennen in Betrieben mit mindestens zweihunderttausend Tieren. Damit sie sich nicht gegenseitig verletzen, bekommen sie üblicherweise die Schnäbel kupiert, natürlich ohne Betäubung. Wenn ihre Legeleistung nach etwa anderthalb Jahren erschöpft ist, werden sie geschlachtet und wandern in den Suppentopf.

Vielleicht ist es kein Zufall, dass ich an diesem Ostersonntagmorgen an eine Szene aus Alan Parkers Film «Angel Heart» denken muss. «Es gibt Religionen, die halten das Ei für ein Symbol der Seele», sagt Robert De Niro als Teufelsfigur Louis Cyphre (lies: Luzifer) zu dem von Mickey Rourke gespielten Privatdetektiv Harry Angel (versteht man auch so) – und steckt sich das Ei, das er zuvor lächelnd geschält und mit Salz bestreut hat, in den Mund. In unserer Kultur, denke ich in diesem Moment, werden Seelen eben ganz routiniert verspeist.

Damit will ich indes nicht sagen, dass ich so weit gehen würde wie die bezaubernd radikale Victoria, die in ihrem Blog in jugendlicher Unbekümmertheit bekennt: «Für mich ist ein Huhn genauso viel wert wie ein Schwein, ein Hund oder gar ein Mensch. Es ist ersichtlich, dass ein Huhn nicht über dieselben Fähigkeiten wie der Mensch verfügt – das wertet es aber nicht ab.» Ich will ebenfalls nichts und niemanden abwerten, doch ein bisschen unheimlich finde ich die Selbstverständlichkeit schon, mit der diese Menschen, die mir so lieb sind und mit denen ich in diesem Augenblick zusammen frühstücke, die dunkle Seite ihrer Ernährungsgewohnheiten verdrängen.

Nach dem Frühstück steht ein Sonntagsspaziergang auf dem Programm. Insbesondere meine Eltern freuen sich unbändig darauf, bei diesem sagenhaften Osterwetter den Hang zur Elbe hinabzusteigen und zum hundertsten Mal den Museumshafen Övelgönne zu bewundern. Freilich ist so ein Familienleben mit kleinen Kindern nichts für ungeduldige Naturen. Mit anderen Worten: Es geht und geht nicht los. Nichten und Bruder und Schwägerin wuseln über Stunden so rum, während meine Mutter und mein Vater bereits ihre Jacken und Mäntel anhaben. Sie wollen jetzt unbedingt raus in die Sonne. Ihre Mienen verdüstern sich von Minute zu Minute.

Ich erkenne, dass hier meine Vermittlungskompetenz gefragt ist. «Macht ihr mal in aller Ruhe euer Ding», sage ich zu den einen. Und zu den anderen: «Wir drei gehen einfach schon mal vor. Irgendwie und irgendwann stoßen wir gewiss wieder auf die Kleinfamilie, heutzutage gibt es ja Handys.»

Unser Weg führt uns zunächst an der Christianskirche von 1738 vorbei, neben der sich die Grabstätte des Friedrich Gottlieb Klopstock befindet. Der große deutsche Dichter des 18. Jahrhunderts liegt hier zusammen mit seinen beiden Frauen Meta und Johanna Elisabeth, was ich durchaus beneidenswert finde. Auch sonst war Klopstock ein guter Typ. In dem Gedicht «Jesus meine Zuversicht» schrieb er einst die herrlichen Zeilen «Fleisch bin ich und muß daher / Einmal auch zu Staube werden» sowie «Ja, in diesem Fleisch werd ich / Sehen, Gottversöhner, dich!».

Ostern, Klopstock, Jesus, Fleisch – irgendwie passt hier alles zusammen. Vielleicht hatte da ja Meta ihre Hand im Spiel, haha? Doch dann der Schock: Auf einer Mülltonne neben der Grabstätte hat jemand einen Aufkleber angebracht, auf dem eine stilisierte, rohe Trickfilm-Heidi-Zeichnung zu sehen ist. Das Mädchen, dessen Welt bekanntlich die Berge sind, schaut erschrocken bis entsetzt drein, daneben steht der mehrdeutig zu lesende Spruch «FÜR MI(L)CH STERBEN KÄLBER». Ich staune nicht schlecht. Offenbar wird Ottensen genauso von Veganern okkupiert wie mein heimatliches Bornheim.

Nachdem wir die Klopstockstraße überquert haben, die gen

Westen zur Elbchaussee wird, befinden wir uns wieder auf dem Altonaer Balkon. Von dort aus genießen wir den herrlichen Panoramablick über Elbe und Containerhäfen jetzt mal bei Tageslicht, wobei meine Mutter allerdings sorgenvoll anmerkt, dass sie eigentlich baldigst eine Toilette aufsuchen möchte. Mein Vater und ich beruhigen sie damit, dass wir ja gleich unten an den Elbterrassen seien. Dann schlendern wir den Fußweg hinab, der im Zickzack den Elbhang runtergeht. Unterwegs will mein Vater ständig Pause machen und sich ewig auf den Bänken in der Sonne aalen, aber meine Mutter drängt zur Eile. Sie hat völlig recht: In der Frühlingswärme ausruhen können wir genauso gut bei einem Kaffee auf den Elbterrassen am Schiffsanleger Neumühlen, wo sich der Museumshafen befindet.

Meine Vermutung vom Klopstock-Grab bestätigt sich indes: Auf den Mülleimern und Glascontainern unterwegs kleben ständig Aufkleber, die für die vegane Sache werben. Einer zitiert schwarz auf weiß Tolstoi: «Solange es Schlachthäuser gibt, wird es auch Schlachtfelder geben.» Ein anderer nutzt das blau-weiße Facebook-Design mit Like-Daumen, um seinen Punkt zu machen: «Vegan – 58 Billion Animals like this». Eine Fußnote klärt auf, dass jedes Jahr achtundfünfzig Milliarden Tiere in den Agrarfabriken und Schlachthäusern dieser Welt getötet werden, damit daraus für uns Fleisch, Eier und Milchprodukte entstehen. Das wären dann, errechne ich, im Schnitt etwa acht tote Tiere pro Mensch. Meine kann ab jetzt jemand anderes haben.

Unten sieht es dagegen so aus, als nutze halb Hamburg den Ostersonntag zu einem Spaziergang am Elbufer in Övelgönne. Vor dem Café Elbterrassen staut sich eine riesige Menschenmenge. Just hier beschließt meine Mutter, dass es jetzt wirklich an der Zeit ist, und stürzt sich in die Massen.

«Ich schau mal nach einem Tisch», sage ich zu meinem Vater. «Bleib du so lange hier.»

Auch im Café wimmelt es nur so von Leuten. Es gibt freie Tische, aber nur im Schatten. Nachdem ich mehrmals zwischen zusammengerollten Strandschirmen und dick eingepackten, sich nur langsam entpackenden Menschen hin und her gelaufen bin, sehe ich einen sonnenbeschienenen Tisch mit drei Stühlen, an dem gerade gezahlt wird. Den schnappe ich mir! Ich werfe meinen Künstlerschal über einen der Korbstühle, um mein Vorgriffsrecht klarzumachen, und flitze wieder raus. Aber von meiner Mutter ist nichts zu sehen – und von meinem Vater leider auch nicht mehr.

Oje! Ich haste ein paar Schritte zurück und versuche, den Tisch im Auge zu behalten. In weiter Ferne sehe ich meinen Vater wiederauftauchen. Er kommt aus dem Küchenhaus des Cafés, tippelt jetzt aber plötzlich rechts den Weg in Richtung Sandstrand weiter. Ich winke und rufe vergebens. Zu unserem Glück sieht mich ein Kellner, versteht, was ich meine, und läuft meinem Vater hinterher. Gemeinsam gelingt es uns in weniger als zehn Minuten, ihn doch noch herzulotsen.

Als meine Mutter irgendwann auch zu uns findet, können wir endlich Platz nehmen. Puh! Im Café Elbterrassen herrscht allerdings Selbstbedienung. «Hier gibt es bestimmt keinen Kuchen», sagt meine Mutter verzagt.

«Doch, sicher», entgegne ich. «Auf der Tafel am Eingang steht Kuchen für 2,50 Euro verzeichnet, und hier auf der Karte auch, bloß für 2,90. Wir gehen mal rüber und gucken, okay?»

An dem Häuschen, an dem man sich die Getränke holt, gibt es sogar ein Kuchenbuffet mit fünf verschiedenen Sorten. Meine Mutter wählt den Erdbeer-Rhabarber-Kuchen, ich auch. Mein Vater möchte ein Alster mitgebracht bekommen, und da es das nicht gibt – wir sind hier schließlich an der Elbe –, bestelle ich für ihn einfach ein Beck's Lemon. Meine Mutter meint wegen der Toilettenproblematik, genug Getränke gehabt zu haben, und will deshalb keinen Kaffee, obwohl der für sie doch sonst zum Kuchen unabdingbar dazugehört. So bestelle ich einfach mal einen Pott und nehme zwei Kaffeesahnedöschen mit, falls sie es sich unterwegs anders überlegt.

In der Sonne vor der grandiosen Kulisse der gegenüberliegenden Dockanlagen mit ihren Riesenkränen essen und trinken wir, spüren die unglaublich geile Frühlingswärme auf Kleidung und Haut, und ich esse den Kuchen und trinke den Kaffee und merke nichts. Erst nach der letzten Gabel vom Kuchen durchfährt es mich. Ich werde mit einem Schlag rot und sage: «Oh nein, Leute, ich hab's vergessen!»

Meine Eltern: «Was denn? Was ist?»

Und ich: «Ich darf doch gar keinen Kuchen. Und erst recht keinen Kaffee mit Sahne!»

Sofort wird beruhigend auf mich eingeredet wie auf einen Schuljungen: «Ist doch nicht so schlimm, lernst du was raus, beim nächsten Mal machst du es einfach besser» – das ganze protestantische Gerede. Ich selber kann es mir aber einfach nicht verzeihen: Kaum bin ich mal ein paar Stunden kopfmäßig aus dem Thema raus, versündige ich mich gleich schon an meinen selbstgewählten Prinzipien. An Tag Nummer vier hatte ich also meinen ersten Rückfall.

Doch auch bei meinem Bruder zu Hause gibt es niemanden, der meine Zerknirschung so richtig ernst nehmen möchte. Dabei bereue ich meine Fahrlässigkeit tatsächlich! Wenn das so weitergeht, bin ich schon in der ersten Woche vor mir selber völlig unglaubwürdig geworden. Denn wenn man so was einreißen lässt und sich nach Sündenfällen dauernd gleich vergibt – was hat das Ganze dann für einen Sinn? Dann könnte ich ja gleich Katholik werden! In Zukunft werde ich mich besser gegen solche Unfälle wappnen, schwöre ich mir.

Während die Vorbereitungen auf das abendliche Festessen alle beschäftigt halten, die nicht minderjährig und ins Spielen vertieft sind, ziehe ich mich zurück und surfe mit meinem Smartphone. «Veganer brauchen ein gutes Ernährungswissen», meint die in puncto Veganismus sehr kregle Verbraucherzentrale Hamburg und weist darauf hin, dass bei veganer Ernährung das Risiko einer unzureichenden Bedarfsdeckung mit Eisen, Calcium, Jod, Vitamin B_2, Vitamin D, Zink und Omega-3-Fettsäuren besteht. Am unangenehmsten für uns Veganer ist jedoch die Sache mit dem Vitamin B_{12}, denn «Vitamin B_{12} kommt fast ausschließlich in tierischen Lebensmitteln wie Fleisch, Fisch, Eiern, Milch und Milchprodukten vor», so die Verbraucherschützer. Zwar könne drei bis fünf Jahre auf die körpereigenen Reserven zurückgegriffen werden, danach drohen aber Anämie und eine Degeneration des Rückenmarks, die zu Nervenschäden führen kann.

Ich will gerade beginnen, mir Sorgen zu machen, als mir einfällt: Vitamin B_{12}, B_2 und D_2 sind ja meiner Sojamilch zugesetzt – und drei bis fünf Tage veganes Leben sind auch noch keine drei bis fünf Jahre. Trotzdem: Die Vitamine sind nicht das einzige Risiko. Nach meiner Rückkehr muss ich unbedingt einen Arztbesuch in Angriff nehmen.

Zum abendlichen Festessen, zu dem als weiterer Gast H., der leibliche Vater der großen Nichte, erwartet wird, soll es eine Lammkeule geben. In unseren Kreisen ist Lamm zweifellos die beliebteste Fleischsorte, ob als vornehmes Filet, festliche Keule oder rustikales Kotelett. Im Alltag ist es vielleicht nicht das meistverspeiste, dafür kostet es dann doch zu viel, aber es hat den besten Ruf. Lamm ist in der Regel mager, nur selten in Lebensmittelskandale verwickelt, und es besitzt einen wahrnehmbaren Eigengeschmack (bei dem sich manche an Schafspisse erinnert fühlen). Damit stellt es jeden zufrieden, der möchte, dass Fleisch auch wirklich nach Tier schmeckt, anders als beispielsweise Hähnchenbrust oder Schweinelende.

Zudem vergegenwärtigt der Geschmack von Lamm ein sanftes, freundliches Wesen, das man sich nicht in Agrarfabriken zwischen Stahl und Beton aufgezogen denkt, sondern eher in sanfter, freundlicher Natur, seien dies die nächsten Weiden der Region oder die grünen Weiten Neuseelands. So mögen Lamm oft auch Leute, die industriell hergestelltes Fleisch sonst skeptisch betrachten.

Die eigentliche Mahlzeit stellt sich für mich dann eher unspektakulär dar. Die Lammkeule wurde im Backofen mit frischem Thymian, Rosmarin und Estragon geschmort, aus dem Sud eine Sauce mit Traubensaft und Sahne erstellt. Dazu gibt es Sesam-Backkartoffeln, ein buntes Gemüse aus Möhrenstücken, Kaiserschoten, Radieschen und Zwiebeln sowie einen bunten Salat aus Feldsalat, Lollo Rosso, Endivien, braunen Champignons und Kirschtomaten, serviert mit einem Dressing aus Olivenöl und Balsamico.

Das, was ich von diesem Festmahl essen kann, schmeckt letztlich ganz gut. Ja, danke, will mich nicht beklagen. Die Verantwortlichen hatten halt vergessen, dass die Sauce aus Sud und Sahne auch nichts für mich ist. Sicher, auf diese Weise etwas trocken, das Ganze, aber wirklich nicht übel. Trinke ich halt noch einen Wein mehr. Mir doch egal, dass neben meinem Teller die Platte mit der köstlich riechenden Lammkeule steht, aus der appetitlich der rosafarbene Fleischsaft tropft.

Mittendrin will die große Nichte wissen: «Warum lebst du vegan, Mark?»

Mit Ethik und Tierschutz kann ich ihr nicht kommen, ich will ihr ja nicht den Spaß an der Lammkeule verderben. Also antworte ich: «Weil ich mein Leben ändern wollte. Weil ich mal sehen will, wie das so ist.»

«Du bist Veganer, um dein Leben zu ändern? Geh doch lieber zum Friseur», sagt ihr Vater und lacht. H. ist Doktor der Physik, ein netter, manchmal etwas zerstreut wirkender Wissenschaftler.

«Aber ist ja im Grunde vernünftig», wird er schlagartig wieder ernst. «Das ist ja Wahnsinn mit dem Fleischkonsum bei uns.»

Er erzählt von einer Dienstreise nach China, wo er kürzlich in Shenyang eine lokale Spezialität probierte, nämlich schwarz eingelegten Tofu.

«Sah aus wie Köttel», sagt er und bringt nicht nur die große Nichte damit zum Lachen. «Schmeckte aber gut. Nächste Woche fliege ich da wieder hin. Vielleicht probiere ich dann einfach noch weitere Tofugerichte – ist ja wirklich Wahnsinn mit dem Fleischkonsum.»

Der Abend wird lang und lustig. Ich erinnere mich jedoch an einen Stimmungseinbruch, als ich irgendwann in der Küche Bier holte. Auf der Anrichte über der Spülmaschine stand die Platte mit den traurigen Überresten der Lammkeule, die ich minutenlang betrachtete. Ich dachte an Abschied, Schmerz und Auferstehung. Dabei schoss mir ein Vers durch den Kopf, der im ersten Kapitel des Johannes-Evangeliums gleich zweimal auftaucht: «Seht, das Lamm Gottes, das die Sünde der Welt hinwegnimmt.»

Nach dem Frühstück am Vormittag packe ich meine Sachen. Meine Eltern fürchten, den Zug zu verpassen, wenn sie nicht eine Stunde vor Abfahrt am Bahnhof sind, und haben sich bereits telefonisch aus ihrem Hotel verabschiedet. Mit meinem Bruder und der kleinen Nichte – im Dreirad mit Schiebegriff – mache ich noch einen kleinen Ausflug durch Ottensen, der uns zu einem Spielplatz führen soll. Im Schein der Frühlingssonne sieht dieses lauschige Altbauviertel mit seinem Nebeneinander von türkischen Gemüseläden, überfüllten Straßencafés und hochspezialisierten Boutiquen einfach entzückend aus.

Unterwegs beginnt die Nichte zu quengeln, sie möchte unbedingt ein Eis. Hier, wo die Läden retromäßig niedlich «Adele & Clodwig – Lieblingsdinge» heißen, ist auch eine Eisdiele namens «Eis Schmidt» nicht weit. Sie wirbt mit dem einnehmenden Claim «Einfach besseres Eis!». Wie ein Schriftzug auf der Schaufensterscheibe verspricht, sind außerdem im Angebot: «hausgemachter Kuchen – köstlicher Kaffee».

Spätestens an dieser Stelle weiß ich Bescheid. Als ob meine innere Wünschelrute ausgeschlagen und mich nach Hause geführt hätte. Und tatsächlich: Bei Eis Schmidt gibt es selbstverständlich veganes Eis, das hinter der Theke von zwei liebreizenden jungen Frauen kredenzt wird. Da ich tags zuvor die «Rice-Milk»-Schokoladentafel vollständig aufgegessen habe, lasse ich das hausgemachte Sojaeis mit dem rätselhaften Namen «Schoko-Sui» und dem Werbespruch «... vollkommener Schokoladengenuss braucht keine Laktose!» links liegen. Stattdessen entscheide ich mich für eine Kugel hausgemachtes Frucht-Sorbet der Sorte Himbeer («... natürlich die reine Frucht!»).

Vor der Tür lässt die Nichte erst mal ihr Eis auf den Boden fallen. Während mein Bruder sogleich drinnen für Ersatz sorgt, trockne ich ihre Tränen mit einem Taschentuch.

«Kein Problem», flüstere ich ihr ins Ohr. «Das nächste Mal schaffst du das.»

«Schafft das! Kann das!», schnieft die Nichte trotzig.

Das Eis ist dann wirklich Spitze. Überwältigend fruchtig, mit perfekt ausbalancierter Süße und einer hinreißend schmelzenden Konsistenz, die durch Fruchtfetzen und Kernchen aufs interessanteste aufgebrochen wird. Fast am schönsten ist aber die prangende Himbeerfarbe, die in der warmen Sonne Ottensens richtiggehend leuchtet. Schade, dass ich wegmuss, denke ich mit einem Anflug von Wehmut. Hier könnte es mir auch gefallen – im Bornheim Hamburgs.

4.
Schlachtfest

Am Morgen nach der Rückkehr aus Hamburg reißt mich ein Anruf des geschätzten Kollegen R. aus dem Schlaf. Mit ihm, dem großen Zeichner und unermüdlichen Witzbold, habe ich früher viele schöne Artikel verfasst. Im vergangenen Herbst verließ er allerdings die Redaktion und zog zurück nach Münster, um neben seiner Cartoonistentätigkeit Pferde zu züchten und in Gummistiefeln über den Acker zu stapfen. Bei einem Telefonat im späten März habe ich R. von meinem Plan erzählt, mein Leben zu ändern und auf Pflanzenkost umzusteigen. Dabei bin ich nicht nur seiner unverhohlenen Skepsis begegnet, sondern auch ein paar hübschen Witzen über Wiederkäuer und Meisenknödel.

«Was macht das vegane Leben?», feuert er gleich wieder aus allen Rohren. «Läufst du noch, oder kriechst du schon? Wachsen dir bereits Fell oder Federn? Oder halluzinierst du die ganze Zeit Currywürste?»

«Ich vegetiere so vor mich hin», entgegne ich und reibe mir den Sand aus den Augen. «Dieses vegane Leben ist ja weder Fisch noch Fleisch.»

«Du lässt dir doch sonst nicht so schnell die Wurst vom Brot nehmen», kichert er. «Alles eher Käse also?»

«Käse ist ja auch verboten», stöhne ich. «Anders gesagt: Mir fliegen nicht gerade die gebratenen Hühner ins Maul.»

«Kannst du beim Gewicht schon was feststellen?», gibt er sich neugierig. «Oder sind das noch, haha – ungelegte Eier?»

«Hab mich eine Woche nicht gewogen», vermelde ich. «Aber ich könnte schwören, dass ich – Tusch! – vom Fleisch gefallen bin.»

Während des ausgelassenen Gesprächs erfahre ich auch, dass R.s halbwüchsige und in Pferde vernarrte Töchter gerade Vegetarierinnen geworden sind, was im Haushalt wohl für einige Unbill sorgt. Alles muss jetzt in zwei Versionen gekocht werden, ehe man es wegschmeißen kann.

Anschließend gilt mein erster Gedanke der lange vernachlässigten Waage. Sie zeigt alarmierenderweise nur noch 75,8 Kilo an. Ich habe also innerhalb von sieben Tagen bereits zwei Kilo verloren. Umgehend rufe ich bei meinem Hausarzt an, um einen Termin zu vereinbaren. Die Praxis macht jedoch soeben Urlaub und hat erst in zwei Wochen wieder Zeit für mich. Das beunruhigt mich zutiefst.

Ich verspüre nämlich eine furchtbare Appetitlosigkeit, die sich in den folgenden Tagen zu einem massiven Problem auswächst. Am erschreckendsten finde ich dabei, wie sehr mein Frühstücksappetit gelitten hat. Früher habe ich morgens stets wie ein König gespeist, um mich dann wie ein Kaiser zusammen mit zwei Päpsten durch den Tag zu schlemmen. In dieser Woche indes nehme ich nach dem Aufstehen zunächst nur meine zwei Sojamilchkaffees zu mir und habe es mit der ersten Mahlzeit des Tages nicht eilig. Eine Teilschuld daran trifft gewiss die Abwesenheit von Butter. Der tiefere Sinn von Marmelade auf frischem Backwerk erschließt sich mir ohne Butter einfach nicht. Lediglich die englische Orangenmarmelade mit ihrem breiten Spektrum an Bittertönen vermag mich halbwegs bei der Stange zu halten, sei es die Laugen- oder die Fitnessstange. Auch die veganen Aufstriche und Wurstsurrogate enttäuschen – sie erscheinen mir bei weitem nicht so interessant und appetitanregend wie ihre fleischliche Konkurrenz, nachdem sich der Reiz ihrer Neuheit großflächig abgeschliffen hat.

Auf der Habenseite verbuche ich allerdings, dass mir die neue Sojamilch der Marke Provamel, die die Schwägerin in Hamburg besorgt hat, entschieden besser schmeckt als die bisherige von Alpro: weniger süß, fast schon normal. Es gibt also wieder einen Grund mehr, mich auf den morgendlichen Kaffee zu freuen. Der «Soya Drink Natural Ungesüßt» von Provamel besteht übrigens allein aus Wasser mit 7,2 Prozent Sojabohnen. Ich will bloß hoffen, dass dieses Spitzenprodukt auch in meinem Viertel zu kaufen ist.

Ansonsten aber quält mich in dieser Woche die unselige Kombination aus nagendem Hunger und rätselhafter Appetitarmut. Da es in der Redaktion viel zu tun gibt und eigentlich jeden Abend irgendeine Party oder Veranstaltung ansteht, muss ich in den Mittagspausen auf das vegane Angebot der Straßen Bockenheims zurückgreifen, das stellt sich jedoch als äußerst mager heraus. Auch wenn es ähnlich klingt: Bockenheim ist nicht Bornheim. An einem Tag stiefele ich zu meinem Stammchinesen, wo ich früher regelmäßig die ausgezeichnete Dreiundsechzig genommen habe (knusprig gebratene Gung-Bao-Ente mit Gemüse und Reis), und bestelle nun die Einhundertdreiundzwanzig (gebratener Tofu mit Gemüse und Reis). Zwar ist das Gemüse wie gewohnt schön bunt – Chinakohl, Möhren, Zucchini, Bambussprossen, Blumenkohl, Mungbohnenkeimlinge, Brokkoli und grüne Bohnen –, doch die Brühe schmeckt nach rein gar nichts und der Tofu nach etwas, was man zum Renovieren einer Wohnung benötigt. Ohne löffelweise Sambal Oelek ist der nicht runterzukriegen. Ich langweile mich beim Verzehr so entsetzlich, dass ich mehr als die Hälfte des Gerichts stehenlassen muss, weil ich sonst für ein Stündchen eingenickt wäre.

An einem anderen Tag stehe ich unschlüssig in meinem Büro herum und denke verzweifelt darüber nach, was ich essen könnte, als Kollege H. in der Küche gegenüber eine Packung «Curry King» aus der Mikrowelle holt. Der Geruch ist köstlich, einfach hinreißend! Ich fliehe vor den mannigfaltigen Duftnoten von Süß, Sauer und Umami hinaus auf die Einkaufsstraße und halte Ausschau nach Nahrung, die meinen Spezialanforderungen entspricht und wenigstens ein bisschen Genuss verheißt.

Im Alnatura Super Natur Markt finde ich an der Back- und Snacktheke schon auf den ersten Blick nichts, das als vegan gekennzeichnet wäre. Nebenan im Biomarkt Basic gibt es bei den Backwaren immerhin eine gezwirbelte Blätterteigstange, die sich «Indian Stick vegan» nennt, aber mit ihrer schmutzig gelben Curryfärbung sehr unattraktiv aussieht – kein Vergleich mit der Pracht einer tiefroten Mikrowellencurrywurst. Auf die blassorangefarbene vegane Kürbissuppe am Bio-Buffet habe ich danach erst recht keine Lust; sie erinnert mich unangenehm an eine Krankheit, die mich im Winter 12/13 überfiel. Also kaufe ich gegenüber beim türkischen Imbiss XXL-Döner eine Portion goldgelbe Pommes mit extrem tomatenfarbenem Ketchup. Diese wird mir jedoch in einer Pappschachtel herausgegeben, auf der etwa zwanzigmal «Döner Box» steht. Ich laufe jetzt also durch die Gegend und mache für eine höchst bedenkliche Sache Propaganda? Das nervt mich ebenso kolossal wie der eklatante Mangel an überlebenswichtigen Vitalstoffen in meinem Mittagsmahl.

Bei Netto gibt es zum Glück Smoothies der Marke innocent im Sonderangebot. Das erleichtert mir die Entscheidung. Wenn ich schon vegan lebe, kann ich genauso gut den Smoothie-Unsinn mitmachen, zur heutigen Premiere in den Sorten «Granatapfel, Heidelbeere & Açaí» sowie «Orange, Karotte & Mango». Beide schmecken gefällig und unterschiedslos nach püriertem Obst; was genau Açaí ist, schlage ich später einmal nach.

Draußen in der Mittagssonne nehme ich die Smoothie-Fläschlein genauer in Augenschein. Dabei verstört mich nachhaltig, wie sich «die Marke inszeniert» (so würden es vielleicht die dafür verantwortlichen Werber nennen). Der hochtrabende, geradezu vermessene Name «innocent», ist, wie in der veganen Warenwelt üblich, kleingeschrieben und wird durch das infantile Logo – ein stilisiertes Gesicht mit einem Heiligenschein – auf geradezu lachhafte Weise ironisiert. Ein bisschen ernst meint man es aber schon mit der behaupteten Unschuld und gibt deshalb per Aufdruck ein sogenanntes innocent-Versprechen: «Schmeckt gut. Tut gut: Leckere, gesunde Getränke. Nachhaltiger Anbau. Zehn Prozent des Gewinns für gute Zwecke.» Und die anderen neunzig Prozent? Die dann für abgrundtief böse Zwecke, oder wie?

Auf der anderen Seite aber will man das Ganze nicht zu moralisch wirken lassen, will regelrecht weg von dem peinlichen Moralthema und lässt die Texter deshalb alles an Jux und Dollerei auffahren, was gerade verfügbar war: sowohl im Verbraucherhinweis («Bitte pass auf mich auf. Vor dem Öffnen schütteln, nicht danach») als auch in einem langen Prosagedicht auf der Banderole. «Oh Karotten», steht da zum Beispiel, «Karotten in der Flasche, Karotten auf dem Teller. Karotten mit Krummsäbeln, die Kinder erschrecken. Karotten sind überall. Ergib Dich. Trink. Oh Karotten.»

Mein Missvergnügen über den karotinösen Werbequatsch wird allerdings dadurch besänftigt, dass ich vorhin im Neonlicht des Netto eine bahnbrechende Entdeckung gemacht habe: Zartbitterschokolade enthält in den meisten Fällen überhaupt keine Milchbestandteile! Falls ich also zwischendurch mal ein klitzekleines Stückchen Schoki naschen möchte, um mich vom veganen Alltagsstress zu erholen, bin ich nicht auf die sauteure Vegan-Schokolade angewiesen, sondern darf auch zur Orangen-Zartbitterschokolade der Netto-Hausmarke Choco Edition greifen, in die kandierte Orangenschalenstückchen eingearbeitet sind.

Ein großes Problem bleibt weiterhin, dass ich mich nicht dazu durchringen kann, meinen Kollegen gegenüber reinen Tisch zu machen. Zwar ziehe ich immer mehr von ihnen ins Vertrauen, aber der große Befreiungsschlag ist mir noch nicht gelungen. Den Jungredakteuren L. und E., zwei Cartoonisten, die erst seit einigen

Monaten in der Redaktion sind, erzähle ich es ganz nebenbei und unter dem Siegel der Verschwiegenheit. Beide sind Vegetarier, ich kann also auf ein gewisses Verständnis hoffen.

L. sitzt bei der monatlichen Heft-Lesung im Club Voltaire neben mir. Der kleine Kellerclub platzt aus allen Nähten, denn Fernsehstar Jan Böhmermann, für dessen Sendung ich auch schon ein paar Witze geschrieben habe, ist heute als Stargast geladen. Während wir an unserem Tisch dicht an dicht gedrängt sitzen und den Vortragenden lauschen, säbelt L. direkt vor meinen Augen an einem Flammkuchen mit Spinat und Ziegenkäse herum. Da ich offenkundig mehr als nur einen lüsternen Blick auf den knusprigen Fladen geworfen habe, bietet er mir flüsternd ein Stück an.

«Ich würde gerne», wispere ich in sein Ohr. «Aber ich lebe seit über einer Woche vegan.»

«Echt? Wieso?», tuschelt der hochgewachsene Kahlkopf und schaut mich prüfend von der Seite an. In unseren Kreisen weiß man ja nie, ob man nicht gerade wieder einen Bären aufgebunden bekommt.

«Will mal schauen, wie das so ist», murmele ich. «Gesundheit, Ethik, mehrere Gründe.»

«Passt irgendwie überhaupt nicht zu dir», raunt er mit einem Gesichtsausdruck, der zwischen Zweifel und Anerkennung changiert. «Aber ist ja lobenswert.»

Dem Kollegen E., der ein äußerst experimentierfreudiger Konsument ist, offenbare ich mich einen Tag später. Er hat auf dem Redaktionsküchentisch eine Dose Gemüsecracker in der Geschmacksrichtung «Rote Bete/Meerrettich» postiert und damit zur allgemeinen Verfügung freigegeben. Weil ich wieder so hungrig bin, knabbere ich eine Handvoll davon neugierig weg.

«Das Erste, was ich heute esse», stoße ich zwischen den Krümeln hervor. «Interessant!»

Er lächelt sibyllinisch. Ich weiß genau, was er meint: Die Gemüsecracker schmecken einfach abscheulich! Nach modrigem Verpackungsmaterial mit einer sich gemüsebrüheartig öffnenden Aromablume und einem langen bitteren Nachhall.

«Ich bin seit mehr als einer Woche Veganer», entschuldige ich mich. «Und froh über alles, was ich bedenkenlos essen kann.»

Das wiederum findet E. «interessant». Meine Motive scheinen ihn allerdings weniger zu interessieren, da ihm plötzlich einfällt, dass er «viel zu tun» hat und «zurück an den Schreibtisch» muss. Soll mir auch recht sein! So kann ich unbeobachtet noch ein paar von den grässlichen Crackern essen. Beim Studium der Dosenbeschriftung kommen mir aber doch Bedenken. Zwar steht dort: «Laut Rezeptur vegan», aber auch: «Kann produktionsbedingt Spuren von Schalenfrüchten, Milcherzeugnissen, Eiern, Soja und Sesam enthalten.» Herrje! Was soll ich damit nur anfangen? Muss ich jetzt ein schlechtes Gewissen haben?

Zwei Stunden später kommt Chefredakteur F. in mein Büro und offeriert großzügig Gummibärchen aus einer Tüte vom Fruchtgummi-Spezialladen Bären-Treff. Ich nehme ihm die Tüte aus der Hand und sehe: Es sind sogar «Fruchtsaft-Hasen», mmmh! Ich lasse meinen Blick kurz über die Zutatenliste schweifen, erspähe das Wörtchen «Gelatine» und schüttele den Kopf: «Danke, aber nein.»

«Was ist denn nun schon wieder?», fragt er verdutzt. Als Mensch von großer Toleranz hat er es, glaube ich, inzwischen satt, dauernd von Leuten mit irgendwelchen Intoleranzen und Allergien genervt zu werden.

«Glukosesirup!», lüge ich geistesgegenwärtig.

«Ah so. Na ja ...», brummelt er und verlässt das Büro kopfschüttelnd.

Seine spendable Charmeoffensive soll damit freilich nicht enden. Am späten Nachmittag lädt F. alle Kollegen mit großer Geste zu einer Bestellung beim Pizzaservice ein. Ich blättere eine Weile im Faltblatt des Bringdienstes und wähle selbstverständlich Spaghetti aglio, olio e peperoncino. Darauf freue ich mich doch schon seit Hamburg! Als wir das Essen im Konferenzraum gemeinsam verzehren, erscheinen mir die öligen Nudeln zwar weniger spektakulär und vor allem weniger scharf, als ich es mir erträumt hatte, aber ich bin, na ja, doch ganz zufrieden. Da der Pizzalieferant eine Pizza zu wenig mitgebracht hat («Oh, habe ich im Ofen vergessen!»), entspinnt sich gleich nach seinem Abschied ein Gespräch über schlechte Dienstleistung in der Gastronomie. Meine Erzählung aus einer gewissen Hamburger Trattoria trägt mir viel schenkelklopfendes Beileid ein. Alle Hinweise auf meinen Veganismus habe ich aber wohlweislich weggelassen, ich Feigling.

Dabei wäre das vielleicht gar nicht nötig. Später am Abend möchte ich zu den letzten Mails, die ich schreibe, ein kaltes Bier trinken. Weil alle Kühlschränke leergeräubert sind, muss ich erst eine zimmerwarme Flasche in die Gefrierkombi im Chefredakteursbüro legen. Im Eisfach erblicke ich derweil eine «Big Pizza Texas Peperoni-Salami» von Wagner, die ich dort vor zwei Monaten deponiert und vergessen haben muss. Spontan entscheide ich, die Pizza dem Kollegen H. zu vererben, der im Layout mit Satz und Druckherstellung beschäftigt ist. Er arbeitet auch immer bis spät in die Nacht und hat grundsätzlich großen Hunger.

Ich schlendere ins Layout hinüber und erkläre H., dass ich seit neuestem Veganer bin und ihm deshalb die Pizza übereignen möchte. Statt mir jubelnd um den Hals zu fallen, verkündet der unrasierte Kerl düster, er habe sich eigentlich vorgenommen, in diesem Jahr kein Fleisch zu essen. Oder jedenfalls weniger. Bei der Pizzabestellung am Nachmittag habe er aber leider doch wieder Schinken gewählt, obwohl man bei einer Calzone gut darauf verzichten könne. Deshalb danke er mir herzlich, wolle die Salami-Pizza aber lieber nicht annehmen, denn er esse wie gesagt kaum mehr Fleisch außer Würsten, Hack und Aufschnitt. Nur noch höchst selten brate er sich zum Beispiel mal ein Steak, auch wegen des Geldes.

Dann blitzt etwas in seinen Augen auf.

«Wo fängt für euch Veganer Fleisch denn überhaupt an?», fragt er voller Wissensdurst. «Dürfen Veganer Fisch essen?»

Ich lache: «Nein, natürlich nicht. Sind doch auch Tiere.»

«Und ganz kleine Tiere? Heuschrecken zum Beispiel? Oder Blattläuse im Salat, Mikroorganismen, Einzeller? Wo fängt für euch denn Tier an?»

Ich zucke mit den Achseln und sage, dass ich das nicht so genau wisse. Möglicherweise sei die Fähigkeit zum Schmerzempfinden ein Kriterium. Soweit ich es aber verstanden hätte, gebe es ohnehin gewisse Grauzonen, in denen jeder vegan lebende Mensch seine eigenen Grenzen setze. Die einen akzeptieren zum Beispiel, dass Wein im Kelterungsprozess oft mit Gelatine tierischer Herkunft gefiltert werde, weil das Leben sonst überhaupt nicht auszuhalten wäre, die anderen verbannen jedes Stück Leder aus ihrem Haushalt, seien es nun Schuhe oder Peitschen. Manche gönnen sich weiterhin Honig auf dem Brötchen oder einen Schluck Milch im Kaffee, andere verzichten sogar auf lebensnotwendige Medikamente, wenn diese in Tierversuchen getestet worden seien.

Ehe ich mich versehe, beichte ich H. von meinem persönlichen Gewissensproblem. Dass ich nämlich gerade rätselte, ob ich «Spuren von Milch und Ei», wie sie in den Allergikerhinweisen auf Produkten angezeigt würden, akzeptieren dürfe oder nicht. Nach einer ersten gedanklichen Erörterung fände ich, dass darunter ja kein Tier zusätzlich leide. Also wenn in der entsprechenden Lebensmittelfabrik auch Milch oder Eier verarbeitet würden, von denen sich vielleicht noch ein paar Nanogramm im Produkt wiederfänden. Aber ich wisse es nicht genau.

Kollege H. nickt zufrieden und deutet an, dass er sich vorstellen könne, eines Tages ebenfalls auf Vegetarismus oder gar Veganismus umzusteigen, wenn wir das alles überhaupt nicht so eng sähen.

Da sei ich wiederum auch nicht so sicher, entgegne ich etwas gequält, weil ich im Hinterkopf die ganze Zeit an die Orangen-Zartbitterschokolade in meinem Rucksack denken muss. Bei der habe ich nämlich vergessen, auf den Spurenwarnhinweis zu achten.

Als ich später nachschaue, steht da tatsächlich eigens unterstrichen: «Kann Spuren von Soja, Milch und Schalenfrüchten enthalten.» Immerhin: kein Ei, kein Honig, kein Fleisch. Puh, das hätte noch gefehlt! Trotzdem: Diese Tafel kann ich nicht reinen Gewissens anbrechen. Dabei geht es mir weniger um die Zurschaustellung meiner Besonderheit, wie der *Spiegel* gerade in einer aktuellen Geschichte über die wachsende Zahl von «Ernährungssensiblen» argwöhnt: «Dass ein Produkt frei von irgendwas ist, gilt inzwischen als Zeichen besonderer Reinheit. Wer Reduziertes kauft, tut nicht nur sich selbst etwas vermeintlich Gutes. Er führt auch der Mitwelt Achtsamkeit gegen den eigenen Körper vor: Seht her, ein kultivierter Esser, keiner von den wahllos schaufelnden Allesvertilgern.»

Aber mit dem Titel der Story – «Der Feind auf meinem Teller» – hat das Nachrichtenmagazin punktgenau getroffen, was mich in diesem Moment beschäftigt. Wenn ich Produkte tierischer Herkunft aus guten Gründen meide, dann verschwinden die Gründe nicht, nur weil ich lediglich Spuren dieser Produkte konsumiere. Anders gesagt: Wenn Spuren des Bösen das Gute verunreinigen, dann ist es nicht mehr rein und vermutlich auch nicht mehr gut, und ich muss es meiden. Das ist eine Frage der Konsequenz, selbst wenn der *Spiegel* solche Überlegungen ins Reich des Irrationalen verbannt wissen will und vom «instinktiven Argwohn des Frühmenschen», «beschwörenden Ritualen» und «magischem Abwehrzauber» schwadroniert.

Andererseits ist es mir beim besten Willen nicht möglich, den

Herstellungsprozess jedes einzelnen Lebensmittels, das ich zu mir nehme, lückenlos zu kontrollieren. Ein Restrisiko wird immer bleiben, selbst bei vegan deklarierten Produkten. Ich möchte auch keiner jener Zeitgenossen werden, bei denen, wie das Magazin schreibt, «der Kult ums richtige Essen außer Kontrolle» geraten ist: «Am Ende haben sie sich selbst mit Essverboten unentrinnbar umzingelt, und nicht wenige sind dabei unausstehlich geworden.»

Unausstehlich bin ich ja bereits. Aber ich wüsste schon gerne, an welcher Stelle ich die Grenze zwischen Prinzipien und Pragmatismus ziehen soll. Und in welchen Situationen ich mir erlauben könnte, über diese Grenze einfach drüberzuhüpfen.

Wenn man einen Hang zur Grübelei hat, ist es manchmal hilfreich aufzustehen, vor die Tür zu gehen und verblüfft festzustellen, wie die mühevoll konstruierten Probleme und Dilemmata draußen plötzlich gegenstandslos werden. Wie sie sich in der frischen Luft oder der Gegenwart anderer Menschen – metaphorisch gesprochen – in Luft auflösen!

Anderntags mache ich jedenfalls die Erfahrung, dass das Leben als Veganer gar nicht so schwer sein muss. Kurz vor Feierabend hänge ich mit den vegetarischen Cartoonisten E. und L. in meinem Büro ab. Wir rauchen Zigaretten und warten auf den Kollegen H. aus dem Layout, mit dem L. und ich gemeinsam nach Offenbach zu einer Party fahren wollen. Dort wohnt nämlich die früher schon mal erwähnte Kuratorin L. aus dem Caricatura-Museum, die heute ihren Dreißigsten feiert.

Irgendwann kommt Chefredakteur F. dazu und erzählt in einer Mischung aus Abscheu und Begeisterung, dass der Marketingchef des Fleischwarenherstellers Rügenwalder Mühle soeben überall in der Presse mit den Worten «Die Wurst ist die Zigarette der Zukunft» zitiert wird. Was dahintersteckt: Die Firma bietet seit Jahresbeginn vegetarischen Aufschnitt an. Dafür steckt sie den kompletten Marketingetat des Jahres in eine Werbekampagne und hat offenbar keine Scheu davor, ihr Stammpublikum zu vergrätzen, indem sie so pointiert darauf hinweist, dass ihre Fleischwaren gesundheitsschädlich sind und demnächst womöglich ebenso sozial geächtet werden wie das Rauchen.

Ohne mein Zutun ist das Gespräch im Handumdrehen dort angelangt, wo ich es in dieser Besetzung nicht haben wollte. Chefredakteur F. breitet seine These aus, Veganismus sei eine Ersatzreligion zur Verherrlichung der Tiere, von der vor allem Leute befallen würden, die blind für die Macht- und Gewaltverhältnisse zwischen Menschen seien. Die Ausbeutung der Tiere sei aber, auf gut Marxistisch gesagt, nur ein «Nebenwiderspruch», ein wenig relevanter gesellschaftlicher Konflikt also, wenn man ihn mit dem Hauptinteressengegensatz von Arbeit und Kapital vergleiche. Angesichts dessen ärgere ihn die moralische Überlegenheit, die vegan lebende Menschen für sich reklamierten, und erst recht die darauf fußende Bekehrungswut, die sie an den Tag legten.

Ich nehme in der sich daraus entwickelnden Diskussion eine sehr geschmeidige Haltung ein. Räume zwar ein, dass ich das Missionierende und Messianische der Veganer ebenfalls seltsam finde. Erkläre aber auch, dass die Leichtfertigkeit, mit der man in unserer Gesellschaft das Quälen und Töten von Tieren hinnimmt, für mich etwas Beängstigendes hat. Um kurz nach neun rettet mich H., indem er endlich aus dem Layout gestolpert kommt und wir zu dritt in Richtung Offenbach aufbrechen können.

Die Stadt auf der anderen Seite des Mains ist mit öffentlichen Verkehrsmitteln nur eine Viertelstunde von Frankfurts City entfernt. Sie erscheint mir kulturell jedoch wie ein völlig fremder Planet, als wir aus der S-Bahn-Station Marktplatz treten. Architektonisch dominiert Beton in Schlichtbauweise, in den verwahrlosten Straßenzügen trägt man begeistert Trainingsanzüge und Hip-Hop-Klamotten spazieren. Dazwischen sind immer wieder vereinzelte schwarz gekleidete Gestalten mit Hornbrillen zu sehen, Studenten der örtlichen Kunst- und Designhochschulen, wie uns H. kichernd erklärt. Wegen der günstigen Mietpreise hat er sein Domizil seit einiger Zeit ebenfalls in Offenbach aufgeschlagen.

Unser Fußmarsch durch die kalte Nacht führt uns auch prompt in eine Kunststudenten-WG mit hohen Decken und rohen Dielen. Etwa zwanzig Gäste haben sich unter Lampions und Girlanden in der Küche versammelt, wo zwei zusammengestellte, eingedeckte sowie mit Blumen und Kerzen geschmückte Tische darauf warten, dass das Essen aufgetragen wird. Da ich viele Jahre lang in Wohngemeinschaften gelebt habe, rührt mich der improvisierte Charme von zusammengewürfelter Einrichtung und künstlerischer Wanddekoration beträchtlich.

Geburtstagskind L., eine gebürtige Schweizerin, ist von unserem Erscheinen überrascht, scheint sich aber gehörig zu freuen. Als coole Säue aus Frankfurt hatten wir vorher natürlich nicht Bescheid gegeben. Nach Gratulation, Anstoßen mit Prosecco und dem Händeschütteln mit bislang unbekannten Gästen lassen wir uns am Esstisch nieder. L.s Mitbewohnerin T. hat das Kochen übernommen – und ich habe bereits erspäht, dass zwei Töpfe mit unterschiedlich rot gefärbtem Chili auf dem Herd stehen. Als die schwarz gelockte T. die Suppenkelle zu schwingen beginnt und damit das Mahl eröffnet, höre ich mit unbändiger Freude, dass sich meine vage Ahnung tatsächlich erfüllt: Eines der beiden Chilis ist vegan! Sobald ich an der Reihe bin, bitte ich deshalb um eine Portion davon.

L., die mir gegenübersitzt, verzieht befremdet ihr Gesicht.

«Waaaruuum maaachst du das?», fragt sie und dehnt dabei jede Silbe.

«Weil ich seit Monatsbeginn vegan lebe», sage ich. Es fühlt sich jetzt schon beinahe normal an.

T., die mir mein veganes Chili über den Tisch reicht, merkt an, dass dann ja günstig sei, dass sie das Joghurtdressing noch nicht über den Salat gegeben habe. Sie bietet mir stattdessen Essig und Öl an, was ich dankend annehme.

Beides, Salat und veganes Chili, sind absolut phantastisch. Während ich meine erste richtige Mahlzeit seit Tagen genieße, schüttelt L. lange den Kopf und wirft mir misstrauische, ja regelrecht bohrende Blicke zu.

«Ve-gaaaner ...», sagt sie in einem Ton, der vor allem abfällig klingt. Ich schätze, sie denkt, dass ich alle verarschen will, und wartet auf die Auflösung, die befreiende Pointe, nach der endlich wieder herzhaft gelacht werden kann.

«Jaja, doch», nicke ich schmatzend und straffe meine Schultern.

«Und waruuum?»

«Unbehagen an der Massentierhaltung, allgemeine philosophische Gründe, außerdem bin ich fett geworden», sage ich, so gut dies beim Schlingen und Schmecken geht.

«Das *passt* überhaupt nicht zu dir!», ruft sie, kneift die Brauen zusammen, schüttelt abschließend noch einmal den Kopf und widmet sich ihrem Teller.

Während gewiss die Hälfte der Gäste vom veganen Chili wenigstens einmal probiert, stellt sich verblüffend schnell heraus, dass ich in Wahrheit der einzige Veganer hier bin. Die anderen, die davon kosten, sind Vegetarier oder weibliche Wenigfleischesser. Lustig finde ich, dass sich nach einer Weile immer mehr Leute melden, die von T. als Nachschlag zur Hälfte das vegane und zur anderen Hälfte das fleischhaltige Chili aufgetan haben möchten. Wäre ich noch Karnivore, würde ich jetzt scherzen: «Cool! Dann bereitet einem die eine Hälfte ein gutes Gefühl – und die andere schmeckt.» Faktisch ist das aber Unsinn, denn das vegane Chili, in dem Reis und Sojahack für die ansprechende Konsistenz sorgen, hat einen hervorragend runden Geschmack mit gewagter, beinahe kitzeliger Schärfe.

Später wird der Abend reichlich rauschhaft und meine Erinnerung stark eingetrübt. Ich weiß aber noch, dass ich mit einem jungen Kunsthochschüler lange über Massentierhaltung als zwangsläufige Folge der neolithischen Revolution und die diffuse Verantwortung des Konsumenten im Kapitalismus geredet habe. Ohne die konstante Überforderung des Konsumenten, meinte er, würde das ganze System nicht funktionieren. Als gute Linke sind wir uns einig, dass das Sein das Bewusstsein bestimmt, und kommen daher zu dem vorläufigen Ergebnis, dass sich jeder die Ernährungsweise aussucht, die er sich im Rahmen seiner finanziellen und kognitiven Möglichkeiten leisten kann oder will.

Dann muss ich plötzlich unbedingt und ganz schnell ein Taxi rufen. Draußen auf der Straße denke ich noch: Ist das geil – ich habe mich in einer Abendgesellschaft, in der auch Skeptiker saßen, offen zum Veganen bekannt! Und ich bin endlich mal satt geworden!

Anschließend kommt das Taxi, und das Nächste, was ich denke, lautet ungefähr: Wer zur Hölle ist dieser Mann, der so beharrlich an meiner Schulter rüttelt und mich aus meinen süßen Träumen reißt? Ist das ... ist das etwa ... der Taxifahrer? Und sind wir ... etwa ... schon ... in Bornheim?!

Die Arbeitswoche endet am Freitag mit dem Redaktionsschluss, der bei unserem Monatsmagazin traditionell mit einem Abendessen, massenhaft Getränken und Arbeit bis tief in die Nacht begangen wird. Normalerweise bereitet Korrekturassistentin K., eine Feinschmeckerin und hervorragende Köchin, in ihrer Profiküche zu Hause etwas Feines vor, einen Braten vom österreichischen Bioweiderind etwa, den sie mit der Niedrigtemperaturmethode zehn Stunden lang im Ofen gart und dann in der winzigen Redaktionsküche mitsamt den Beilagen fertigstellt.

In diesem Monat jedoch sitzt K. wegen eines familiären Krankheitsfalls in Norddeutschland fest, sodass sich Chefredakteur F. und Vize-Cheflayouterin M. um das Essen kümmern. Sie haben sich für Wraps entschieden, damit jeder der vielen Nahrungsmittel-Exzentriker in der Redaktion seinen Tortillafladen nach eigenem Gutdünken füllen kann. Das stellt sich für mich als überaus glückliche Fügung heraus, denn es bedeutet, dass ich die Hackfleischpfanne links liegenlassen kann und mich stattdessen am Wok mit den dreierlei Bohnen (rote, grüne und weiße) in dicker Chili-Tomatensauce bediene und dann nach Gusto geschnittene Tomaten, Gurken, Paprika, Eisbergsalat, Zwiebeln, Guacamole, Barbecue-Sauce und Tabasco hinzugebe. Ich muss mich also nicht exponieren, und keiner merkt was.

Unschön ist nur, dass ich erst nach dem Verzehr mehrerer Portionen Guacamole von Kollegin M. erfahre, dass sie becherweise saure Sahne in die Avocadocreme gegeben hat – ihr Spezialrezept, wie sie stolz verkündet. Mein Schock über den erneuten Sündenfall ist aber bereits erheblich geringer als bei dem Vorfall auf den Elbterrassen. Ich habe schließlich nicht gewusst, dass die Speise mit einem Tierprodukt kontaminiert ist, und außerdem schon zwei Gin Tonic getrunken. Also habe ich mir moralisch nicht so viel vorzuwerfen. Außer vielleicht, aus Feigheit nicht nachgefragt zu haben, doch selbst dann wäre es höchstens ein minderschwerer Fall von Fahrlässigkeit.

Nach getaner Arbeit geht es tief in der Nacht mit dem Taxi noch nach Bornheim in die berüchtigte Satiregaststätte Henscheid, die nach dem Schriftsteller und Heftmitbegründer Eckhard Henscheid benannt ist. Dort verliert sich meine Erinnerung vollständig. Als ich am nächsten Mittag zu mir komme und trotz meiner Ausgezehrtheit keinerlei Appetit verspüre, weiß ich, dass die Zeit reif ist für einen großen Samstagseinkauf. Ich muss meine vegane Ernährung mit allen verfügbaren Mitteln attraktiver gestalten, sie aufpeppen, aufbrezeln und fortan auf eigene Beine stellen.

Zunächst aber brauche ich einen Liter Coke Zero, um mir ein wenig zischende Frische in den Kopf zu spülen. Weil ich weiß, dass dieses hochartifizielle und wahrscheinlich sogar extrem gesundheitsschädliche Getränk in Biosupermärkten eher nicht gehandelt wird, krieche ich auf meinem Zahnfleisch die Berger Straße hinab und suche den Penny-Markt am Bornheimer Fünffingerplätzchen auf.

Wie schiere Magie, mindestens aber wie schicksalhafte Bestimmung erscheint mir, was ich dort am Eingang zu sehen bekomme. Gleich über dem Drehkreuz neben den Einkaufswagen hängt ein großflächiges Werbeschild mit den Worten: «Für eine bessere Welt. In Ihrem Kühlschrank.» Ist das denn zu fassen? Ausgerechnet in dieser Woche wird hier offenkundig eine neue Eigenmarke eingeführt! Ihr Name: Naturgut. Einer ihrer Slogans, kess als Sprechblase gestaltet: «ich bin Veggie♥».

An der Aktionskühltruhe merke ich zwar schnell, dass unter dem Label überwiegend schnöde Bio-Ware verkauft wird, darunter Hackfleisch, Bierschinken und Eiersalat. Doch es sind wirklich und wahrhaftig auch eine ganze Reihe veganer Produkte dabei, zum Beispiel ein 400-Gramm-Block «Bio-Tofu Natur», der mir allerdings ein bisschen angsteinflößend vorkommt. Stattdessen werfe ich zum Probieren je eine Packung «Bio-Veggie-Bolognesesauce», «Bio-Veggie-Burger», «Bio-Veggie-Schnitzel» und «Bio-Grünkern-Burger» in den Einkaufswagen – zum unschlagbaren Preis von jeweils 1,85 Euro. Was habe ich nur für ein Glück! Aus dem regulären Kühlregal nehme ich weiterhin den Alpro-Soja-Joghurt mit, der offenbar auch neu im Sortiment ist. Danach begebe ich mich in die Gemüseabteilung, um die Zutaten für das Curry, das ich mir zu Hause zubereiten möchte, zu vervollständigen. Im Vorratsschrank habe ich nämlich noch drei Gläser mit roter, gelber und grüner Thai-Currypaste sowie einige Dosen Kokosmilch stehen. Da mein Rucksack schon zum Bersten gefüllt ist und mein

Appetit langsam erwacht, verschiebe ich den Besuch beim Veganz auf Montag und kehre flugs an den heimischen Herd zurück.

Das Tolle bei Currys auf Kokosmilchbasis ist, dass sie ganz ohne Sahne oder Crème fraîche so dick und cremig werden können wie sonst nur Gerichte mit Sahne oder Crème fraîche. Weiterer Vorteil: Wenn man eine gute Thai-Currypaste zur Hand hat, braucht man sich beim Abschmecken praktisch überhaupt keine weitere Mühe zu geben. Als Hauptingredienzien meines ersten veganen Currys habe ich Süßkartoffeln, Kirschtomaten und grüne Bohnen vorgesehen, was mir in jeder Hinsicht (Aroma, Konsistenz, Farbe) bunt zu werden verspricht – ein regelrechtes Fest!

Die Süßkartoffel schneide ich in Würfel und brate sie in Olivenöl an. Dann häute und presse ich zwei große Knoblauchzehen und gebe sie kurz hinzu, ehe ich ein paar große Löffel der roten Currypaste hinterherwerfe – irgendwo habe ich gelesen, dass das den Geschmack intensiviert. Während ich mühselig die Öl- und Würzpastenspritzer von Kacheln und Küchenboden wische, brennt mir der Basmatireis an, den ich auf orientalische Art eine halbe Minute in einigen Tropfen Öl anrösten wollte, bevor ich Wasser draufgieße. Ich kann mich also jetzt schon auf intensive Rauch- und Schmauchnoten im Reis freuen.

Ansonsten läuft aber alles nach Plan, wenn auch nicht nach Rezept – ich hasse Kochen nach Rezept, Freigeister tun so etwas nicht. Nachdem die Kokosmilch hinzugegossen ist und die Bohnen darin garen können, halbiere ich die Kirschtomaten und spüle anschließend, wie es die Profis tun, schon mal die Arbeitsutensilien. Dann streue ich großzügig Chiliflocken in das blubbernde Curry, rühre, weil es mir doch ein bisschen blass erscheint, weitere Teelöffel der glutroten Paste ein – et voilà! Das rundum vegane Essen ist vorzüglich, obwohl ich nicht weiter abgeschmeckt habe: ein dickflüssiges, aromatisches Curry mit frischem Gemüse völlig unterschiedlicher Textur, viel weniger scharf, als ich gedacht hatte, aber derart mehrdimensional im Gaumenraum unterwegs, dass ich die Kochmütze vor mir selbst ziehe, metaphorisch gesprochen. Die Süßkartoffelstücke erweisen sich als süß und weich, die Tomaten als süß, weich und fruchtig und die Bohnen als nichts von alledem, aber wenigstens als knackig und grün. Am besten natürlich: das zarte Räucheraroma des Basmatireis.

Als ich mich am Montagmorgen auf den Weg in den Veganz-Supermarkt mache, nehme ich mehrere wertvolle Erkenntnisse aus dem Wochenende mit. Vielleicht die wichtigste: Wenn man eine ganze Pfanne Süßkartoffel-Tomaten-Bohnen-Curry mit einem Viertelpfund Reis auf einmal verzehrt, darf man sich nicht wundern, dass die Waage selbst nach einer Woche des Hungerns bei 75,6 Kilo stehenbleibt.

Weiterhin: Der Soja-Joghurt von Alpro schmeckt mir überhaupt nicht, steril wie irgendeine weiße Salbe aus dem Krankenhaus, die man auf schwärende Wunden gibt. Ebenfalls grauenhaft finde ich das Soja-Weizen-Schnitzel von Naturgut, das möglicherweise die Konsistenz von stundenlang gebratenem Hähnchenschnitzel trifft, aber im Geschmack ungut an den muffigen Geruch in Reformhäusern erinnert. Nach diesen bedrückenden Erlebnissen habe ich im Internet recherchiert und vorsichtshalber gleich den Kochkurs «Vegan – bunt, lecker, lustig!» beim Frankfurter Anbieter Veinkost gebucht (ein Abend für achtundachtzig Euro). Leider hatte der Termin im April schon die maximale Teilnehmerzahl von vierzehn Personen erreicht, der nächste findet erst im späten Mai statt. Ich muss mich also gedulden, bis es in meiner veganen Küche nicht nur bunt und lecker, sondern auch lustig werden kann.

Bei meiner Suche im Netz habe ich zudem herausgefunden, dass das Angebot an veganen Schokoladen riesig ist, wenn man bereit ist, zwei bis drei Euro pro Tafel zu investieren. In Veganer-Foren bin ich jedoch allerorten auf den preiswerten Geheimtipp

«Ritter Sport Marzipan» gestoßen. Zwar betont die Firma auf ihrem Blog, dass sie die im Prinzip tierproduktfreie Sorte nicht als vegan deklariert, weil produktionsbedingt Spuren von Laktose enthalten sein können. Doch nur wenige Klicks später hat sich das Problem für mich erledigt.

Im veganen Einkaufsguide der Tierrechtsorganisation PETA, der «Ritter Sport Marzipan» ebenfalls weiterempfiehlt, findet sich nämlich folgende Erläuterung: «Falls sich einige wundern, warum in dieser Liste Produkte auftauchen, auf denen steht, dass Spuren von Milchbestandteilen enthalten sein könnten: Dieser Hinweis taucht in der Regel auf, wenn die Rezeptur des Produkts zwar keine Milchbestandteile vorsieht, der Hersteller jedoch nicht ausschließen kann, dass in den Produktionsanlagen trotz Reinigung Reste anderer Produkte, die Milch beinhalten, zurückbleiben und sich somit in andere Produkte einmischen. Mit diesem Hinweis auf Kreuzkontaminationen richten sich Hersteller vor allem an Allergiker – recht praktisch für Veganer, denn wenn dieser Hinweis auftaucht, kann man immerhin davon ausgehen, dass Milch rezeptorisch nicht vorgesehen ist, und deshalb betrachten wir solche Produkte als vegan.»

Genial! Wenn in puncto veganer Reinheit selbst die superradikalen Quartalswahnsinnigen von PETA, die die Zustände in der Massentierhaltung regelmäßig mit denen in den Konzentrationslagern Nazideutschlands vergleichen, einzig auf die Rezeptur pochen, dann will ich es künftig auch so halten. Und werde die fragliche Orangen-Zartbitterschokolade in den kommenden Tagen erleichtert Stück für Stück wegschnabulieren.

Die Frühlingssonne zwinkert mir zu, über dem Marktplatz von Bornheim hängt ein Hauch von Bewölkung. Vor dem Bernemer Wurstmax mit dem öffentlichen WC an der Hinterseite krümmt sich in gespielter Leidenschaft ein älterer, zerknitterter Querflötist und knödelt zur Begleitung aus dem Ghettoblaster die Riesenhits der klassischen Musik runter. In völligem Kontrast dazu präsentiert sich das Veganz, auf das ich zuhalte. Die Filiale wirkt bereits von außen geschmackvoll puristisch und höchst modern. Ein freundliches Lindgrün dient als Markenfarbe, die die Schaufenster einfasst und von den weinroten Markisen mit dem weiß aufgedruckten «Wir lieben Leben»-Spruch zusätzlich angewärmt wird. In einem helleren Ton findet sich das Grün auf den Plakataufstellern und der Eistruhe vor dem Eingang wieder, welche passend zum erwachenden Lenz «Veganz-Eis!» für 2,50 Euro («mit Topping 3,–») anbietet.

Aus der Tür schreitet soeben auf langen, wohlgeformten Beinen eine topmodisch schwarz gekleidete, langhaarige Chica mit neonroten Sneakers und Schlitzen in der Skinny-Jeans. Sie leckt sich die Finger, weil sie ihren unwiderstehlichen veganen Schokoriegel, dessen Verpackung sie in der Linken hält, offenbar schon im Laden geöffnet und verschlungen hat. Überwältigt von diesen prickelnden Sinneseindrücken, schwebe ich in das kleine Geschäft hinein und erblicke wiederum nur junge, ansehnliche Frauen, die mit ernstem Gesichtsausdruck durch die Gänge wandeln. Manche erscheinen ein wenig verträumt, andere völlig verpeilt, doch alle sind sie konzentriert damit befasst, Einkaufszettel und Preisschilder zu studieren.

Von diesem Sog lasse ich mich mitziehen, vorbei an der Bistro-Theke, die wie große Teile von Mobiliar und Wandanstrich in einem sanften Apricot gehalten ist, das jedem Wellnesstempel zur Ehre gereichte. Vorbei an den glänzenden Körner- und Cerealienspender, an denen man sich sein Müsli à la mode selber mischt. Vorbei auch an den Stiegen, in denen fleckiges Obst der Handelsklasse 2 und welkes Gemüse zu Mondpreisen bereitliegt (aber dafür kommt man ja nicht eigens hierher; veganes Obst und Gemüse sollte man auch anderswo kriegen). Und vielleicht fällt mir der traurige Zustand der pflanzlichen Rohkost nur deshalb ins Auge, weil er sich so stark von dem sauberen, aufgeräumten Ambiente abhebt.

Von dem riesigen Warenangebot bin ich allerdings völlig erschlagen. Andächtig fahre ich mit dem Finger über die Produkte in den Regalen, über Dutzende von exotischen Knabbergebäcken und Energieriegeln sowie geheimnisvollen Pulvern zur Nahrungsergänzung und Getränkezubereitung. Daneben ein komplettes Regal mit Milch- und Sahnealternativen, unter denen sich – ich hätte es wissen müssen! – selbstverständlich auch die Sojamilch von Provamel befindet. Trotz des stolzen Preises von 1,89 Euro klemme ich mir sofort eine Literpackung unter den Arm wie auch ein Päckchen Sojasahne zu neunundneunzig Cent. In der Tiefkühltruhe links finden sich Fertiggerichte, darunter die Pizzen, deren teuerste Exemplare englische Importe sind und bis zu zehn Euro kosten. Ich entscheide mich für eine «Pizza Vegetariana» der preisgünstigen Veganz-Hausmarke für lediglich 4,99 Euro.

Auf der rechten Seite folgen dann die Kühlschrankregale mit Käseimitaten und artverwandten Spezereien. Sie tragen originelle Namen wie «Sheese», «Qvark», «Tofu-Chäse» oder «Cheezly», was mich ebenso entzückt wie das «Schakalode» benannte Kakaopulver zuvor.

Diesem Schrank entnehme ich ohne langes Nachdenken ein «Organic Salad Hummus Trio Bio» zu 4,89 Euro, das neben normalem Hummus auch die Varianten «Coriander» und «Sun Dried Tomatoes» beinhaltet. Ums Eck kommen dann die Wurst- und Fleischersatzwaren, doch steht mir hier eine junge bebrillte Frau mit umgeschnalltem Geigenkoffer im Weg, die bei geöffneter Kühltür sämtliche Zutatenlisten liest. In Augenhöhe sehe ich indes eine gute alte Bekannte: die geräucherte Wheaty-Salami für 2,59 Euro, die mir seit Hamburg gute Dienste geleistet hat, bis sie irgendwann leider alle war. Ich schnappe sie mir, indem ich vorsichtig um die völlig in ihre Lektüre versunkene Musikstudentin herumgreife.

Die Getreidezubereitungen, die die gesamte nächste Regalwand einnehmen, interessieren mich momentan nicht. Auch an der gegenüberliegenden Reihe von Kühltruhen will ich achtlos vorbeipilgern, weil ich dort zunächst nur tiefgefrorenes Obst und Gemüse erblicke. Das Spektakulärste scheint mir hier ein «Bio Açaí-Fruchtpüree» aus der «Attila Hildmann Collection» für 6,99 Euro zu sein, allein wegen des verrückten Namens und des irrsinnigen Preises. Vielleicht sollte ich echt mal nachschlagen, was Açaí ist. Und wer Attila Hildmann!

Jedenfalls bin ich völlig unvorbereitet, als ich in der Truhe daneben zwei äußerst abstoßende Produkte entdecke, die wie eine Faust in meiner Magengrube landen. Beim ersten handelt es sich um «Vegan Shrimps», also um eine Nachbildung der beliebten Meeresfrüchte aus pflanzlichem Eiweiß. Ihnen wurden seitlich sogar rote Streifen aufgeschminkt, damit sie wie frisch geschält aussehen. Das zweite ist ein ganzer veganer Truthahn («Imitation Turkey with Vegan Gravy and Vegan Stuffing») für satte 49,90 Euro, den man wohl in die Backröhre schiebt, wenn man als veganer Expatriate unbedingt Thanksgiving feiern will.

Das braun gebratene Viech auf der Verpackung sieht so abscheulich, so widersprüchlich aus, dass mir die Spucke wegbleibt. Ist es nicht erkennbar pervers, ein Tier, das man in der Realität nicht leiden sehen will, möglichst originalgetreu aus Pflanzenmaterial nachbauen zu lassen, um es dann genüsslich zu verspeisen? Müsste man sich davor nicht viel eher ekeln? Oder ist dies, im Gegenteil, ein Zeugnis besonderer Tierliebe? Mit dem sich besonders abgebrühte Veganer zum Erntedankfest in froher Runde vor Augen führen, dass sie sich im Unterschied zu den mörderischen Karnivoren nur ein Abbild der geschändeten Kreatur schmecken lassen? Und dabei eben nicht ihre Hände und Gaumen in Blut baden?

In einer Art Übersprungshandlung schnappe ich mir eine Packung «Bio-Kürbis-Dinkel-Burger» der Marke Hänsel & Gretel aus der Tiefkühltruhe (schmale 3,99 Euro) und strebe entschlossen in Richtung Kasse. Erst später werde ich verstehen, wie beziehungsreich ausgerechnet dieser Markenname ist, wenn man sich das kannibalistische Motiv des Märchens vergegenwärtigt. Dem Süßwarenregal gegenüber der Vitamin-B_{12}-Präparate und der Kochbücher entnehme ich hastig eine Schokoladentafel «Naturata Spécial Reis-Quinoa-Crisp» (crispe 2,79 Euro), aus dem Regal daneben fällt mir zufällig noch ein Glas «Zwergenwiese Lupi Love» in der mir unbekannten Sorte «Zwiebel-Knobi» (alberne 2,49 Euro) in die Hand – dann heißt es zahlen, und zwar nicht zu knapp.

Die junge Kassenkraft lächelt mich allerdings derart freundlich an, dass ich meine kurzzeitige Verstörung wegen des «Truthahns» auf Anhieb vergesse und erröte. Sie ist vielleicht Anfang zwanzig, langhaarig, blond, mit einem Nasenpiercing und ozeanblauen Augen.

«Das ist auch meine Lieblingsschokolade», nickt sie anerkennend, als sie die Tafel einscannt.

«Oh, schön», sage ich verlegen und überlege gleichzeitig verzweifelt, wie ich das Gespräch fortführe. «Äh, leben Sie schon lange vegan?» Mir wollte nichts Besseres einfallen.

«Seit drei Jahren erst», plappert sie munter drauflos. «Im ersten Jahr habe ich ja überhaupt keine Schokolade gegessen, weil ich gedacht habe, in allen Sorten wäre Milch drin. Aber dann hat mir eine Freundin von der Ritter Sport Marzipan erzählt ...»

«... der Klassiker!», rufe ich mit Kennermiene.

«Genau», gluckst sie. «Danach habe ich mir das alles mal genauer angeguckt und festgestellt, dass man doch viele normale Sorten Zartbitter essen kann. Leider nicht die von Lindt, weil ...»

«... weil da Butterreinfett enthalten ist», werfe ich neunmalklug ein.

«Genau», kichert sie. «Sie kennen sich aus!»

Vor lauter Vergnügen über die gelungene Verständigung und das entgegengebrachte Verständnis achte ich überhaupt nicht darauf, was ich da bezahle. Ist mir aber auch egal. Ich habe eine neue Welt betreten, die jeden Eintrittspreis lohnt. Erst draußen sehe ich nachsichtig schmunzelnd, dass ich für die paar Sachen fast fünfundzwanzig Euro losgeworden bin. Aparterweise vertraut mir der Kassenzettel auch an, mit wem ich das Vergnügen hatte: «Es bediente Sie: Nike», steht da. Nike! Ich könnte ausflippen. Das ist doch der Name der griechischen Siegesgöttin! Hoffentlich wird Victoria nicht eifersüchtig.

An die schöne Frau mit dem grün gefärbten Haar, die mich überhaupt erst auf den veganen Weg gebracht hat, habe ich zuletzt immer weniger denken müssen. Vielleicht kam von ihr einfach zu wenig, um mich dauerhaft an sie zu binden. Vielleicht habe ich Victoria auch nur als libidinöses Übergangsobjekt missbraucht, um die Schatten der Vergangenheit loszuwerden und mich als Veganer neu zu programmieren. Einen endgültigen Bruch möchte ich jedoch nicht herbeiführen. Dafür hat sie mir eine Zeitlang zu viel bedeutet und auch zu viel Segensreiches für mein Leben bewirkt.

Als ich mit meinen ethisch einwandfreien (und von der niedlichen Nike gescannten!) Einkäufen zu Hause angelange, bemerke ich in meiner Küche etwas Ärgerliches: eine Ameisenstraße. Sie kommt aus dem Flur, aus der Ecke neben der Wohnungstür, vermutlich aus der Nachbarwohnung. Hinter dem Mülltrennungsmülleimer verläuft sie an der Fußleiste entlang und gabelt sich am Kühlschrank. Die mutigeren der kleinen Insekten erklimmen ihn und sammeln sich zwischenzeitlich um eine Flasche Ahornsirup, die dort oben zwischen Gemüse, Nudeln und Spirituosen steht. Die anderen wandern hinter der Küchenzeile weiter und treffen die mit Süßkram beladenen Helden an der Tür zum Badezimmer wieder, wo man gemeinsam im gekachelten Unterbau der Dusche verschwindet.

Vor einem halben Jahr hatte ich schon mal einen solchen Ameisenbefall, den ich mit einem insektizidhaltigen Ameisenköder innerhalb von drei Wochen loswurde. Zum Glück habe ich davon noch eine zweite Dose übrig. Aber was heißt: zum Glück? In meiner jetzigen Situation erscheint es mir einigermaßen heikel, ja geradezu frivol, die Ausrottung eines Ameisenvolks in Angriff zu nehmen. Andererseits: Ich kann die lieben Tierchen nicht gut einzeln nach draußen tragen, dafür ist ihre Zahl zu groß und der nachfolgende Strom zu stetig. Und sind Ameisen überhaupt zu intensiven Gefühlen wie Schmerz, Freude oder Mutterliebe fähig?

Ich habe aus dem Veganz so viel überschießende positive Moralenergie mitgenommen, dass ich ahne: Meine Gewissensbilanz wird es verkraften, wenn ich jetzt mal ganz pragmatisch handele. Ich möchte nicht demnächst den Kammerjäger rufen und mich dafür vor dem Vermieter rechtfertigen müssen. Also öffne ich die Dose und stelle sie an die Ecke zum Badezimmer, auf dass sie ihr teuflisches Werk so verrichte, wie es in der Anleitung steht: «Durch die starke Lockwirkung kriechen die Ameisen in die Köderdose, nehmen den Köder auf, tragen diesen in das Nest und verfüttern ihn an die Brut sowie die Königin. Da die Ameisen in der Regel in den Nestern sterben, sind keine toten Ameisen zu sehen.»

Die nächsten Tage vergehen wie im Flug mit Schreibarbeit im Home-Office, mehr oder weniger gelungenen Kochexperimenten und dem ständigen Wegfegen kleiner Kadaver vor der Dusche. Meine Ameisen wollen sich offenbar nicht an die Regel halten, unsichtbar im Nest zu sterben.

Bahnbrechend wird für mich die Erkenntnis, dass jeder noch so langweilige vegane Aufschnitt zu einem vorzüglichen Frühstück beiträgt, wenn man ihn mit süßsaurer Chilisauce, scharfem Dijonsenf oder Ajvar, dem würzigen Paprikamus vom Balkan, aufdonnert. Auch die Beigabe von Oliven, Silberzwiebeln oder eingelegten Japaleños kann hilfreich sein. Als echte Allzweckwaffe zu jeder Tageszeit stellt sich schließlich Erdnussbutter heraus. Ob «creamy» oder «crunchy», ob zum morgendlichen Start oder beim Heimkommen spät in der Nacht, ob auf Brot, Brötchen, Toast oder einfach so vom Teelöffel: American Peanut Butter wird mir zum unverzichtbaren Begleiter in allen veganen Lebenslagen. Gleichzeitig zieht etwas auf, von dem ich noch nicht weiß, dass es die ersten Anzeichen eines Gegenwinds sind.

Am Abend vor dem lange geplanten Arztbesuch sitze ich im Biergarten des Neglected Grassland, einem reichlich ungewöhnlichen Club in der Frankfurter Innenstadt, der seinem Namen alle Ehre macht, wenn man die Nase nur lange genug in die Gartenluft hält. Ich unterhalte mich mit N., der als Autor für meine Heftrubrik schreibt. Hauptberuflich arbeitet er in der Erwachsenenbildung, ist daneben aber auch politisch recht umtriebig. Ihm und seiner Freundin S. zuliebe habe ich im vergangenen Sommer auf einer antimilitaristischen Konzertveranstaltung in Kassel, wo mehrere große Rüstungsbetriebe ihren Sitz haben, eine unentgeltliche Lesung abgehalten. Während der beleuchtete Springbrunnen neben unserem Tisch vor sich hin gluckert, gestehe ich dem jungen Blondschopf, dass ich jetzt Veganer bin.

N. fällt das Lächeln aus dem Gesicht. «Wieso das denn?», bellt er. Seine Augen verengen sich zu Schlitzen.

«Aus Scheiß», schnaube ich. «Weil's mich bockt. Weil's Spaß macht und schmeckt. Und überhaupt: Was kackst du mich so an? Ich dachte, du wärst auch Veganer.»

«Quatsch», knurrt N. «Niemals.»

«Aber du und S., ihr habt doch damals in Kassel die vegane Volxküche organisiert!»

«Ich bin kein Veganer, nicht mal Vegetarier», verwahrt sich N. gegen den ungeheuerlichen Vorwurf. «S. allerdings schon. Weil ich bei uns zu Hause ja täglich koche, koche ich immer einmal mit Fleisch für mich und einmal ohne Fleisch für sie.»

«Das ist wahre Liebe», spotte ich. «Du musst dich vor dem fleischlosen Fraß doch unbeschreiblich ekeln.»

«Ja, geht so», spuckt N. verächtlich aus. «Ich halte Veganismus nicht für den richtigen Weg, die Welt zu einem besseren Ort zu machen. Aber ich gebe zu, ich bin schon milder geworden. In meiner früheren Punkband haben wir Lieder gegen Vegetarier gebrüllt.»

«Jedem Tierchen sein Pläsierchen», strecke ich müde die Waffen und gehe dann auch mal früher als gewohnt heim. Falls ich morgen Blut abgenommen bekomme, soll sich mein Hausarzt nicht unnötig erschrecken.

In Wirklichkeit ist der Arzt ein hemdsärmeliger Mann, den man mit ein paar Promille Restalkohol im Blut nicht so leicht aus der Ruhe bringen könnte. Als ich neu in Frankfurt war, wurde er mir von meinem zeitweiligen Mitbewohner, dem damaligen Chefredakteur, späteren Fernsehstar und jetzigen Europaparlamentsabgeordneten Martin Sonneborn, als großer Freund unseres Hefts empfohlen. Zu den Spezialgebieten der Bockenheimer Gemeinschaftspraxis gehört unter anderem die Behandlung von Suchtkranken, weshalb im Wartezimmer auch heute wieder ein ziemlich buntes Völkchen versammelt ist. Außerdem steht – typisch Frankfurt! – eine Schlange Wartender bis draußen auf die Straße.

Als die Sprechstundenhilfe am Empfang vorhin andeutete, dass diese Patienten alle keinen Termin hätten, habe ich mich sofort ein bisschen unsicher gefühlt wegen des Luxusproblems, mit dem ich den Arzt gleich behelligen würde. Zusätzlich macht mir zu schaffen, dass der robuste Mediziner, der sympathischerweise keinen Doktortitel trägt, als bekennender Griechenlandfreund, mit dem ich schon so manchen Restauranttipp ausgetauscht habe, gewiss auch ein großer Fleischfreund ist.

«Neue Freundin?», zwinkert er mir entsprechend sarkastisch über den Brillenrand zu, nachdem ich mich im Sprechzimmer hingesetzt und mein Geständnis abgelegt habe.

«Im Gegenteil», sage ich matt und bitte einigermaßen geschäftsmäßig um ärztlichen Ratschlag und gegebenenfalls einen allgemeinen Gesundheitscheck.

«Machen Sie sich mal keinen Kopp», sagt der Arzt mit beruhigender Stimme. Das Problem mit dem Vitamin-B_{12}-Mangel werde maßlos überschätzt, denn Spuren des Vitamins fänden sich auch in pflanzlicher Kost wieder. Ich solle lieber aufpassen, genügend Eisen zu mir zu nehmen. Ansonsten halte er angesichts der Massentierhaltung und der Fleischmengen, die hierzulande verzehrt würden, Veganismus für gar nicht mal so verkehrt. Eine Warnung wolle er trotzdem aussprechen: Ich müsse unbedingt darauf achten, nicht einer dieser Nordend-Veganer zu werden, die in Yuppietreffs wie dem Café Größenwahn über Ökologie räsonieren und ihren Nachwuchs dann mit dem SUV in die Kita bringen.

«Darauf deutet derzeit nichts hin», seufze ich. «Versprochen!»

Am nächsten Tag lasse ich in aller Frühe Blutabnahme und Elektrokardiogramm über mich ergehen. Die damit befasste Arzthelferin bittet mich, für die Ergebnisse in einer Woche noch mal anzurufen. Anschließend habe ich wirklich großen Hunger, und weil ich morgens nur noch 74,5 Kilo auf die Waage gebracht habe, kaufe ich mir im Basic-Biomarkt sofort die vormals verschmähte indische Blätterteigstange, die gar nicht so übel ist, wie sie aussieht. Überdies nehme ich einen kleinen Sack Kartoffeln mit, denn mir schwebt für den Mittag ein Gericht mit Bratkartoffeln vor. Diese möchte ich zum Rest meines Auberginen-Tomaten-Paprika-Ragouts vom Vortag servieren.

Nachdem ich zwei Schalotten gewürfelt und angebraten habe,

kommt mir die Idee, ein paar Scheiben der geräucherten Seitan-Salami von Wheaty zu zerstückeln und mit den Kartoffelspalten in die Pfanne zu geben. Diese Idee soll sich als großartig erweisen. Während ich eine aufgezeichnete Diskussionsendung des Schweizer Fernsehens aus der Reihe «Sternstunde Philosophie» sehe, die «Vom Essen besessen» heißt, bin ich von meinem Mahl völlig hingerissen, ja geradezu besessen. Die Ersatzsalamistückchen benehmen sich in Textur und Aroma fast genauso wie Schinken- oder Speckstückchen, und die Schalotten fügen den Bratkartoffeln den vollen, runden Geschmack von Hausmannskost hinzu. Dadurch ist das Gericht tatsächlich nur noch Nuancen von einem wirklich schmackhaften nichtveganen Essen entfernt.

Die Sendung muss ich allerdings augenblicklich ausschalten, als einer der Diskutanten seinen Gesprächsbeitrag mit den Worten «Wir müssen wieder lernen ...» beginnt und die Runde bereits an dieser Stelle ergriffen nickt. Aus Erfahrung weiß ich, dass einer solchen Einleitung eigentlich immer rückwärtsgewandter Unfug folgt, ganz gleich, ob es mit «...im Einklang mit der Natur zu leben» weitergeht oder mit «... richtig hinzuschmecken». Als ob «die Menschen» jemals im Einklang mit der Natur gelebt oder richtig hingeschmeckt hätten!

Zwei Tage später mache ich die nächste erstaunliche Entdeckung mit einem Fleischimitat. Der «Bio-Veggie-Burger» aus dem Penny erfüllt in einem Bio-Brötchen in Kombination mit gebratenen Zwiebeln, süßsauren Cornichons, Dijonsenf und Mango-Chutney alle Anforderungen, die ich an einen guten Burger stelle. Das Patty aus Soja- und Weizeneiweiß ist dunkel und körnig wie richtiges Rinderhack, schön groß und gut gewürzt. Ein Gedicht! Wie von Robert Gernhardt oder Thomas Gsella!

Selbstverständlich sorge ich mich ein bisschen darum, dass ich nun schon wieder so begeistert von einer veganen Speise bin, die einfach nur einer nichtveganen nachgestaltet ist. Sollte ich nicht lieber – im Einklang mit der Natur – Neuland entdecken, statt wie besessen artifiziell aufgerüschte Fleischsurrogate in mich hineinzuschlingen? Sollte ich die Altlasten eines langen karnivoren Lebens nicht endlich hinter mir lassen? Andererseits ist es Neuland für mich, einen veganen Burger voll und ganz zu akzeptieren und ihm womöglich allein aus Geschmacksgründen den Vorzug vor einem richtigen zu geben. Mein Verständnis für vegane Ersatzprodukte ist jedenfalls sprunghaft gestiegen.

Abends bin ich mit Dr. M. im Henscheid verabredet, der Freundin, mit der ich noch einmal über letzte Korrekturen an ihrem soziologischen Fachaufsatz spreche, ehe er in Druck geht. Als wir mit der Arbeit fertig sind, trinken wir noch ein paar Bier, dann macht sich Dr. M. schon auf den Heimweg, denn sie hat verrückterweise einen richtigen Job und muss morgen wieder früh raus.

Mit A., dem hünenhaften und stets schwarz gekleideten Wirt, stehe ich zu späterer Stunde draußen vor der Tür und rauche. Er erzählt, dass er demnächst auf Bestellung Käsefondue anbieten möchte, weil er im Keller die vom Vorbesitzer der Lokalität hinterlassenen zwanzig Tischfondue-Sets gefunden habe. Derzeit experimentiere er in der Küche aber noch mit der richtigen Käsezusammensetzung. Ich erkläre, dass mich das leider nicht mehr reizen könne, da ich seit über drei Wochen Veganer sei.

A. schaut mich mit tellergroßen Augen an: «Veganer? Was is'n das wieder für'n Blödsinn?!»

Nachdem ich ihm das Prinzip erläutert habe und er sich auch erinnert, von so etwas schon mal gehört zu haben, muss ich mir wieder allerlei Witze über Wiederkäuer und Meisenknödel anhören. Dann wird A. ernst und setzt mir mit der ganzen Autorität des Connaisseurs und langjährigen Küchenchefs auseinander, dass ohne Butter und Sahne nicht anständig gekocht werden könne. Ich wolle doch wohl auch nicht lebenslang darauf verzichten, seinen «Hessischen Sauerbraten mit Pfifferlingen und frischer Quitte zu handgestampftem Kartoffelpüree» zu probieren, den er im Sommer ins Programm zu nehmen gedenke. Das wäre ja totaler Wahnsinn!

Nach Mitternacht trudelt ein Haufen Trunkenbolde ein, der zuvor andere Wirtshäuser Bornheims unsicher gemacht hat, darunter der nette Cartoontexter D. und der scharfzüngige Kabarettist V. Mit der zehnköpfigen Bande setze ich mich in die hintere Gaststube, um die Weltlage zu erörtern.

V. kommt aus Wien und ist der Liebe wegen in Frankfurt hängengeblieben. Während D. andächtig und durchaus interessiert nickt, als ich mit gelockerter Zunge von meinem Veganismus zu sprechen beginne, verzieht V. von Minute zu Minute spöttischer sein Gesicht. Irgendwann legt er seine Hand auf meinen Arm und entschuldigt sich formvollendet dafür, dass er mich jetzt einmal unterbrechen müsse.

«Hast du eigentlich gewusst, dass Sojamilch die Spermienqualität schädigt?», fragt er und grinst niederträchtig. «Ich sag's ja nur. Nicht, dass du dich später einmal wunderst.»

«Als Veganer wundert man sich über gar nichts», verkünde ich blasiert und blaffe hinterher: «Höchstens über die Blödheit der Fleischfresser.»

«Sag das nicht», gebietet mir der Kabarettist mit einer sanften Geste Einhalt. «Ich mach dir morgen ein Wiener Saftgulasch, da hörst du sofort wieder auf mit deinem Veganismus. Mit selbstgemachten Semmelknödeln. Oder noch besser: Speckknödeln!»

«Dann kriegst du wieder ordentlich Tinte auf den Füller», grölt einer der Herren vom Nebentisch zu uns hinüber, der den kleinen Disput belauscht hat. In das johlende Lachen stimmen selbstverständlich auch all jene mit ein, die gar nicht wissen, um was es geht. Wenige Sekunden später wissen jedoch alle, was hier verhandelt wird, und beteiligen sich erregt und in wechselnden Konstellationen an der Diskussion, die zunehmend ernstere Züge annimmt.

Nach und nach kristallisiert sich heraus, dass die meisten Anwesenden Veganismus für eine Modeerscheinung halten. Etwa die Hälfte von ihnen hat «nichts gegen Veganer an sich», kann nur deren «Genussfeindlichkeit» nicht leiden. Rund achtzig Prozent «möchten aber einfach nicht auf ihr Fleisch verzichten». Die «Selbstgerechtigkeit» und «Zimperlichkeit» der Veganer wird von zwei Dritteln nicht gutgeheißen; gegen «verrückt gewordene Moralapostel», «totale Bevormundung» und «brutalen Gemüsefaschismus» votiert sogar fast der gesamte Saal. Lediglich eine kleine radikale Minderheit (ich) spricht sich entschieden dafür aus (aber nur aus Spaß!).

Dann erzählt J., der in der Gastronomie arbeitet, jauchzend von einer Gaststätte, in der Currywurst serviert werde. Dort sei es ein typischer Spaß unter den Bediensteten, den jungen Frauen, die die vegane Version der Wurst bestellten, schon kurz nach der Bestellung von einem anderen Kollegen eine normale Currywurst rausgeben zu lassen. Wenn diese nach einer Viertelstunde verzehrt sei, käme man mit dem fleischfreien Teller, sagte: «Bitte sehr, hier ist die vegane Currywurst!», und freute sich anschließend inwendig über die von Würgereflexen gezeichneten Gesichter der weiblichen Gäste.

Während das schadenfrohe Lachen der Grobiane minutenlang von den Wänden der Wirtsstube widerhallt, bin ich aufrichtig entsetzt über die Heimtücke und rohe Gefühllosigkeit, der ich hier begegnen muss. Kurze Zeit später schaut J. mich an, wendet sich aber an alle: «Weißt du eigentlich, wo der Begriff ‹Veganer› herkommt? Das ist ein altes Indianerwort für ‹zu dumm zum Jagen›!»

Vor lauter Schmerz über diesen doofen Witz sacke ich zusammen, während die trunkene Gesellschaft vor Lachen detoniert. Anschließend geht das Geplänkel so lange weiter, bis vom Wirt eine Runde Haselnussgeist verordnet wird und die Stimmung daraufhin selbstverständlich ins Gereizte, ja regelrecht Bösartige kippt.

Ich vergesse mal wieder komplett meine im Grunde diplomatische, ja geradezu konziliante Natur und gehe zu gezielt persönlichen Anwürfen über. Dem einen reibe ich seine Hartz-IV-Existenz unter die Nase, dem anderen, dass er als Lehrer ja gar nicht anders könne, als in einer Tour törichtes, wichtigtuerisches und zugleich selbstmitleidiges Zeugs von sich zu geben. Dass man diesem Dauergeschwätz keine Aufmerksamkeit schenke, so wie ich es jetzt ebenfalls halten wolle, sei er ja gewiss aus dem Unterricht gewohnt.

Im Nu formiert sich ein richtiger Mob, schlägt mir offener Hass entgegen. Man quittiert jeden meiner Gesprächsbeiträge mit höhnischem Gelächter, lässt mich nicht mehr ausreden und droht mir sogar umstandslos «ein paar aufs Maul» an. Das Ende vom Lied ist, dass ich irgendwann einen Stuhl umwerfe, wutschnaubend aus der Gaststätte renne und mir auf dem schwankenden Heimweg allerlei grausame Todesarten für jeden einzelnen meiner Kontrahenten ausdenke.

Gut, dass ich morgen sowieso die Stadt verlasse und nach Berlin fahre! Ich bin eingeladen, auf dem jährlichen Kongress der *taz* einige meiner Texte vorzutragen, danach werde ich mich für ein paar Tage bei einer alten Freundin einquartieren. In Berlin, so habe ich mir sagen lassen, soll das Klima entschieden veganerfreundlicher sein. Ich bin mal sehr gespannt. Vor allem, ob ich es überhaupt jemals aus dem Bett schaffe.

5.
Flucht ins Paradies

Als einigermaßen sattelfester Veganer hat man stets die Zukunft im Blick: die des Planeten, der Tierwelt und auch die eigene, unmittelbare Zukunft. Deshalb frühstücke ich diesmal ausgiebig – es sind sogar in Olivenöl und Knoblauch eingelegte, gegrillte Artischocken dabei –, bevor ich mich wieder für einige Stunden in den Zug setze. Zudem habe ich als Wegzehrung zwei Bananen eingesteckt. Mit dieser Vorwärtsgewandtheit im Gepäck kratzt mich selbst die Ankündigung des Zugchefs, dass der ICE auf seiner Fahrt unter anderem in Kassel-Wilhelmshöhe hält, überhaupt nicht. Oder nur ein klitzekleines winziges bisschen, das sich sauber unter Nostalgie verbuchen lässt.

Inzwischen ist der Frühling mit voller Wucht über die mittelhessische Hügellandschaft hereingebrochen. Zu beiden Seiten des Bahndamms leuchtet das saftige Grün, betupft von Lindenblüten, Schlüsselblumen und Goldregen. Mit einem gewissen Wohlbehagen wird mir erstmals bewusst, dass diese anmutige Schönheit auf überwiegend pflanzlicher Basis hergestellt ist. Zwischendrin stehen oder fläzen allerdings auch grasende Kühe herum und emittieren wie bekloppt Methan. Das bringt mich – Stichwort: Zukunft des Planeten – wiederum ins Grübeln, denn ich schmökere mich soeben durch Sarah Schockes «Kleine Veganer-Bibel». Dort wird mir mitgeteilt, dass ich mit meiner veganen Ernährung auch zwei globale Phänomene bekämpfe, die diese Zukunft bedrohen und ihre Gegenwart zumindest unerfreulich aussehen lassen.

Bei dem einen handelt es sich um den Klimawandel, zu dem laut Frau Schocke nicht nur der Anbau von Futtermitteln und die damit einhergehende Abholzung des Regenwaldes beitragen, sondern generell die Landwirtschaft, insbesondere die Tierhaltung. In Deutschland stammen demnach dreiundneunzig Prozent des Methanausstoßes aus der Rinderhaltung, da die Tiere schlicht nicht an sich halten können: «Methan wird zum Beispiel durch Kuhwinde und -rülpser abgesondert», wie Schocke dezent andeutet. Weltweit sei die Landwirtschaft für zehn bis vierzehn Prozent der gesamten Treibhausgasemissionen verantwortlich, andere Berechnungen sprächen von achtzehn Prozent allein für den Viehsektor. «Diese Umweltschäden durch intensive Massentierhaltung möchten Veganer nicht unterstützen» – da darf die gelernte Ökotrophologin gern mal für mich mitsprechen.

Das andere Phänomen ist freilich noch eine Spur akuter und meines Erachtens auch skandalöser: Fast eine Milliarde Menschen leiden derzeit an Hunger, informiert Schocke. Ihr zufolge ließe sich dieser Horror durch vegane Ernährung möglicherweise in den Griff kriegen. Sie beruft sich auf eine Studie des Vegetarierbundes Deutschland von 2013, laut der schon eine Verminderung des Fleischkonsums um zehn Prozent so viel Futtergetreide einsparen würde, dass sechzig Millionen Menschen nicht mehr vor leeren Tellern sitzen müssten. Aber? «Aber momentan ist es leider so, dass wir Reichen mit unserem unmäßigen Hunger auf Fleisch und Milch den Armen die letzten Haare vom Kopf fressen. Während wir hier völlern und wegschmeißen, hungern am anderen Ende der Welt Menschen, weil auf ihren Feldern Sojabohnen für deutsche Schweine und Rinder angebaut werden.»

Während die langgezogenen Senken und runden Kappen der Kasseler Berge am Zugfenster vorbeiflitzen, denke ich, dass mich dieses Argument nicht restlos überzeugt. Nach allem, was ich weiß, gibt es sehr wohl bereits jetzt auf dieser Welt für alle genug zu essen – es müsste bloß anders verteilt werden. Das ist keine Frage von Ernährungsgewohnheiten, wie man in der Ökotrophologie vielleicht annimmt, sondern eine von Eigentum und Macht. Um bei den obigen Beispielen zu bleiben: Würden die Leute, die die Verfügungsgewalt über das als Futtermittel genutzte Getreide besitzen, es plötzlich den Hungernden schenken, bloß weil «wir» in den reichen Industrieländern auf Fleisch und Milch verzichten? Ich fürchte: nein. Freiwillig nicht.

Und würden die Menschen am anderen Ende der Welt weniger hungern, wenn sie auf «ihren» Feldern plötzlich etwas anderes als Sojabohnen für deutsche Schweine und Rinder anbauten? Wenn ja – warum tun sie es dann nicht einfach? Gibt es eventuell auch in ihren Ländern einerseits eine Klasse von Grundbesitzern, Kapitaleignern, Herrschenden, die auf den globalen Märkten mitspielen, und andererseits eine von hungernden Habenichtsen, die mit sich spielen lassen müssen, wenn sie nicht verhungern wollen?

Vor der Versuchung, den Veganismus als Allheilmittel für politische, ökologische oder gesundheitliche Probleme zu betrachten, bin jedoch auch ich nicht gefeit. Zu Beginn der Zugfahrt habe ich in meiner Tageszeitung gelesen, dass die Birken derzeit für einen besonders krassen Pollenflug sorgen. Das hat mich ein wenig verwundert, denn außer einer Handvoll kleiner Niesanfälle habe ich als bekennender Hasel- und Birkenpollenallergiker in diesem Frühjahr noch gar nichts von meinem Heuschnupfen gespürt. Ob meine Umstellung aufs Vegane da eine segensreiche Rolle gespielt hat? Ich bin gerade bereit, es mir einzureden, als mir rechtzeitig einfällt, dass die Blüte der berüchtigten Frühblüher Hasel und Birke schon Wochen vor Beginn meines Experiments einsetzte. Aber: hübscher Versuch, liebes Unbewusstes!

In Niedersachsen hängt der Himmel tief und schwarz, während der Zug eine Weile auf freiem Feld hält, um einen anderen ICE vorbeizulassen. Anschließend fließt der Regen in Sturzbächen die Abteilfenster herab, doch als wir Hildesheim erreichen, zeigt sich am

Horizont schon wieder ein schwefelgelber Streifen Sonnenlicht. Bei dieser Beleuchtung wirkt die Agrarlandschaft dies- und jenseits der Gleise ausgesprochen trostlos, und von ihr gibt es hier ausgesprochen viel: Über die Hälfte der 47 618 Quadratkilometer Gesamtfläche Niedersachsens wird landwirtschaftlich genutzt (beeindruckende 26 259 Quadratkilometer).

Die Eintönigkeit der graugrünen Monokulturen, die an uns vorüberziehen, während ich angeödet meine Bananen esse, wird nur durch den ein oder anderen Mastbetrieb in der Ferne aufgelockert. In denen hausen in diesem Bundesland übrigens mehr als 2,6 Millionen Rinder und fast 8,8 Millionen Schweine – bei einer menschlichen Einwohnerzahl von etwa 7,8 Millionen. Im Prinzip stellten die Tiere also die Mehrheit und könnten sich machtvoll gegen ihre Ausbeuter auflehnen. Oder von ihnen wenigstens klitzekleine Reformen erbetteln!

Die Niedersachsen hausen jedoch tendenziell lieber in trostlosen Städten wie Hannover, Braunschweig und Wolfsburg, die der Zug auf seiner Reise in die Bundeshauptstadt nach und nach abklappert. Ich blättere mich derweil durch meine Lesemanuskripte, um zu entscheiden, was ich abends im Haus der Kulturen der Welt vortrage. Bei diesem Veranstaltungsort handelt es sich um die frühere Kongresshalle; Touristen kennen sie besser unter dem Namen «schwangere Auster». Dort veranstaltet die *taz* heute den ganzen Tag etwas, das «taz.lab» oder auch «Gedöns-Kongress» heißt und zu dem ein paar tausend Teilnehmer erwartet werden. Auf Podien und in Workshops soll über Gedöns, also die unpolitischen Nebensächlichkeiten des Daseins, referiert und diskutiert werden – in den Worten der Veranstalter: «Das, was jeden und jede EinzelneN im Leben als Erstes berührt: das Private.»

Als Autor für die täglich erscheinende Satireseite der Zeitung, *Die Wahrheit*, bin ich an das Thema indes nicht gebunden. Zusammen mit acht weiteren Beitragenden, darunter den beiden *Wahr-*

heits-Redakteuren H. und M., werde ich einfach ein paar lustige Texte ins Publikum feuern – gegebenenfalls auch meinen hochpolitischen Klassiker «Warum ich niemals CDU wählen würde». Die Zuhörer werden gewiss viel zu betrunken sein, um Anstoß daran zu nehmen. Die Lesung steht nämlich unter dem Motto «Absacken mit der Wahrheit», da ein ortsansässiger Spirituosenhersteller laut Ankündigung die «angenehme Möglichkeit einer kleinen alkoholischen Verkostung» bietet.

Wahrheits-Redakteurin H. hatte mir am Telefon versprochen, dass ich vom Hauptbahnhof zu Fuß nicht länger als fünfzehn Minuten benötige, und sie hatte recht. Ich nehme den Weg an der Spree entlang, überquere sie an geeigneter Stelle und laufe am anderen Uferpfad noch ein paar Meter vorbei an Trauerweiden, Ausflugsdampfern und dem mir bis dahin nur aus dem Fernsehen bekannten Bundeskanzleramt. Gleich dahinter erhebt sich schon die verrückte, bogenförmige Dachkonstruktion der Kongresshalle. Da ich das Haus ahnungslos über die Uferterrasse des Restaurants Auster betrete, muss ich mich nirgendwo anmelden und sitze wenige Minuten später bereits auf der Dachterrasse an einem Biertisch, wo ich mit fünf der Mitlesenden herzlich anstoße.

Zu meinem großen Ärger muss ich allerdings hören, dass wir das Bier an diesem Abend selber bezahlen müssen, was für Autoren bei Lesungen absolut nicht üblich ist. Gesorgt ist nur für Mineralwasser und jede Menge Schnaps. Zwar könnte man sich an den drei Ausschankstellen vor dem Treppenhaus Gratisbier zapfen lassen, da die *taz* plant, eines der drei Biere nach einer Abstimmung als *taz*-Bier ins Sortiment zu nehmen. Aber die Schlangen dort sind dreißig Meter lang, und als vortragender Autor stellt man sich selbstverständlich nicht in einer dreißig Meter langen Schlange an, nur weil man grad mal ein Bier trinken will.

Nachdem Irland-Korrespondent R., der eine wöchentliche Kolumne auf der *Wahrheits*-Seite schreibt, ein paar seiner köstlichen,

Pub-erprobten Anekdoten zum Besten gegeben hat, überkommt mich Hunger. Aus veganer Sicht ist der Kongress jedoch ein Totalflop. An den Snackständen gibt es nichts Veganes oder nichts Veganes mehr, im Restaurant Auster lacht man mich beinahe aus, weil das ausgeschilderte vegane «Flaguette mit Hummus, Tomate und Rucola» schon seit dem Vormittag ausverkauft ist. Das hatte ich bei der alternativen *taz* wirklich nicht erwartet, sonst hätte ich mir doch zehn bis zwölf Bananen mehr mitgenommen! Als ich das Restaurant entsprechend geknickt verlasse, läuft mir *taz*-Comicstripzeichner T. über den Weg.

«Alles leergefressen dadrin?», fragt er anteilnehmend, da man mir wohl ansieht, wie erschüttert ich über das Platzen meiner Speisepläne bin. «Im Hof kommen jetzt die Würstchen auf den Grill! Soll ich dir eins mitbringen?»

Ich schüttele düster den Kopf. Ich mag ihm nicht die Wahrheit anvertrauen und tue so, als interessierten mich Würstchen einfach nicht.

Die Lesung ist dann ebenfalls viel weniger imposant, als ich mir vorgestellt hatte. Statt in einem gigantischen, vollbesetzten Kongresssaal lesen wir in einem kümmerlichen Zelt auf der Dachterrasse, vor einem unruhigen, ständig rein- und rauslaufenden Publikum, das zur besten Zeit vielleicht siebzig Leute umfasst. Und selbst diese scheinen ihre Aufmerksamkeit eher auf den Gin, den Sauerkirschlikör und den Quittengeist zu richten, die am Zelteingang freigebig ausgeschenkt werden. Ich selbst halte mich wegen meines leeren Magens sehr zurück.

Nach der Lesung bekommt jeder von uns Vortragenden eine *taz*-Stofftasche geschenkt, in der sich allerlei Präsente aus dem *taz*-Merchandising befinden, unter anderem ein Päckchen Espresso, eine Tüte mit Brownies sowie eine in Seidenpapier eingewickelte und mit dem Stempel «Prinzessinnengärten» versehene Lehmkugel – eine Samenbombe offenbar, mit der man Guerilla Gardening betreiben und überall in der Großstadt Blumen erblühen lassen kann.

Anschließend hellt sich meine Stimmung aber enorm auf. An den Probierbierständen ist nichts mehr los, da es zwar noch genug Bier, aber keine sauberen Trinkgefäße mehr gibt. Man müsste sich einen benutzten Becher in den Toiletten im Zwischengeschoss selber spülen. Erst will ich mich unglaublich aufregen – in meinem Kopf tauchen Satzfetzen wie «typisch abgewirtschaftete Alternativkultur» und «Dienstleistungsgedanke in Berlin wohl noch nicht angekommen» auf –, doch dann fällt mir zum Glück mein Wasserglas im Zelt wieder ein, das ich mir eilends hole. So habe ich beim Gespräch mit der sympathischen Redakteurin H. wenigstens die Gelegenheit, meinem Körper ein paar Kohlehydrate zuzuführen.

Dann verteilt H. die übriggebliebenen Schnapsflaschen. Gin und Sauerkirschlikör landen in meinem Rucksack, und wir brechen mit drei Taxis zu einer gut beleumundeten Bar in Tiergarten auf. Dass diese ausgerechnet «Victoria Bar» heißt, wundert mich schon gar nicht mehr. Und da meine grün gefärbte, vegane Muse in einem Blogeintrag Bier und Gin Tonic als Lieblingsgetränke erwähnt hat, weiß ich auch, womit ich ihr zum Andenken gleich jedem in der Bar zuprosten werde.

Stunden später setzt mich ein Taxi auf der Oranienburger Straße am Hotel ab. Vor Bier, Gin Tonic und Hunger bin ich mittlerweile fast ohnmächtig. Ein gütiges Schicksal (oder Victorias langer Arm) hat jedoch exakt auf die andere Straßenseite einen libanesischen Imbiss gepflanzt. Das lässt mein veganes Herz höherschlagen, denn neben Hummus in verschiedenen Darreichungsformen führen Libanesen immer auch Falafel, die beliebten frittierten Kichererbsenbällchen. Ich nehme eine Portion im Fladenbrot mit Salat, Zwiebeln, glatter Petersilie und Sesamsauce, was den Imbissmann total begeistert.

«Genau richtig», ruft er mir über den Tresen zu. «Zu Falafel gehört Sesamsauce!»

«Yeah!», sage ich matt und meine damit: «Hunger! Beeilung bitte!»

Ich setze mich vor die Tür und schlinge die köstliche Mahlzeit in mich hinein. Die knusprigen Bällchen mit ihrer körnigen Konsistenz und den orientalischen Kräuternoten von Koriander und Kreuzkümmel sind ein tadelloser Fleischersatz, die cremige Sesamsauce mit ihren unterschwelligen Bittertönen braucht keine Milchbestandteile, um ihr vollmundiges Aroma zu entfalten. Während ich das immer noch recht bunte Straßentreiben von Berlin Mitte in Augenschein nehme, spüre ich, wie sich meine Nährstofftanks wieder füllen und sich müde, satte Zufriedenheit in mir breitmacht. Notiz für mich selbst: Ich muss unbedingt auch in Frankfurt eine gute Falafelbude finden!

Im Hotel erwartet mich indessen eine unschöne Überraschung. Die junge Frau an der Nachtrezeption findet auch nach mehrmaligem Durchforsten ihres Rechners keine Reservierung für mich, und die normalen Zimmer sind heute Nacht bereits alle belegt. In der höheren Preisklasse wäre wohl noch etwas frei, aber dafür will sie Bares sehen oder eine Kostenübernahmegarantie, schriftlich oder per Mail. Ich glaube, ich raste gleich aus! Nachdem die Mobilbox von Redakteurin H. vollgezetert ist, setze ich mich in einen Sessel im Foyer und brüte vor mich hin. Nach langen Minuten reißt mich das Brummen meines Smartphones aus dem Dämmer. H., die mit mir zu den Letzten der Runde in der Victoria Bar gehörte, ist gerade in Friedrichshain vom Fahrrad gestiegen und auf meine hysterischen Vorhaltungen hin gerne bereit, mit der Rezeptionistin zu verhandeln.

Nach fünf Minuten ist der Weg ins Bett freigeräumt, man bringt mich hoch in den sechsten Stock – und hey! Ich habe die weitläufige Business-Suite! Mit Konferenztisch, abgetrenntem Schlafzimmer und großzügigem Balkon! Dass wir uns in Berlin Mitte befinden, merke ich nicht nur daran, dass auf den Gardinen Bert Brecht, Günter Grass und Frida Kahlo abgebildet sind, sondern auch an den Hipster-Getränken in der Minibar: eine Flasche Club-Mate *und* eine Flasche Almdudler. Vor lauter Aufregung bin ich mit einem Schlag wieder wach, wandele noch eine Stunde von Nord nach Süd und von West nach Ost durch meine Gemächer, bevor ich mich mit den letzten zwei Bieren aus der Minibar mühsam in den Schlaf zwinge.

Am nächsten Vormittag hat *Wahrheits*-Redakteur M. alle Mitlesenden zum Frühstück geladen. Ich checke aus, besteige verschiedene Busse und bin nach einer Dreiviertelstunde in der Friedenauer Altbauwohnung, wo M. mit seiner Gattin eine pompöse Frühstückstafel in großbürgerlichem Ambiente aufgebaut hat. Angesichts der hundert verschiedenen Käse-, Schinken- und Wurstsorten, der Berge von gekochten Eiern, Teilchen und Kuchenstücken werde ich zumindest fast so schwach, zu einem Croissant zu greifen. Vielleicht ist es ja kein Buttercroissant!

Dann gewinnt aber mein Über-Ich wieder die Oberhand, und ich begnüge mich mit zwei Mehrkornbrötchen mit Grafschafter Goldsaft sowie ein paar Weintrauben. Später, als es mit Crémant d'Alsace und Kir Royal heiter weitergeht, lege ich schnell noch einige Radieschen, Tomaten- und Gurkenstücke nach. Mein zurückhaltendes, frugales Essverhalten bleibt auch diesmal wieder unregistriert, was aber kein Wunder ist, denn mit Irland-Korrespondent R. hat soeben jemand Platz am Tisch genommen, der das Augenmerk der Runde für die nächste Stunde komplett auf sich zu ziehen vermag.

R., ein kleiner kugelförmiger Mann mit nicht mehr allzu vielen Haaren auf dem Kopf, hatte sich bei der Lesung abends zuvor gehörig viele von den edlen Schnäpsen eingepfiffen, vorher aber auch schon dem *taz*-Testbier ordentlich zugesprochen und hinterher in der Victoria Bar noch munter zwischen Long Drinks und Bier hin und her gewechselt. Dementsprechend bleich und zerrüttet nippt er nun am Kaffee und nagt an seinen Brötchen, schnauft, ächzt und reibt sich immer wieder verzweifelt Stirn und Schläfen.

Irgendwann hält R. im Kauen inne und verzieht sein Gesicht.

«Sagt mal», fragt er mit Abscheu in der Stimme, «fandet ihr diese Praline auch alle so widerlich?»

«Welche Praline?», fragt *taz*-Comiczeichner T. verwundert zurück.

«Na, die Praline aus diesem Präsent-Stoffbeutel. Die so in Papier eingewickelt war», schnappt R., regelrecht mürrisch ob unserer Begriffsstutzigkeit.

Es scheint, als ob wir eine Ewigkeit fassungslos dasitzen, ehe die Autorin und frühere Filmregisseurin P. zögernd nachhakt: «Du hast … doch nicht wirklich …»

«… nicht wirklich die Samenbombe gegessen?!», ergänzt T. mit Nachdruck und beginnt hemmungslos zu lachen, als er R.s irritierter, vollkommen verständnisloser Miene ansichtig wird.

Während R.s Kopf wie der eines bedrängten Vogels hin und her zuckt, bepissen wir uns alle minutenlang vor Lachen, wobei immer einer eine Pause machen muss, um R. zu erklären, was es mit der Seed-Bomb auf sich hat.

«Das sind so Blumensamen, in Guano eingebacken», kichert P.

«Damit macht man eigentlich graue Städte bunt», japst Autorin S. mit tränennassen Augen.

«Verdammt, ich hab mich schon gewundert und gedacht, die Pralinenfirma macht bestimmt Pleite, bei so einem schlechten Geschmack ihrer Produkte», zeigt sich R. sichtlich verstimmt. «Wi-der-lich! Furztrocken war das!»

«Aber da stand doch sogar ‹Prinzessinnengärten› drauf!», schüttele ich mich.

«Könnte auch der Name einer Pralinenmanufaktur sein», schimpft R. «Das Seidenpapier passte dazu. Und da lag ja auch keine Erklärung bei!»

«Also beißt du einfach mal rein», nickt T. wissend und lächelt.

«Ehrlich gesagt hab ich die ganz in den Mund gesteckt ...», sagt R. und kratzt sich am Kopf.

Alle auf einmal: «WARUM?»

«Ich dachte, die wäre vielleicht mit Brandy gefüllt. Ich wollte im Bett keine Sauerei machen», fleht R. um Verständnis. «Ich hatte den ganzen Tag kaum was zu essen gekriegt. Ich hatte Hunger!»

Im Weiteren vernehmen wir, dass R. den Rest der Kugel, den er noch nicht heruntergeschluckt hatte, ins Klo spuckte und sich danach stundenlang die Zähne putzte und den Mund spülte, um den ekelerregenden Geschmack loszuwerden, zuletzt sogar mit einem weiteren Bier. Außerdem erfahren wir, dass R. nicht weiß, was Guano ist. Nach meiner Erklärung, es sei ebendiese Pinguinscheiße, die eine besonders gute Düngekraft hat, wird er so grün um die Nase, als müsse er gleich losspeien.

Vermutlich ist es nur dieser momentanen Schwäche zuzuschreiben, dass uns R. in der erschöpften Ruhe nach dem gewaltigen Samenbombardement um Stillschweigen über die Geschichte bittet. Im Nu donnert das Lachgewitter wieder los.

«Wer wären wir, dass wir die größte Idiotie des laufenden Jahres einfach so weitererzählten!», krähe ich. «Just in diesem Kreis hat doch niemand Interesse an einer guten Anekdote. Wir werden schweigen wie ein weit offenes Grab!»

Danach muss R. sich noch ewig Späße der Art anhören, dass ihm jetzt wohl «blümerant» zumute sei, aber gewiss bald «Gras über die Sache wachsen» werde; wie interessant es sei, wenn jemand seines Alters noch mal «grün hinter den Ohren» werde; dass er hier in Berlin ja «regelrecht aufblühe» und so weiter, und so fort.

Den Vogel schießt schließlich die Autorin und Literaturwissenschaftlerin S. ab, als sie R. ihr neues Buch mit den Worten signiert: «Für den Samenschlucker.»

Nachdem ich nun weiß, wie Menschen angesehen werden, die tatsächlich (baldige) Blumen fressen, wie es der alte Spott Fleischverweigerern nachsagt, fahre ich mit dem Bus nach Kreuzberg. Dort wohnt meine alte Kumpeline K., mit der ich schon seit Oberstufenzeiten befreundet bin. In Vorbereitung auf meinen kurzfristig anberaumten und terminlich nach hinten noch völlig offenen Besuch habe ich sie am Telefon natürlich vorgewarnt, dass ich inzwischen vegan lebe.

«Ja, pfff», als sie das sagte, habe ich regelrecht gehört, wie sie gleichzeitig mit den Schultern zuckt und die Augen verdreht. «Dann muss ich dir irgendwie so vegane Pasten besorgen, ne?»

«Das sehen wir dann, mach dir keine Umstände», habe ich sie beschwichtigt. «Wichtig wäre eigentlich nur, dass du Sojamilch im Haus hast, und zwar nicht die von Alpro, sondern die von Provamel.»

Die Wohnung, in der K. mit ihrem Sohn lebt, liegt in dem leicht heruntergekommenen Kiez zwischen Görlitzer Park und Paul-Lincke-Ufer. Allerlei Baugerüste und Fassadensanierungen künden davon, dass die Gentrifizierung hier gerade kraftvoll anrollt. Davon erzählt K. auch gleich nach unserer Begrüßung, die äußerst herzlich ausfällt, da wir uns bestimmt anderthalb Jahre nicht mehr gesehen haben.

«Hast du's im Treppenhaus gerochen?», fragt sie, während sie mich in die Küche der großen Altbauwohnung führt. «Im zweiten Stock hat es vor zwei Wochen gebrannt, aber dem neuen Hausbesitzer ist das scheißegal. Der hat noch nicht mal den Ruß vom Türrahmen wegmachen lassen. Der will uns Altmieter einfach nur loswerden.»

K. macht einen Kaffee und zeigt mir stolz eine Literpackung Provamel und jede Menge vegane Pasten und Fertiggerichte, die sie für mich eingekauft hat.

«Für mich wär das aber nichts mit dem Veganismus», fügt sie entschieden hinzu. «Ich war ja vierzehn Jahre Vegetarierin, ich habe in diesem Leben genug gedarbt.»

«Du bist entschuldigt», lächele ich verständnisvoll. «Von dem Moralguthaben kannst du noch lange zehren.»

«Trotzdem will ich das morgen früh alles mal probieren», zwinkert sie. «Und heute Abend, habe ich mir überlegt, gehen wir in einen veganen Burgerladen.»

Ich verstaue mein Gepäck im Zimmer des Sohnes, der in den nächsten Tagen ohnehin bei seinem Vater untergebracht ist, ehe wir uns für den Rest des Nachmittags über die markantesten Erlebnisse der letzten anderthalb Jahre austauschen. Gegen halb neun kriegen wir Hunger und machen uns auf die Socken. Der Burgerladen liegt gleich um die Ecke, neben den punkrockig angehauchten Gaststätten Wiener Blut und Wild at Heart, die ich von früheren Berlinbesuchen in bester Erinnerung habe.

Laut eigener Werbung besuchen wir hier sogar «Deutschlands erstes BIO FAST FOOD Restaurant», das allerdings auf seiner hauptsächlich veganen Karte optional auch Kuhmilch zum Kaffee und Kuhkäse sowie Halloumi zum Burger anbietet. Vielleicht ein Fehler, denn dafür, dass es Abendbrotzeit an einem Sonntag ist, herrscht an den zehn bis zwölf Holztischen im safrangelb gehaltenen Gastraum erstaunliche Leere. Nur an einem von ihnen sitzt ein Pärchen über seinen Menüs. Die beiden Angestellten hinter der Theke – ein großer dunkelhäutiger und ein kleiner weißer mit Brille – langweilen sich sichtlich. An der Decke prangt auf weißem Grund eine große gelbe Sonne mit züngelnden Strahlen, deren Mitte ein Lampenring bildet.

Wir studieren eine Weile die Speisetafel, die über dem offenen

Küchenbereich hängt. Die Auswahl ist riesig, neben knapp zwanzig Burger-Varianten gibt es auch Soja-Gyros, Seitan-Currywurst und Soja-Reisdrink-Shakes.

«Was ist denn der Unterschied zwischen den Burgern», will ich wissen, da es außer dem «veganen Gemüse-Bratling» und dem «veganen Bratling wie Huhn, paniert» offenbar noch zwei verschiedene Grundsorten gibt.

«Warum heißt der eine ‹Lappland›?», präzisiert K.

Der große Mann nimmt mit den Fingern etwas braunes Handflächengroßes aus einem Plastikbehältnis, schüttelt es und sagt in der mauligen Art des typischen Berliners: «Warum heißt der wohl ‹Lappland›?»

Wir lachen. Das Teil sieht nicht nur aus wie einer dieser flachen Spülschwämme, sondern verhält sich auch so.

«Welcher schmeckt denn am ähnlichsten wie Fleisch?», frage ich.

«Der ‹Lappland› ist eher locker und fluffig, der Soja-Burger viel kompakter», schaltet sich der Kleine ein.

«Okay, dann nehme ich den aus Soja. Als Cheeseburger-Menü mit Pommes und Ketchup», sage ich. «Natürlich mit der veganen Käse-Alternative.»

«Sowieso», schüttelt der Große fast beleidigt den Kopf.

«Ich auch», sagt K.

«Nee», schüttele jetzt ich den Kopf. «Lass uns lieber zwei unterschiedliche Sachen probieren.»

«Auch gut», nickt K. «Für mich dann den Chicken-Cheeseburger mit Pommes und veganer Mayonnaise.»

Während die Fritteuse sprudelnd ihren Dienst aufnimmt, holen wir uns aus dem Kühlschrank zwei Halbliterflaschen Neumarkter Lammsbräu, nehmen Platz und stoßen an.

«Lustig», sage ich. «Im Frittenfett-Kontext erscheint mir dieses feine Oberpfälzer Öko-Bier irgendwie unpassend.»

«Ach», winkt K. verächtlich ab. «Das gibt es hier inzwischen in jedem angesagten Laden, es ist die reine Pest.»

«Magst du nicht so?»

K. nimmt einen großen Schluck und kräuselt vielsagend die Lippen.

Als der Große knapp «Hey, euer Essen!» ruft, können wir uns die Edelstahl-Servierplatten mit den Menüs vom Tresen abholen. Die Pommesportionen sind unmäßig groß, dafür sind die Burger in ihren Papiertütchen kleiner, als ich gedacht hatte. Die appetitlich aussehenden Sesambrötchen wurden jedoch bis zum Rand mit Zwiebeln, Tomaten, Essiggurkenscheiben und Lollo-Rosso-Salat vollgestopft, sodass Senf, Ketchup und geschmolzene Käse-Alternative zu allen Seiten herausquellen.

«Du musst jetzt stark sein», proste ich K. zu.

«Ich tu das wirklich nur für dich», sagt K. und wirft mir eine Kusshand zu.

Einen Bissen später sehe ich nacktes Entsetzen in ihren Augen aufflackern.

«*Das* ist ja schlecht», keucht sie. «Lass mal deinen probieren.»

Sie nimmt einen Happen von meinem Soja-Burger, kaut und fängt an zu röcheln: «Noch vieeel schlechter!»

Es ist mir fast peinlich, ihr zu gestehen, dass ich meinen Burger ganz lecker finde, also jedenfalls das, was ich unter dem üppig aufgetragenen Senf herausschmecke. Selbst der vegane Käse erscheint mir gar nicht so widerlich wie befürchtet, sondern fast neutral. K. versucht derweil die etwas matschig geratenen Pommes mit der veganen Mayo.

«Ja, ganz okay», sagt sie mürrisch, ändert aber eine Minute später ihre Meinung: «*Auch* furchtbar, die Mayo. Total salzfrei. Schmeckt wie mit Pflanzenfett angedickte Mehlschwitze. Nee, schmieriger, wie mit Pflanzencreme angedickt!»

«Ja, tut mir leid», murmele ich bestürzt und überlege, was mir an meinem Sojaburger so seltsam vorkommt. Aber erst mal muss ich K. auf andere Gedanken bringen.

«Sag mal, wann und warum bist du damals eigentlich Vegetarierin geworden?»

«Aufgehört, Fleisch zu essen, hab ich mit siebzehn. Weil ich bei einem Schnitzel oder Kotelett das Schwein so eklig rausgeschmeckt habe.»

«Und warum hast du wieder angefangen?»

«Das war in der Schwangerschaft, als ich einunddreißig war. Da hab ich einen unvorstellbaren Jieper auf Leberwurst bekommen. Und dann hab ich mir Schnittlauchleberwurst gekauft und Paprika-Lyoner, und danach kriegte ich plötzlich totale Lust auf Markklößchen und Blutwurstmaultaschen, und so hab ich langsam wieder angefangen», sagt K. und schiebt die Platte mit dem halbverzehrten Hühnerimitatburger angewidert von sich weg.

Nachdem wir eine Weile die einzigen Gäste im Burgerladen waren, sitzt nun an einem Fenstertisch ein junger Mann. Wir müssen ein bisschen lachen, als die Fertigstellung seines Hamburgers plötzlich laut per Mikrophon ausgerufen wird. Mir ist in der Zwischenzeit eingefallen, was mir an meinem Sojaburger, dessen letzter Bissen gerade in meinem Schlund verschwunden ist, so merkwürdig vorkommt.

«Dieser Bratling schmeckt exakt so wie der Naturgut-Burger aus dem Penny», teile ich K. mit. «Genau die gleiche Würzung, genau die gleiche Materialbeschaffenheit.»

«Echt? Dann lass uns doch gleich mal fragen, ob die die selber machen ...», grinst sie.

Ich gehe zum Tresen und winke den Kleinen heran: «Hör mal, sind eure Burger selbst gemacht?»

«Der Lappland-Burger ist selbst gemacht, der Chicken-Burger auch, der Soja-Burger ist zugekauft», erklärt der Angestellte achselzuckend.

Als ich K. die Botschaft überbringe, schüttelt sie verächtlich den Kopf. Ich aber präsentiere ihr meine Theorie: «Diese Soja-Burger werden gewiss in irgendeiner Riesenfabrik in Holland oder Belgien für ganz Europa zentral hergestellt. Von einem Nahrungsmittelmulti, der das Geheimrezept dafür besitzt und wegen der großen Stückzahlen konkurrenzlos billig sein kann. Und der drängt alle hausgemachten Veganburger vom Markt und hat dann das Monopol.»

«Klingt mir alles ganz nach einer neuen, besseren Welt», sagt K. sarkastisch. «Komm, lass uns rüber ins Wiener Blut gehen und den schlechten Geschmack mit ein bisschen Bier wegspülen.»

Und das tun wir dann auch.

Berlin ist ein Schlaraffenland für Veganer. Dank der überaus zuvorkommenden Gastgeberin verfüge ich bereits beim Frühstück über ein reichhaltigeres Arsenal an Pasten und Brotaufstrichen als je zuvor. K. hat sie bei der Bio Company und bei dm, Rossmann und Aldi gekauft, wo es jetzt offenbar auch Veggie-Produktlinien gibt. Während ich die verschiedenen Produkte auf frisches Vollkornbrot streiche und in aller Ruhe mit Tomatenscheiben und Kresse belege, probiert sich K. in Windeseile durch den Teil des Sortiments, den wir uns für heute vorgenommen haben. Sie muss nämlich zur Arbeit und ist bereits jetzt viel zu spät dran.

Das hindert sie aber nicht daran, ihre dezidierten Geschmacksurteile ausführlich zu begründen. Den stützstrumpffarbenen Alnatura-Brotaufstrich «wie feine Leberwurst» findet K. «mumpfig», «hefesauer» und insgesamt eine derartig «ekelhafte Unverschämtheit», dass sie der Herstellerfirma gleich einen Beschwerdebrief schreiben möchte. Der «Kania Brotaufstrich Paprika Cashew» wird von ihr dagegen als «deftig, kernig, großartig» gelobt. Die «Zwergenwiese Brotzeit mit Zwiebeln und Gewürzen», die im Glas mit bajuwarisch blau-weißem Rautenmuster daherkommt und wohl eine Mixtur aus Kümmelschmalz und Obatzda nachahmen möchte, erhält das Gütesiegel «ja, im Grunde okay», und Kanias fruchtig-süßer «Brotaufstrich Curry-Tropic» ein entschiedenes «Okay – aber vielleicht nicht für Erwachsene».

Nachdem K. zu ihrer Arbeitsstätte, einer Kanzlei in der Nähe des Kurfürstendamms, entschwunden ist, will ich eigentlich ein bisschen im Internet herumsurfen, um meine Mails zu checken und mir einen Erkundungspfad durch die vegane Szene Berlins zusammenzustellen. Leider stimmt etwas mit K.s WLAN nicht, sowohl das Notebook als auch das Smartphone bleiben immer mitten im Verbindungsaufbau stecken. Nach einer Stunde gebe ich entnervt auf und beschließe, einfach rauszugehen, hinaus ins Häusermeer, über das sich ein bedeckter Himmel spannt. An der Wiener Straße steige ich in einen Bus, wo ich ein Tagesticket erstehe, und lasse mich durch die Hauptstadt gondeln, wie ich es an den folgenden Werktagen immer wieder tun werde.

Gleich zu Beginn erspähe ich auf der rechten Straßenseite den sudanesischem Imbiss Khar Toum, der auf seinem Schaufenster fett mit dem Schriftzug «Vegan Gerichte» wirbt. Unterwegs komme ich ständig an Cafés vorbei, die mit ihrer Soja- oder Mandelmilch locken, veganes Eis und veganen Kuchen anpreisen oder wärmstens «Heute: Vegan Brunch 10.30–15.00» empfehlen. Angeblich gibt es in Berlin über dreihundert Restaurants, Imbisse und Eiscafés, die ausschließlich tierfreie Kost servieren, weshalb die *Süddeutsche* auch von der «Vegan-Hauptstadt Europas» spricht. «Das mag zum einen an der alternativen Szene liegen, die traditionell stark ausgeprägt ist und sich schon lange mit ethischen Fragen beschäftigt, auch bei der Ernährung. Dazu kommt die Hipster-Kultur, die generell von Trends lebt und in der Hauptstadt zu Hause ist. Zum dritten boomt gerade in Berlin die Yoga-Szene – und Yoga und vegane Ernährung sind fast schon wie Yin und Yang.»

Vom Yoga-Boom kriege ich während meines Aufenthalts leider

nichts mit, aber ich habe in den nächsten Tagen jedenfalls keine Schwierigkeiten, mich zu ernähren. Aus dem ziemlich hipstermäßigen Eissalon Tanne B am Lausitzer Platz nehme ich ein gar nicht mal so schlechtes veganes Stracciatella-Eis mit, nachdem ich von dem jungen Vollbartträger hinter den Eisbottichen eigens gefragt wurde: «Soll es denn auch ein veganes Hörnchen sein?» Beim Verzehr draußen in der Sonne nach einem Regenguss zermartere ich mir das Hirn darüber, was das wohl für Menschen sein mögen, die ein veganes Stracciatella-Eis in einer nichtveganen Waffel bestellen. Aber gut, distinktionsgeile Hipster bringen so was natürlich!

Als höchst erfreulich stellt sich auch der Besuch bei Khar Toum heraus, wo ich eine ausgezeichnete Tamiya esse, die sudanesische Falafel-Variante, die in einer angenehm fluffigen Teigtasche angerichtet wird. Die Kichererbsenbällchen schmecken etwas zitroniger und nicht so aufdringlich orientalisch wie ihre libanesischen Pendants, die dicke Erdnusssauce ist süß, pikant und äußerst facettenreich. Lediglich der Gemüsebeilage (Tomatenschnitze, Eisbergsalat) fehlt jede Besonderheit.

Im großen LPG-Biomarkt an der Reichenberger Straße staune ich dann nicht nur über das umfangreiche vegane Angebot, sondern auch über die Tatsache, dass die Sojamilch von Provamel dort nur 1,49 kostet. Diese Schlawiner bei Veganz in Bornheim knöpfen einem dafür glatte vierzig Cent mehr ab! Andererseits: Wir in Frankfurt haben das Geld ja auch. Und Arbeit! Und funktionierende S-Bahnen! Und einen richtigen Flughafen! Da hört man von Berlin ganz anderes.

Wirklich schmunzeln muss ich schließlich, als ich mit K. eines Abends auf die Schnelle etwas koche, weil wir noch ausgehen wollen. In die Tomatensauce einer Packung Mirácoli geben wir die pflanzlichen «Toskana-Bällchen» der Aldi-Marke Gut Bio. K. beschwert sich schon beim Öffnen des Schälchens, dass die Fleischersatzbällchen viel größer sind als die auf der Plastikfolie abgebildeten. Nämlich «klopsig groß, und dann auch nur fünf Stück!», wie sie empört ausruft. Nach dem ersten Bissen zieht K. eine Schnute und knurrt: «Total pappig, ist ja ekelhaft.» Ihre Portion wandert umgehend in den Mülleimer.

Ich dagegen schließe die Augen, kaue konzentriert auf dem veganen Hackbällchen herum und erschmecke etwas sehr Vertrautes: das gute, alte Geheimrezept, das im Tresor einer Riesenfabrik irgendwo in Belgien oder Holland aufbewahrt wird.

An einem der Tage habe ich einen Geschäftstermin in der Nähe des Mehringdamms in Kreuzberg. Mit dem Verlagslektor W. will ich über verschiedene Buchideen sprechen, die ich in den vergangenen Jahren entwickelt und dann aber lieber in der Schreibtischschublade liegen gelassen habe. Mein neues Selbstbewusstsein als Veganer hat mich kürzlich erwägen lassen, eine davon eventuell mal in Angriff zu nehmen.

Unterwegs passiere ich ein leerstehendes Ladenlokal, in dessen Schaufenster ein Plakat der Albert-Schweitzer-Stiftung hängt, einer Organisation, die sich laut ihrer Homepage für «die Abschaffung der Massentierhaltung und eine weite Verbreitung der veganen Lebensweise» einsetzt. Darauf abgebildet sind ein Hundewelpe und ein Ferkel, der Slogan lautet: «Wen streicheln? Wen essen?» Gute Frage! Die man in China freilich gar nicht verstünde.

Das Arbeitsgespräch im Verlagsbüro verläuft recht zufriedenstellend. Der Lektor, ein sympathischer, hochgewachsener Mittfünfziger, den es gerade erst von München nach Berlin verschlagen hat, findet einiges von meinem Material gut, anderes nicht so. Nach einer Stunde beschließen wir, dass ich ihm eine der Ideen demnächst mal als Exposé ausarbeite. Anschließend möchte er mich zum Essen einladen und fällt aus allen Wolken, als ich ihn vorsichtig darauf hinweise, dass ich Veganer bin.

«Veganer», schnaubt er. «Das sind doch diese Leute, die einen ständig so beseelt missionarisch anlächeln!»

Ich lächele ihn beseelt missionarisch an. Er lächelt dankbar zurück. Während wir über die von kopfsalatgrünen Bäumen gesäumte Bergmannstraße schlendern und Ausschau nach einer passenden Restauration halten, grollt Herr W. schon wieder, dass ihn am Veganismus vor allem die Tierproduktimitate fuchsten. Das sei doch wohl der Gipfel der Heuchelei, demonstrativ auf Fleisch zu verzichten und dann den Fleischsurrogaten hinterherzuhecheln! Überdies habe er einmal mittags mit jungen Kolleginnen höflich ein Sojawürstchen mitgegessen, das so weich und wabbelig gewesen sei, dass es ihn jetzt noch grause. Trotzdem werde er gleich ebenfalls etwas Veganes bestellen – aus Solidarität.

Vor einem türkischen Bistro, das seine Tische schon rausgestellt hat, finden wir auf der Speisekarte zwei als vegan gekennzeichnete Gerichte und lassen uns in der frischen Luft nieder. Herr W. wählt die hübsch benannte, traditionelle Auberginenspeise «Der Imam fällt in Ohnmacht», ich entscheide mich für die kleinen Krautwickel mit Kartoffeln und Salat. Als die Mahlzeit aufgetischt wird, fehlt dem Lektor natürlich das Fleisch darin, und er findet sie ein wenig blass im Geschmack. Letzteren Eindruck teile ich und bitte ihn, sich zu dem nichtssagenden Essen jetzt einfach noch einen würzigen Sojaklops oder ein paar scharf angebratene Seitan-Salamiwürfel vorzustellen.

«Mit ein bisschen Fleischersatz wäre es wirklich viel leckerer», gebe ich zu bedenken.

«Nein, so etwas lehne ich ab», bekundet Herr W., der als gebürtiger Bayer selbstverständlich einen katholischen Hintergrund besitzt. «Wenn man schon lustfeindlich isst, sollte man auch wirklich keinen Genuss haben.»

Als Betroffener sehe ich dies naturgemäß etwas anders: «Das ist doch kein Selbstzweck, Monsignore! Als protestantisch geprägter

Mensch bin ich froh, endlich etwas gefunden zu haben, auf das ich zugunsten eines höheren Ziels verzichten kann. Wenn mir Ersatzprodukte helfen, der Versuchung zu widerstehen – umso schöner!»

«Aber wenn Ihre hundert Tage vorbei sind, feiern Sie das doch bestimmt mit einem großen Fastenbrechen», lacht der Lektor.

«Aber nein», entgeistere ich mich. «Dann entscheide ich nach sorgfältiger Gewissensprüfung, ob ich weitermache. Und ich sage Ihnen ehrlich: Im Moment sieht alles danach aus!»

Herr W. schaut mich prüfend an. Er überlegt wahrscheinlich, ob ich ihn zum Besten halte.

«Typisch», schnaube ich. «Ihr Katholiken freut euch die gesamte Fastenzeit über schon darauf, euer sündiges Treiben hemmungslos fortzuführen. Wir Protestanten im Geiste hingegen würden für einen guten Zweck am liebsten das ganze Jahr über fasten! Genau das ist für mich Veganismus.»

Über einem dampfenden Espresso lächeln wir uns noch eine Weile beseelt missionarisch an, ehe uns der laue Frühlingsabend auseinandertreibt und verschluckt.

Am nächsten Tag ist bereits mit Macht der Sommer ausgebrochen. Die Kreuzberger Hinterhöfe, in die ich aus dem Küchenfenster im fünften Stock blicke, schimmern im Sonnenlicht wie frisch vergoldet. Da das WLAN nach dem Frühstück zeitweise funktioniert, gelingt es mir, per Mail eine Verabredung mit E. zu treffen, die mich zur Mittagszeit in den Stadtteil Mitte bittet. E. ist freie Künstlerin. Ich kenne sie aus meiner Studienzeit in Münster, wo wir gemeinsam im Kino gejobbt haben.

Mit der U8 fahre ich via Kottbusser Tor und Alexanderplatz bis zum Rosenthaler Platz, laufe ein Stück die Straße hoch, die später zur Kastanienallee wird, und biege in den Volkspark am Weinberg ein. In einem denkmalgeschützten Pavillon auf der Anhöhe ist das Schweizer Restaurant Nola's untergebracht. Dort, an einer der langen Bänke auf der Panoramaterrasse, sitzt E. schon und lässt sich die Sonne ins Gesicht scheinen. Unsere letzte Begegnung ist sicher acht Jahre her, weshalb die Wiedersehensfreude groß ausfällt und mich trotz der frühen Tageszeit dazu inspiriert, ein Gläschen Sekt anzubieten. Zwar erschrickt E. über meinen Vorstoß, da sie, wie ich später lerne, ein Mensch mit strengem Arbeitsethos ist und eigentlich noch in ihr Atelier möchte. Als unser Gespräch, in dem wir die turbulenten Geschehnisse von fast einer Dekade Revue passieren lassen, jedoch an Fahrt aufnimmt, beschließt sie, die Arbeit für heute ausnahmsweise Arbeit sein zu lassen. Bald klingeln die Gläser hell aneinander, und in Verbindung mit dem strahlenden Wetter und dem erstklassigen Ort lässt dies ein Urlaubsgefühl in mir aufsteigen, wie ich es lange nicht mehr verspürt habe.

Unser Platz auf der Terrasse gewährt eine hervorragende Aussicht über den Teich und die Wiesen des Weinbergparks, auf denen sich längst Hunderte der müßiggängerischen Mitte-Bewohner lümmeln und tummeln. Stunde um Stunde lassen wir die Sonne auf unsere Leiber brennen, schauen den vorbeiwehenden rosafarbenen Blüten der japanischen Kirsche in unserem Rücken hinterher und ordern regelmäßig kalte Getränke nach. E., eine aufmerksame und weltzugewandte Person, findet meinen Veganismus superinteressant und will alles darüber wissen. Während sie den Verzicht auf Fleisch durchaus sinnvoll findet, wenn auch für sich selber vielleicht noch nicht so dringlich, hält sie das Milchverzichtsgebot aber für «Quatsch, oder?».

Als ich ihr von der Praxis der Milchbauern berichte, den Hochleistungskühen die Kälber unmittelbar nach der Geburt wegzunehmen, damit kein überflüssiges Geschrei durch die Ställe tönt, ist sie allerdings tief erschüttert. So erschüttert, dass es mir richtiggehend peinlich ist, das Thema überhaupt auf den Tisch gebracht zu haben. Schnell schlage ich vor, dass wir uns im Kiez etwas zu essen suchen, und kurz darauf sitzen wir bei einem Vietnamesen und lassen uns Sommerrollen und scharfes Gemüse mit Tofu schmecken. Auf einer Nachrichtenseite im Netz habe ich gelesen, dass sich am morgigen Tag der Sieg Nordvietnams über die USA zum vierzigsten Mal jährt, und bringe darauf einen Toast aus. Danach toben wir noch durch einige Hipsterkneipen rund um den Zionskirchplatz und verabreden ein Wiedersehen am Vorabend des Ersten Mai.

Daheim in der Kreuzberger Wohnung ist K. gerade dabei, ins Bett zu gehen. Ich schaue im Wohnzimmer noch ein wenig fern und werde sofort von ihren Katzen Merlin und Diego umlagert. Das ist mir wegen meiner Katzenhaarallergie ein wenig unangenehm, obwohl ich durch die tägliche Einnahme eines Antihistaminikums im Prinzip nichts zu befürchten habe. Ich versuche mir deshalb vorzustellen, dass die beiden Mitgeschöpfe meine guten Kameraden sind und nicht die körperabwehrauslösenden Biester, als die ich die kleinen Raubtiere üblicherweise betrachte.

Mit Katzen nimmt man paradoxerweise am besten Kontakt auf, indem man so tut, als würde man sie nicht beachten, ja, indem man ihnen sogar regelrecht aus dem Weg zu gehen versucht – das weiß ich als Allergiker aus leidvoller Erfahrung. Auch hier funktioniert es wieder einwandfrei: Je intensiver und abweisender ich in den Bildschirm hineinstarre, desto stärker schmeißen sich der schwarz-weiß gefleckte Diego und der grau-schwarz getigerte Merlin an mich ran, knabbern an meinen Zehen, lassen ihre Schweife über meine Beine gleiten und schlafen schließlich zärtlich an mich geschmiegt ein.

Woher kommt die Anhänglichkeit dieser Tiere an uns Menschen?, frage ich mich. Wenn es nicht doch tiefempfundene Liebe ist, war es auf jeden Fall eine clevere Strategie, sich frühzeitig an den großen Evolutionsgewinnler *Homo sapiens* dranzuhängen und in unserem Kielwasser ein sorgloses Leben zu führen. Was Yuval Noah Harari in seiner «Kurzen Geschichte der Menschheit» über

Hunde schreibt, gilt wohl auch für Katzen: «Zwischen Hund und Mensch entstand ein Band des Verständnisses und der Zuneigung, das auf Gegenseitigkeit beruhte.»

Während sich die Hunde seit etwa dreißigtausend Jahren als Helfer bei der Jagd und im Kampf sowie als Warner vor menschlichen und tierischen Eindringlingen unentbehrlich machten, konnten die Katzen, so meine Vermutung, vor ungefähr neuntausend Jahren nur noch die Nische des kapriziösen Nichtstuers besetzen, der uns als Mitbewohner durch hochnäsigen Stolz und unverhoffte Kuschelattacken trotzdem irgendwie ans Herz gewachsen ist. Doch was der israelische Historiker über die Genese der Beziehung zwischen Hund und Mensch schreibt, trifft wohl ebenso auf die Katzentiere zu: «Im Laufe von vielen Generationen entwickelten sich Hunde und Menschen gemeinsam und lernten, miteinander zu kommunizieren. Diejenigen Hunde, die sich am besten auf die Bedürfnisse und Gefühle ihrer menschlichen Begleiter einstellten, erhielten mehr Zuwendung und Futter und vermehrten sich besser. Gleichzeitig lernten Hunde, die Menschen so zu manipulieren, wie es ihren Bedürfnissen entsprach.»

Wie schön für sie! Augenblicklich denke ich an die dunkle Kehrseite der Domestizierung, die Harari in drastischen Worten schildert. Geschätzt gebe es heute fünfundzwanzig Milliarden Hühner auf unserem Planeten, der Preis für diesen evolutionären Erfolg sei – nächstes Paradox – «die völlige Versklavung, Ausbeutung und Unterjochung unter eine Lebensweise, die nichts mit ihren natürlichen Bedürfnissen und Wünschen zu tun hat». Harari zufolge interessiert sich die Evolution nicht für individuelles Glück oder Leid, und da die Praktiken, mit denen sich die Menschheit die Tiere untertan machte, «im Laufe der Jahrhunderte immer grausamer» geworden seien, gehöre die Milliardenschar unserer animalischen Nahrungsmittellieferanten «zu den unglücklichsten Lebewesen, die es je gab».

Als ich am nächsten Morgen dusche, sitzt Merlin auf der Waschmaschine und beobachtet mich lauernd.

«Wo guckst du mir denn schon wieder hin, du schamloser Schwachkopf!», rufe ich empört, denn K. ist der Ansicht, man müsse die Kater von Zeit zu Zeit ordentlich triezen, da sie auch nach Jahren des Zusammenlebens zum Beispiel immer noch auf den Wohnzimmerteppich pinkelten, wenn ihnen danach sei. Merlin zuckt sogleich zusammen und faucht mich böse an.

«Lern du erst mal selber duschen, du Barbar», zische ich, und dabei fällt mir etwas höchst Verwirrendes ein: «Du ... du ... Fleischfresser!»

Das ist sogar noch geschmeichelt. K. selber nennt ihre Katzen «Fleischabfallfresser». Wenn sie kocht, gibt sie den beiden immer sämtliche Reste, die beim Parieren anfallen, das Fett, die Sehnen, das Bindegewebe, die sie kleinhackt und anbrät, weil die verwöhnten Karnivoren die Röstaromen zu schätzen wissen und sich buchstäblich auf das Gekröse stürzen.

Das führt mich zum dritten Paradox in diesem Zusammenhang: Wie gehe ich als Veganer mit der Tatsache um, dass sich eine ganze Reihe von Tieren einen Teufel um meine fleischfreie Ernährung schert und unbeirrt auf einer Kost besteht, die das Leid und den Tod anderer Tiere zur Voraussetzung hat?

In der Nacht zum Ersten Mai regnet es in Strömen. K. und ich sitzen in der Küche und laben uns am Kirschlikör, den ich vom *taz*-Kongress mitgebracht habe. Völlig durchnässt trifft M. ein, ein hochbegabter Graphiker und Comiczeichner. Mit ihm zusammen habe ich in Münster an einem selbstgegründeten Satire-Fanzine namens «Luke & Trooke» gearbeitet, das es auf immerhin neun Ausgaben brachte und den Grundstein für etliche hübsche Karrieren legte. Wir wollen ausgehen, wie es in der Walpurgisnacht Tradition ist, doch unser Aufbruch verzögert sich, da die Künstlerin E.

mit dem Fahrrad unterwegs zu uns nach Kreuzberg ist, sich aber im Augenblick vor den Sturzbächen in einen überdachten Hauseingang in Mitte geflüchtet hat.

Als E. nach einer Stunde endlich eintrifft, entkorke ich eine Flasche Crémant de Loire und doziere nach dem Anstoßen mit dem moussierenden Nass ein wenig über Flaschengärung.

M. ist sichtlich verblüfft: «Hätte nicht gedacht, dass du inzwischen so'ne kulinarische Bildung besitzt!»

Daraufhin erzähle ich ihm von meinem Veganismus, was M. freut. Er wurde im Milieu des Hardcore-Punk sozialisiert, in dem viele Leute ihre radikalen politischen Forderungen auch auf Fragen der persönlichen Lebensgestaltung ausdehnten, und ernährt sich schon seit vielen Jahren vegetarisch. Deshalb findet unser Vorschlag, den Abend mit einer Mahlzeit in einem libanesischen Imbiss zu beginnen, auch bei ihm großen Anklang.

Das Nachtigall, das wir kurze Zeit später in dampfenden Klamotten betreten, ist aber auch ein besonders guter Libanese. Ich lasse mir einen veganen Teller zusammenstellen und bin von dem Servierten über alle Maßen entzückt. Neben Hummus und Falafel findet sich dort ausgezeichnetes gebratenes Gemüse, Tabouleh mit viel Petersilie, eine Handvoll gebratener Kartoffeln, bunter Salat und Fladenbrot. Angesichts dieser vielfältigen und hocharomatischen Pracht vermisse ich das Schawarma vom Drehspieß, das die ebenfalls begeisterten Damen zusätzlich auf ihren Tellern liegen haben, überhaupt kein Stück.

Zum Glück hat es zu regnen aufgehört, als wir ins Wiener Blut hinüberspazieren. Eine gut abgehangene Mischung alter Punk- und Garagenrockklassiker begleitet unsere ausgelassenen und vom Zechen immer befeuerteren Gespräche. Nach ein paar Runden verabschiedet sich M. allerdings schon, weil er als Vater dreier Kinder müde ist. Ich befürchte allerdings, dass es auch damit zu tun hat, dass die völlig entfesselte K. ihn seit Stunden mit ihren besten Jugendanekdoten zu unterhalten versucht, in denen sie mir stets eine prominente Rolle zugedenkt oder auch hinzuerfindet, um das gemeinsame Band zwischen uns allen zu betonen, und ihn praktisch kein einziges Mal zu Wort kommen lässt.

Eine Runde später will E. ebenfalls die Segel streichen, doch K. und ich überreden sie, jetzt unbedingt ins Wild at Heart mitzukommen. Wir müssen doch in den Mai tanzen! Da der Mann an den Plattentellern nach einer Weile sogar bereit ist, auf unsere Musikwünsche einzugehen, wirbeln wir für Stunden hexengleich verzaubert über die Tanzfläche, die Nacht wird immer länger, und als wir am Ende die Tür aufstoßen und kichernd auf die Wiener Straße hinausstolpern, sind wir völlig verblüfft: Draußen ist helllichter Tag. Viele Menschen strömen sogar schon wieder zur Arbeit, in diesem Kiez sind das hauptsächlich die Dealer vom Görlitzer Platz. Um Himmels willen – wie spät ist es denn?

Nach einem schiefen Blick aufs Smartphone bin ich erst recht fassungslos: Die Uhr zeigt bereits halb neun. Ist ja irre! So lange habe ich schon ewig nicht mehr gefeiert, normalerweise mache ich doch spätestens um halb vier schlapp! Und während ich mich überschwänglich von E. verabschiede und mit K. heimwärts trolle, bin ich mir hundertprozentig sicher, dass ich diese überschäumende, juvenile Energie einzig meinem neuen veganen Leben verdanke.

Nachdem wir uns am späten Nachmittag aus den Federn gekämpft haben, spüre ich von dieser Energie zwar nicht mehr allzu viel. Ich muss aber dennoch darauf drängen, unverzüglich und ohne Frühstück das Haus zu verlassen, da ich für den Abend eine Verabredung im Wedding getroffen habe und K. mit mir noch einen Rundgang über das Kreuzberger «Myfest» unternehmen möchte. Zu dieser Massenveranstaltung mit ihren dreizehn Bühnen und unzähligen Straßenständen, die seit 2003 die traditionellen Bezirksstraßenschlachten am Maifeiertag weitgehend unterbindet, werden etwa vierzigtausend Besucher erwartet. Es gebe auch genügend vegane Imbissgelegenheiten, versichert K., die sich um mein Frühstück sorgt.

Leider sind wirklich so viele Leute gekommen, und sie stehen uns die ganze Zeit im Weg. Als wir kurz vor dem Görlitzer Bahnhof zwanzig Minuten lang in der Menschenmenge eingekeilt verharren müssen, werde ich nervös. Der Wedding, wo ich mich mit dem Autor und Reptilienforscher H. treffen will, ist weit. Unter Einsatz rüder Drängeltechniken können wir uns bis zur U-Bahn durchkämpfen, müssen dort aber schmerzlich erkennen, dass die Station wegen des Fests gesperrt ist. K. hält auf eine Polizeikette zu und fragt die schwerbewaffneten Beamten in absichtsvoll nicht zu freundlichem Ton, ob sie irgendwelche Informationen zum Nahverkehr hätten. Die Uniformierten zucken mit ihren gepanzerten Schultern. Sie lassen uns wissen, dass sie allesamt aus Aachen kämen und absolut keine Ahnung hätten. K. gibt nicht auf und findet schließlich einen sächsischen Ordnungshüter, der gehört haben will, dass die Station Kottbusser Tor vor zwei Stunden ebenfalls geschlossen worden sei, in der Prinzenstraße aber weiterhin U-Bahnen verkehrten.

Der Bahnhof am Kottbusser Tor ist tatsächlich abgeriegelt, weshalb wir an Landwehrkanal, Urbanhafen und Dutzenden von Wasserwerfern vorbei in Richtung Prinzenstraße hasten. Vor den Treppeneingängen zur U-Bahn, die in diesem Kiez eine Hochbahn auf Stelzen ist, ballen sich jedoch die Menschentrauben. Eine Kette von Dresdner Polizisten lässt jeweils nur so viele Leute hinein, wie oben wieder aussteigen. Während des Anstehens schicke ich H. seufzend eine SMS in den Wedding, dass ich mich bestimmt um eine Stunde verspäte. Dann sage ich K. adieu und lieben Dank fürs aufopferungsvolle Herbringen und dass ich es ab hier alleine schaffe.

Beim Umsteigen am Halleschen Tor dämmert mir, dass ich sterbe, wenn ich nicht ganz bald etwas zwischen die Zähne kriege. Zumal ja bestimmt gleich wieder Bier getrunken werden muss. In einem der Gänge der Station springe ich in eine Bäckereifiliale und deute wortlos auf ein Croissant. Während des Bezahlvorgangs lese ich, dass es sich um ein Buttercroissant handelt. Egal! Besser als sterben! Gierig beiße ich auf dem Weg zum Bahnsteig große Stücke des fettigen Blätterteighörnchens ab und spüre schlagartig, wie sich mein Befinden auf unglaubliche Weise bessert, ja, beinahe zum Wohlgefühl steigert. Vegan hin oder her – der Mensch braucht nun mal ein Frühstück. Tot nutze ich der veganen Bewegung nichts. Es ist neun Uhr abends.

H. kenne ich ebenfalls aus alten Münsteraner Tagen. Mit ihm habe ich dort ein Jahr lang eine Lesebühne aufgezogen, außerdem schreibt er seit längerem für meine Heftrubrik. Der große, äußerst rund gewachsene Mann ist allerdings auch sonst sehr umtriebig. Er ist nicht nur Chefredakteur einer Reptilienzeitschrift mit einer eigenen Wohnung voller Terrarien und Tiere, der jedes Jahr zu einem vierwöchigen Forschungsaufenthalt in der Fauna Südamerikas aufbricht, sondern auch Journalist, Blogger, Buchautor, Lesebühnenbetreiber, Liedermacher und Familienvater.

Nachdem ich in der Seestraße angekommen bin und mich in der Echsenwohnung von der art- und ordnungsgemäßen Haltung der brasilianischen Dornschwanzleguane überzeugt habe, drängt H., der immer viel essen muss, um seine imposante Leibesfülle aufrechtzuerhalten, zum Aufbruch in die Gastronomie des Weddings.

«An was dachtest du denn?», fragt er und leckt sich erwartungsvoll die Lippen. «Wollen wir zum Chinesen?»

Ich geniere mich zwar ein bisschen, da H. als scharfer Kritiker des Veganismus bekannt ist, aber ich muss natürlich mit der Wahrheit rausrücken. H. lächelt verständnisvoll und schlägt ein veganes italienisches Lokal vor, das gerade ein paar Häuser weiter aufgemacht habe.

Ich bin perplex: «Hier? Im Wedding? Im proletarischsten aller Kieze?»

H. zuckt wehmütig mit den Achseln: «Ja, auch uns hat jetzt die Gentrifizierung erwischt.»

Für deren kulturelle Codes ist die neue Gaststätte, zu der wir uns umgehend begeben, geradezu ein Musterbeispiel. Sie heißt «neon toaster», natürlich kleingeschrieben, und nennt sich einem Schild im Schaufenster zufolge im Untertitel offiziell «Bio Vegetarian Vegan Italienisches Café Bistro». Das zweite Schaufenster ziert ein uralter Computer, auf dessen schwarzem Bildschirm neongrüne Graphiken tanzen. Wegen der weißen Wände, der zusammengewürfelten Retromöbel aus den siebziger Jahren in Rot, Weiß, Orange und Naturholz, der herumhängenden Küchentücher sowie der überall herumstehenden Weinkisten sieht der Laden von außen aus wie die bewohnte Küchenabteilung eines hippen Einrichtungshauses.

Als einzige Gäste werden wir von dem italienischen Besitzerpärchen zügig bedient. H. schlägt sich vor den Schädel, als er sieht, dass die kleine Flasche vom angesagten «American Pale Ale» aus der Kreuzberger Handwerksbrauerei Heidenpeters hier 3,50 Euro kostet, aber was bleibt uns übrig? Wir trinken das Zeug einfach weg und wundern uns höchstens ein wenig über die strengen Waschbenzintöne im dicken, bitteren Sud.

Ich wähle von der Karte «Sellerie Parmigiano mit geräuchertem Tofu, dazu Bratkartoffeln» für zivile 8,90 Euro. H. entscheidet sich für Ziegenkäse als Vorspeise und im Hauptgang für «Gnocchi alla romana con Bergsgorgonzola und Haselnüsse, extra kleiner Salat» in der gleichen Preisregion. Als das Essen serviert wird, gehen uns die Augen über vor Staunen, so klein sind die Portionen. Meine Bratkartoffeln bestehen zum Beispiel aus zwei kleinen Kartoffelhälften. Dafür hat sich ungefragt ein Büschel Wildkräutersalat auf den Glasteller verirrt, der ansonsten allzu unbewohnt gewirkt hätte. Das kinderfaustgroße Parmigiano ist allerdings köstlich. Die erdige Note der Sellerieschichten ergänzt sich vortrefflich mit dem Räucheraroma der Tofulagen und bildet zusammen mit der erstaunlich pikanten Tomatensauce einen abwechslungsreich texturierten und vielschichtig orchestrierten Akkord mit Kräuternachhall und Wumms.

Trotz der lachhaften Portionsgröße bin ich hinterher glücklich über dieses wirklich exquisite neuartige Geschmackserlebnis, und gegen den bohrenden Hunger esse ich einfach das übrige Brot von H.s Vorspeise auf. Anschließend erklärt er mir, dass er keinesfalls ein strikter Gegner veganer Ernährung sei, sondern lediglich viele Argumente fanatischer Veganer für falsch halte. Der maßlose Fleischkonsum der westlichen Welt und das globale System der Massentierhaltung seien zweifelsfrei ethisch, sozial und ökologisch ruinös. Ein Komplettumstieg der Menschheit auf pflanzliche Ernährung sei mangels Akzeptanz jedoch illusorisch und für die Umwelt auch nicht unbedingt wünschenswert.

Menschen könnten Pflanzen nämlich bei weitem nicht so gut verwerten wie zum Beispiel Kühe. Das Gras, das diese zu sich nähmen und in Proteinmasse umwandelten, sei für uns so gut wie unverdaulich, weshalb die Rechnung, der zufolge man mittels des gesparten Tierfutters fünfmal so viele Menschen ernähren könnte wie mit Fleisch, nicht recht aufginge. Um die gesamte Menschheit vegetarisch oder gar vegan zu ernähren, müsste man vermutlich die letzten verbliebenen Regenwälder roden.

Dies sei aber ohnehin nur eine theoretische Überlegung, die alle Verteilungs- und Managementprobleme außer Acht ließe. Er plädiere daher für den maßvollen Konsum von hochwertigem, aus tiergerechter Haltung stammendem Fleisch und finde auch die derzeit noch in den Kinderschuhen steckende Forschung zur Herstellung synthetischen Fleischs perspektivisch interessant. Ein *taz*-Artikel, in dem er dies pointiert niedergeschrieben habe, sei aber von der veganen Welt mit einem Shitstorm beantwortet worden. Man habe ihn als Büttel der Agrarindustrie und Propagandist des Tiermords beschimpft, sodass er seitdem an der intellektuellen Redlichkeit der veganen Szene erheblich zweifele.

Deren weniger nachdenklichen Anhänger hätten in ihm jedoch an dem Punkt tatsächlich einen Feind, wo sie Tier und Mensch umstandslos gleichsetzen wollten. Als Tierexperte halte er dieses Ideologem für den allerreinsten Blödsinn, und die Fleischfresser unter den Tieren seien der beste Beweis dafür, dass die Schöpfung nicht immer so funktioniere, wie es sich die empfindsamen Zimperliesen und militanten Gerechtigkeitsonkel des Veganismus so wünschten.

Nach dieser Suada ziehen wir in die nächste Lokalität um, mit der die Gentrifizierung des Wedding endgültig besiegelt sein dürfte, wie H. mit tiefer Schwermut in den Augen lacht. Es ist eine Craft-Brewery, in der wir unausdenkbar teures, aber handwerklich gebrautes Bier mit bis zu sieben Prozent Alkohol verkonsumieren. Ganz am Schluss landen wir noch in einer benachbarten Wohnzimmerkneipe. Studentische Hipster mit Pennervollbärten und Truckerkappen beenden dort gerade ein Akustikgitarrenkonzert. Irgendwann muss mich ein gnädiges Taxi nach Kreuzberg gebracht haben.

Den letzten vollständigen Tag in Berlin bin ich mit Gastgeberin K. auf Achse. Wir besuchen die Prinzessinnengärten am Moritzplatz, wo man in alternativer Atmosphäre auf kleinen Parzellen gärtnern kann, wenn man denn auf Urban Gardening steht. Man kann sich aber auch mit Gemüse, Balkonpflanzen oder veganen Snacks eindecken und an einem kleinen Bretterverschlag sogar Seedbombs selber machen. «Sie können wild in die Gegend geworfen werden, über Zäune, Mauern, auf Wiesen, Brachen, in Blumentöpfe, Baumscheiben etc.», gibt ein laminierter A4-Ausdruck bekannt. Während die Kugeln aus einer Lehm-Erd-Mischung bestünden, enthalte das Saatgut eine Mischung von einheimischen Wildblumen und -kräutern. Und: «Seedbombs passen in jede Handtasche ...» Nicht nur, möchte ich mit einem gewissen Augenzwinkern sagen, nicht nur. Manchmal passen sie auch in einen Mund.

K. und ich lassen uns jedenfalls im Gartencafé nieder, obwohl es in der Nachmittagssonne schon wieder empfindlich frisch geworden ist. Wir trinken Kaffee mit Mandelmilch, die mir leider etwas zu aufdringlich schmeckt, und beobachten zwei junge Japanerinnen, die neben uns veganen Wildkräutersalat speisen. Dabei gucken sie derart unzufrieden, dass wir von dem Plan, eventuell etwas aus dem Angebot des Cafés zu probieren, schleunigst Abstand nehmen und lieber in einem Thai-Imbiss um die Ecke gebratene Nudeln mit Tofu bestellen. Auf telefonische Empfehlung von E. begeben wir uns dann nach Weißensee im Osten, wo eine Gruppenausstellung mit hundert teilnehmenden Künstlern auf dem Gelände einer alten DDR-Halbleiterfabrik für Aufsehen sorgt. Eigentlich hoffe ich ja, E. dort zu treffen, aber die ist als gut vernetzte Künstlerin an diesem Galeriewochenende an hundert anderen Ausstellungsorten verpflichtet.

Nach einem letzten Zug durch verschiedene Kreuzberger Bars setzen K. und ich uns in ihre Küche und leeren das gesamte vorrätige Bier und auch den Kirschlikör. Draußen über den dunklen Dächern wird es hell und heller, wir fräsen uns erzähltechnisch durch emotionale Details der letzten drei Jahre, dann ist es schon wieder halb neun. Als wir uns schließlich zur Ruhe betten, denke ich verzückt: Dieses traumhafte Bohemienleben vertrage ich doch nur deshalb so gut, weil ich durch meinen Veganismus so fit wie ein Turnschuh bin. (Natürlich einer aus Synthetik.)

Anderntags heißt es aber leider Abschied nehmen. Da ich einen rauen Hals bekommen habe und eine Erkältung im Anzug spüre, gibt mir K. ein Päckchen Hustinetten mit, ehe sie mich zum Bus bringt. Am Hauptbahnhof esse ich noch schnell eine Pommes mit Ketchup und verpasse wegen eines unzureichend angekündigten Gleiswechsels beinahe die Bahn. Als Nachzügler muss ich mich mühen, überhaupt einen Sitzplatz zu finden, weshalb ich mich schließlich in einem vollgestopften Abteil wiederfinde, in dem grässliche westdeutsche Angestellte ihre Rückkehr von einem Musicalbesuch bei der «Blue Man Group» oder Udo Lindenbergs «Hinterm Horizont» feiern.

Hinter Göttingen, als der ICE auf Kassel-Wilhelmshöhe zusteuert, ergreifen mich Trauer und ein heftig durchmischtes Gefühl von Verlust, Heimatlosigkeit und Fehlinvestition. Während der Regen lautstark gegen die Zugfenster prasselt, denke ich: Hätte ich meine vegane Mission nicht, stünde ich komplett mit leeren Händen da. Gott sei Dank bin ich Veganer! Und als ich eine weitere Hustinette in meinen entzündeten Rachen schieben will, lese ich im Zutatenverzeichnis etwas, das mich die Dose schockiert im Abfall entsorgen lässt: Die beliebten Hustenbonbons enthalten Honig.

6.

Spiel mir das Lied vom Tod

Viele Menschen, darunter die meisten Vegetarier, können die veganen Anliegen bis zu einem gewissen Punkt verstehen. Dass wir Veganer aber sogar auf den deliziösen, goldgelben Honig verzichten, wird allgemein als wunderlich, verstiegen oder lachhaft bewertet. Zum einen handelt es sich bei den Honigproduzenten nur um Insekten, die weder süß gucken noch mit dem Schwanz wedeln können. Zum anderen werden Bienen schließlich nicht gequält oder geschlachtet, sondern lediglich ausgebeutet. Die Imker nehmen ihnen den Honig weg und stellen ihnen eine Industriezuckerlösung hin. Ähnliches passiert unter Menschen ständig, so funktioniert nun mal Marktwirtschaft.

Bei Veganz-Gründer Jan Bredack habe ich allerdings gelesen, dass die Ausbeutung von Bienen inzwischen ebenfalls unter den rücksichtslosen Bedingungen industrieller Massenproduktion erfolgt. In den USA werden demnach 1,5 Millionen Bienenvölker zur gezielten Blütenbestäubung mit Lkw durch die Bundesstaaten gefahren, bevor es im Sommer an die Honigherstellung und dann zur Winterpause in die Bienenstöcke geht. Gegen den Befall mit Krankheiten und Parasiten erhalten die Bienen durchweg Medikamente, die gemeinsam mit Pestizidrückständen ihre natürlichen Widerstandskräfte schwächen. Möglicherweise verursacht dies die regelmäßigen Wellen rätselhaften Bienensterbens, die Bredack zufolge das Weltökosystem in Zukunft fatal treffen könnten: «Wenn wir weiterhin Honig in solchen Mengen produzieren und verzehren, könnte das Bienensterben dazu führen, dass fünfundsiebzig

Prozent unserer Nutzpflanzen nicht mehr ausreichend bestäubt würden. Das wiederum würde Milliarden von uns Menschen die Existenzgrundlage entziehen.»

Dessen eingedenk ist es mir von Anfang an ein Leichtes, dem Honig zu entsagen. Leicht düpiert habe ich mich nur einmal gefühlt, als mich vor meinem Aufbruch nach Berlin in der Redaktionsküche eine Modespirituose lockte, die ich nach kurzer Prüfung natürlich verschmähen musste: Es war eine Flasche «Jim Beam Honey», mit immerhin fünfunddreißig köstlichen Volumenprozent.

Andere Verzichtleistungen beuteln mich jedoch stärker. Am Abend meiner Rückkehr aus der Hauptstadt fühle ich mich ohnehin schon scheußlich. Mein Hals tut weh, meine Nasennebenhöhlen sind geschwollen, in meinem linken Ohr kündigt sich ein seltsam bohrender Schmerz an. Außerdem fehlt mir Gesellschaft, und dies umso mehr, als ich gerade eine famose Reise mit wunderbaren Begegnungen hinter mir habe. Einen solchen Superblues hätte ich früher mit tröstlichen Fleisch- oder Sahnepralinenbergen kompensiert. Der Ausweg ist mir jetzt verstellt. Unglücklich löffele ich einen Becher Sojakaramellpudding in mich hinein, der selbstverständlich grob enttäuscht. Trotzdem schlecke ich mit dem Zeigefinger die letzten Reste der blassen Creme heraus. Aus alter Gewohnheit.

Anschließend will ich mir im Bad die Hände waschen. Zu meinem Entsetzen liegen vor dem gekachelten Unterbau der Dusche einige hundert Ameisenleichen, genauer gesagt vor den Ritzen der Kachelklappe. Beim Zusammenfegen ergeben sie ungefähr zwei gehäufte Esslöffel. Zaghaft öffne ich die Klappe zur Wannenbasis, sogleich wird mir ein wenig schlecht. Innen finde ich nämlich ein richtiges Massengrab vor. Was habe ich nur getan? Ameisen sind vielleicht nicht so nützlich wie Bienen, aber doch ebenso fleißig. Und eigentlich wollen sie nur dasselbe wie wir Menschen: in Frieden leben, rechtschaffen arbeiten und gelegentlich etwas Süßes naschen, meinen Ahornsirup zum Beispiel.

Den Rest des Abends verbringe ich deprimiert abwechselnd in der Küche und, in eine Decke gewickelt, auf dem Sofa, wo ich Kamillentee trinke und von meinem Festplattenrecorder Sergio Leones «Spiel mir das Lied vom Tod» schaue. «Wir werden alle mal müde», sagt Claudia Cardinale, prompt nicke ich für ein paar Minuten ein. Vom nagenden Hunger werde ich wieder wach und koche mir eine Riesenportion Spaghetti mit Avocado, Knoblauch und Pinienkernen, wobei mir eine fette Carbonara mit mehreren Eiern, gebratenen Speckstreifen und einem kräftigen Schuss Sahne bestimmt bedeutend besser tun würde. Vielleicht sogar mit einem Klacks Honig, zur Abrundung! Habe ich ganz hinten im Vorratsschrank nicht wenigstens noch eine Dose Thunfisch, die ich vergessen hatte wegzuwerfen? Für Notfälle!

Meine Hoffnung trügt. Leider nein. Zum Nachtisch knabbere ich eine ganze Tüte gebrannter Mandeln, die ich auf dem Weg vom Bahnhof beim Weinfest auf der Berger Straße mitgenommen habe. Der Ohrenschmerz wird nun so heftig, dass ich mir eine Wärmflasche machen und gegen das Ohr pressen muss. Danach ist eine Tüte Dinkel-Rübli-Kekse dran, die ich nur sehr vorsichtig kauen kann. Und weil das alles nichts hilft, denke ich zum ersten Mal ans Aufhören. Ich sehe den Sinn plötzlich nicht mehr. Wozu das ganze Martyrium? Sollte mich der Veganismus nicht eigentlich gesund, leistungsfähig und glücklich machen?

Über Nacht verziehen sich die Schmerzen, mittags bin ich nur noch heiser und triefnasig. Das ist gut, denn am Nachmittag findet die Redaktionskonferenz mit dem späteren Essengehen statt. Ich kleide mich warm an, begebe mich auf der Berger Straße auf Nahrungssuche und kehre im Biospahn Vegan ein, wo als Mittagsgericht «Königliche Klopse» angeboten werden; nebenan im regulären Metzgerladen gibt es praktischerweise die aus Königsberg.

Die Klopse mit Rote-Bete-Salat und Reis finde ich indes völlig daneben, den Namen reinen Hohn. Auf die Frage der rot gelockten Thekenfrau, ob es mir gemundet habe, antworte ich beim Zahlen verschnupft: «Wenn ich Sie wäre, würde ich wenigstens ein paar Kapern an die weiße Sauce geben. Das gehört sich doch so.»

Sie dreht sich um, rührt im Topf herum und entgegnet ihrerseits ungerührt: «Hier sind aber welche drin.»

«Entschuldigung, ich hatte keine einzige.»

«Entschuldigung, dann haben Sie vielleicht kein Glück gehabt.»

«Und Sie vorhin vielleicht nicht genügend umgerührt», schnappe ich. «Schönen Tag noch.»

Immerhin weiß ich nun, was dabei herauskommt, wenn Veganer an die Macht gelangen und traditionelle Köche zu veganen Küchenchefs umschulen: pupsnormaler Kantinenfraß.

Obwohl ich seelisch und körperlich schwer angeschlagen bin, insbesondere von den «Königlichen Klopsen», fasse ich vor der Konferenz einen kühnen Entschluss: Ich werde die Flucht nach vorne antreten und meinen Kollegen reinen Wein einschenken. Die Gelegenheit bietet sich abends in Joe Peña's Cantina y Bar, als die Speisekarten gereicht werden. Ich wende mich an den vegetarischen Kollegen T., meinen Sitznachbarn, und tuschele verschwörerisch: «Da bin ich ja mal gespannt, ob wir hier beim Mexikaner was für uns finden.»

Auf seine fragende Miene hin gebe ich bekannt: «Ich lebe doch seit Anfang April vegan.»

«Häh?» T.s Gesicht verrutscht schlagartig. «Im Ernst?»

Ich nicke wohlgefällig.

«Du bist ja wirklich der Verrückteste!», bricht es aus ihm heraus. «Vom Superfleischfresser gleich zum Veganer?» Und an den ganzen Tisch gerichtet: «Hey Leute, alle mal herhören: Mark-Stefan lebt jetzt vegan!»

Der Tumult, der daraufhin ausbricht, ist unbeschreiblich. «Aber wieso denn nur?!», brüllt Chefredakteur F. und hämmert mit den Fäusten auf den Tisch, dass das Besteck hochspringt. «Dann kann ich dich ja von der Freundesliste streichen», zischelt Kollegin M.

Mannhaft schaue ich in ratlose, vorwurfsvolle, maßlos enttäuschte Blicke und lasse sie stolz an mir abperlen. Jungredakteur M., würdiger Vertreter einer neuen Generation, die ohne Krampf und Scheuklappen durchs Leben geht, fragt neugierig: «Sind es denn eher gesundheitliche oder ethische Beweggründe bei dir?»

«Schon ethische», zucke ich mit den Achseln und senke bescheiden meinen Blick in die Speisekarte. Die anderen verstummen und tun beschämt das Gleiche.

«Alle Achtung», flüstert mir Vegetarier T. von der Seite solidarisch zu, «auch wenn ich's eigentlich richtig finde: Veganer wäre mir echt zu hart.»

Ohne weiteres ist tatsächlich keines der mexikanischen Gerichte für mich zu gebrauchen. Ich wähle daher die «Asado Vegetariano» («Große, gefaltete Weizentortilla vom Grill, gefüllt mit Zucchini, Karotten, Paprika, Champignons und Tofu, serviert mit Reis, Sauerrahm, Pico de Gallo, Guacamole und Butter-Maiskolben»), bestelle den Sauerrahm ab und bitte um einen Maiskolben ohne Butter. Die Kollegen, die bis jetzt noch nicht überzeugt waren, dass ich es ernst meine und wirklich bis ins Detail durchziehe, raunen respektvoll.

Beim Rauchen draußen vor der Tür berichtet Redaktionsassistentin B. von einer vegan lebenden Freundin, von der sie insgeheim denke, dass deren dauernde gesundheitliche Probleme auf die pflanzliche Ernährungsweise zurückzuführen seien. Cheflayouter H. erzählt von seinem esoterischen Freund R., der immer alle möglichen Diätverrücktheiten ausprobiert habe, am Schluss auch den Veganismus, und daran schließlich wohl gestorben sei.

«Kann sein, kann auch nicht sein», sage ich gleichmütig. «Mir geht's ganz gut damit.»

Ich ernte mitfühlendes Schweigen.

«Aber immerhin», nickt B. nach einer Weile zögernd, «verdammt schlank bist du geworden.»

Genau daran hapert es jedoch, merke ich am nächsten Morgen auf der Waage. Der Fressmarathon vom vorgestrigen Fernsehabend und die beiden warmen Mahlzeiten gestern haben alles zunichtegemacht, was ich abgenommen zu haben hoffte. 74,6 Kilogramm? Nur etwas mehr als ein Kilo Gewichtsverlust seit dem letzten Wiegen? Wozu mache ich den ganzen Scheiß eigentlich? Ich versetze der Waage einen wütenden Tritt, dass sie an die Fußleiste kracht.

Tiefe Frustration ergreift mich, als auch das Ohr wieder durchdringend zu schmerzen beginnt. Mir dämmert, dass ich nach meiner Selbstfestlegung im Kollegenkreis aus der Nummer nur noch rauskomme, wenn es klinisch geboten ist. Ah! Apropos: Die Ergebnisse meines ärztlichen Gesundheitschecks stehen ja noch aus! Geschwind greife ich zum Telefon, doch die Sprechstundenhilfe auf der anderen Seite hat für mich nur schlechte Neuigkeiten: Alle meine Werte sind völlig in Ordnung, Cholesterin- und Leberwerte geradezu tadellos, einzig gegen die durch Zecken übertragenen FSME-Krankheit müsste ich mich demnächst wohl mal nachimpfen lassen. Verwirrt beschließe ich, heute einfach mal nur zwei Bananen zu essen, dazu ein paar Weintrauben, eine Handvoll Cocktailtomaten sowie ein halbes Päckchen gerösteter Cashewkerne (für die Fett- und Eiweißzufuhr).

Abends schleppe ich mich zur Lesung im Club Voltaire, krächze mich durch meine zwei Texte und fahre hinterher mit A. und C., dem Wirtspärchen des Henscheid, im Taxi zurück nach Bornheim. Im Hinterzimmer der Gaststätte versuche ich, A. trotz meiner üblen Verfassung davon zu überzeugen, dass er unbedingt ein veganes Gericht auf die Karte nehmen müsse.

«Dem Trend darfst du dich nicht verschließen», dringe ich in ihn. «Allein schon als Geschäftsmann. Du schreckst sonst die ganzen Pärchen ab, wo die Frau seit neuestem vegan lebt. Wenn die sieht, dass es für sie hier nichts zu holen gibt, kommen beide nicht wieder.»

A. wiederholt gebetsmühlenartig, dass man ohne Fleisch, Butter, Sahne, Käse und Eier nicht vernünftig kochen könne. Seine Ware sei doch sowieso von guter Bioqualität, also sehe er auch keinen Grund für ein schlechtes Gewissen wegen der Tiere.

Stattdessen hält mir jetzt Wirtin C. die künstlichen Zusatzstoffe in vielen veganen Zubereitungen vor.

«Frisst du denn auch so schäbige Wurstimitationen?», fragt sie mit einem lauernden Grinsen.

«Ja», sage ich mit versteinerter Miene. «Und?»

«Wirst schon sehen, was die ganze Chemie und die Glutamate und die E-Nummern in dem Fraß in deinem Körper anrichten!», lacht sie höhnisch.

Verärgert trinke ich mein Bier aus und gehe. Auf dem Heimweg kommt mir wieder in den Sinn, was ich mittags im Internet gelesen habe. Der bekannte Lebensmittelchemiker und Ernährungskritiker Udo Pollmer kommentierte bei *Deutschlandradio Kultur*: «Für die Handels- und Lebensmittelkonzerne bietet die Kritik an der Tierhaltung verlockende Perspektiven: Für sie kommen vegane Ersatzprodukte für Fleisch, Wurst und Käse wie ein warmer Regen. Diese Imitate werden aus Rohstoffen synthetisiert, die bisher im Schweinetrog landeten wie Sojaexpeller oder Weizenkleber. Dazu kommen dann wie beim Analogkäse Wasser und Bindemittel, Farbstoffe und Aromen. Die Gewinnspannen in diesem Segment sind astronomisch. Dann gibt's endlich Schweinefutter mit Fischgeschmack zum Preis von Kaviar. Mahlzeit!»

Seufzend bleibe ich am Fünffingerplätzchen stehen und starre in den Nachthimmel, der wie ein schwarz samtenes Tischtuch über der Stadt hängt. Angesichts der massiven Zweifel und Feindseligkeiten, mit denen ich mich seit Tagen herumschlage, bleibt mir keine Wahl. Allein machen sie dich ein. Ich muss in Kontakt mit anderen Veganern treten.

Am nächsten Morgen sind meine Nebenhöhlen wieder dicht, und im Hintergrund lauert der Ohrenschmerz als ständige Drohung. Stöhnend verlasse ich das Bett, um mir etwas zu essen und im dm-Markt am Uhrentürmchen eine Packung «Vegetarier Vitamine + Mineralstoffe» zu kaufen, «zur Ergänzung bei einer vegetarischen oder veganen Ernährung». Die Tabletten enthalten zur täglichen Einnahme Calcium, Eisen, Zink, Jod und darüber hinaus die Vitamine B_1, B_2, B_6, B_{12} und D. Sie stammen von der Firma Doppelherz, weshalb ich mich plötzlich sehr alt fühle und zu Hause zur Sicherheit gleich zwei davon einwerfe. Dann setze ich Nudelwasser auf. Eigentlich will ich mir zur Pasta nur eine Naturgut-Soja-Bolognese warm machen, doch plötzlich erwacht mein Ehrgeiz. Ich schneide eine rote Paprikaschote und eine halbe Fenchelknolle in Stücke, hacke Schalotten, presse Knoblauch, halbiere Kirschtomaten, schmeiße ein paar Prinzessbohnen aus dem Tiefkühlfach hinzu und bereite aus dem Gemüse mit Sojasahne, passierten Tomaten, Balsamico und Chili eine vorzügliche Sauce, die ich mit gerösteten Pinienkernen garniere. Neuer Vorsatz: Ich werde A., dem Wirt und Küchenchef des Henscheid, bei nächster Gelegenheit unter die Nase reiben, dass man ohne Fleisch, Käse und Sahne sehr wohl vernünftig kochen kann.

Gute Vorsätze belohnt der liebe Gott sofort. Nachmittags ruft mich eine Freundin an, die ich aus Studientagen in Münster kenne und vor ungefähr zehn Jahren zufällig im Club Voltaire wiedergetroffen habe. Seitdem gehe ich mit S. alle paar Wochen oder

Monate im Frankfurter Nacht- und Kulturleben aus. Unter dem Eindruck meines explosiven Kochabenteuers schwalle ich sie zehn Minuten lang aufgeregt zu, doch als sie endlich zu Wort kommt, hat S. Gewichtiges zu sagen: «Ich fand das irgendwie inspirierend, als du neulich erzählt hast, dass du jetzt vegan lebst. Das war für mich ein Ansporn, und ich versuche es jetzt seit Monatsbeginn auch noch mal. Magst du Freitag zum Essen und Erfahrungsaustausch kommen?»

S. ist schon seit ihrem neunzehnten Lebensjahr Vegetarierin. Im vergangenen Jahr hat die stets schwarz gekleidete frühere Gothic-Braut für einige Wochen probiert, vegan zu leben, ist damit aber krachend gescheitert. Ich erinnere mich, wie niedergeschlagen sie war, als sie mir in einer Bar in Sachsenhausen davon erzählte, wie wenig ihr das alles schmeckt und wie sehr ihre Kinder die Margarine hassen würden.

«Warum machst du den Quatsch dann?», habe ich leichthin gefragt.

«Ich dachte, es wäre besser für mich», hat sie zerknirscht gelächelt. «Aber ich glaube, ich höre nun lieber damit auf.»

Jetzt, am Telefon, nachdem S. erneut mit dem Quatsch angefangen hat, sage ich, der ich mich inzwischen ebenfalls um einhundertachtzig Grad gewendet habe: «Hey, klar! Superentscheidung. Wann?»

«Halb acht? Es gibt Polenta mit Austernpilzen.»

«Gebongt. Ganz kurz: Kommst du denn insgesamt zurecht?»

«Geht so. Der Kuchenentzug ist schlimm. Ich hab mir heute ein Buch mit veganen Backrezepten gekauft, da klingt einiges ganz lecker. Aber ich kann mich nur schwer an den Tofu macchiato gewöhnen.»

Es dauert einige Sekunden, bis ich verstanden habe, aber dann muss ich lachen.

«Tofu macchiato? So nennst du das?»

«So nennen das alle veganen und laktoseintoleranten Mütter hier in Sachsenhausen.»

«Versuch's mal mit der Sojamilch von Provamel», rate ich. «Die benimmt sich im Kaffee annähernd wie echte Milch.»

«Hab ich schon. Finde ich eher nicht», sagt S. «Also – bis Freitag!»

Am Abend klingt der Ohrenschmerz allmählich ab und verschwindet schließlich. Ich weine fast vor Glück, als ich zu Bett gehe. Am Morgen lese ich in meinen Mails, dass der Termin für den veganen Kochkurs «Bunt, lecker, lustig!» zum zweiten Mal verschoben worden ist, und zwar in den Juni, ausgerechnet auf den Abend, an dem Kollegin M. bereits zu ihrem Geburtstagsfest eingeladen hat. Erzürnt schreibe ich zurück, dass ich unter diesen Umständen auf die Teilnahme verzichte und die Kursgebühr umgehend zurücküberwiesen haben möchte. Herrje, was ist denn da nur los? Können vegane Start-ups nicht organisieren? Ist der Vegan-Boom schon wieder vorüber? Oder stoßen zur Bewegung nur noch Leute hinzu, die schon tipptopp kochen können?

Ich jedenfalls möchte nach den Zeichen und Wundern des gestrigen Tages meine Haushaltspolitik ändern. Beim mittäglichen Einkauf lasse ich den Penny links liegen und strebe gleich auf denn's Biomarkt zu. Am Eingang bietet mir ein freundlicher Mitarbeiter Weißbrotstückchen mit verschiedenen veganen Pesto-Sorten an. «Rote Bete» kommt eher ungeil, aber «Aubergine» und «Karotte-Mandel» schmecken superb. Der Verkäufer ist sichtlich frappiert, dass es keiner weiteren Überzeugungskünste bedarf und ich wortlos zwei Gläser zum Probierpreis von 2,49 Euro das Stück mitnehme.

Wenn es gut und bio ist, darf es auch was kosten. Unter diesem Motto räume ich den halben Laden leer: Reismilch, Räuchertofu, Gemüsechips, Kokoswasser, Dinkel-Rübli-Kekse und sogar einen

«Green Juice» aus Grünkohl, Gurke, Zitrone und Ingwer finden in meinen Einkaufskorb. Wow! Wenn die hier so tolle Sachen haben, komme ich in Zukunft öfter her. Lustig finde ich allerdings, dass die Frau mit dem graumelierten Pferdeschwanz vor mir an der Kasse nichts als eine Packung Zigaretten bezahlt. Die Einstellung gefällt mir: «Ich bitte Sie, auch meine Zigaretten kaufe ich natürlich nur im Bio-Supermarkt!»

Daheim bestreiche ich ein Bio-Brötchen mit den beiden Pestos, serviere dazu Linsensalat sowie eine aufgeschnittene Paprika und kann gar nicht aufhören, mich zu begeistern. Insbesondere das Auberginen-Pesto glänzt durch einen Geschmack, der mir vollkommen unbekannt und mit einer angenehmen Schärfe ausgestattet ist. Wo kommt die her? Ah – vom Koriander, wie die Zutatenliste verrät. Ich lehne mich zurück und schnalze genießerisch mit der Zunge. Eigentlich mag ich Koriander nicht übermäßig gerne. Doch hier vermählt sich sein Aroma mit dem der Aubergine zu einem völlig neuen Geschmack, dem man die einzelnen Ursprünge gar nicht mehr anmerkt. Weil er weit über sie hinausgeht! Ich bin höchst beeindruckt.

Als ich am Freitag bei S. in Sachsenhausen auf der anderen Seite des Mains eintreffe, bringe ich einen mächtigen Hunger mit. Angesichts der Abendeinladung habe ich mich den Tag über mit einer Schüssel Müsli (mit Reismilch übrigens besser als mit Sojamilch), einer halben Honigmelone und einer Nahrungsergänzungstablette begnügt. S. wohnt mit ihrer Familie in einem schönen Altbau gleich am Sachsenhäuser Depot, dem früheren Straßenbahnbetriebshof, in dem, genau wie im Bornheimer Depot am Ende meiner Straße, mittlerweile ein schicker Rewe untergebracht ist.

In der Küche steht der Tisch gedeckt, das Fenster offen und S. noch am Herd, um die Austernpilze fertig zu schmoren. Nachdem wir uns umarmt haben, entkorke ich den bereitgestellten «Paladin Salbanello 2014» und schenke uns ein.

«Wo sind der Mann und die Kinder?», will ich wissen.

«Bei den Schwiegereltern», lacht sie. «Wir haben sturmfreie Bude.»

«Uiuiui», sage ich und hebe die Brauen.

«Ja, wir können nachher die Musik im Wohnzimmer richtig aufdrehen», grinst S. «Ich hab Lust, ein paar alte Schallplatten zu hören.»

Während ein lauer Wind warme Mailuft in die Küche fächelt, richtet S. die karamellfarbenen Pilze auf den sattgelben Polentascheiben an und garniert das Ganze mit grüner Brunnenkresse. Schöner kriegen sie's auch in Kochbüchern nicht hin. Beim Essen erzählt sie vergnügt von ihrem letzten nichtveganen Tag, den sie mit einer «Ovo-Lacto-Orgie» begangen habe. Mit Frühstücksei, Pfannkuchen, Sahnetorte, drei Latte macchiato und einer Tafel Schokolade.

«Seitdem ist natürlich alles anders. Ich fühle mich ständig unterzuckert und habe praktisch immer Hunger», stöhnt S. «Ich hoffe, ich werde jetzt nicht zum Klappergestell.»

«Pass bloß auf», beschwöre ich sie, denn S. ist ohnehin sehr schlank. «Du musst mit Cashewkernen gegensteuern – da haben einhundert Gramm bereits weit über fünfhundert Kalorien. Mein Geheimtipp!»

«Möchtest du noch Polenta? Pilze sind auch noch da.»

«Nein. Es war superlecker, aber ich kann nicht mehr.»

S. beäugt mich zweifelnd.

«Ehrlich, ich esse nicht mehr so viel», ringe ich die Hände.

«Sieht man auch», zwinkert sie. «Aber zum Nachtisch gibt's jetzt noch einen Himbeer-Joghurt-Smoothie, okay?»

«Okay», nicke ich. «Und wie fühlst du dich sonst mit deiner neuen Ernährung?»

«Ach ja», sie wiegt den Kopf mit den langen, fuchsrot gefärbten Haaren, «ich kenne das ja nun bereits. Eigentlich ist die Umstellung vom Vegetarier zum Veganer auch nicht *so* kompliziert. Aber ich vermisse Käse, Sahne und solche Sachen schon sehr.»

Während sie den rot leuchtenden Smoothie in Gläser gießt, hake ich nach: «Aber du willst es trotzdem durchziehen? Für die Tiere?»

«Klar. Ich finde die ganze Massentierhaltung so zum Kotzen, das glaubst du gar nicht. Ich kann auch nicht verstehen, wie die Leute das alles einfach hinnehmen können.»

Ich probiere das suppendicke Süßgetränk: «Hey, nicht schlecht! Was ist das für ein Joghurt?»

«Provamel», deutet sie auf die Anrichte, wo noch die leeren Becher stehen.

«Merk ich mir», sage ich. «Und wie ist das mit den Kindern? Kriegen die denn diesmal wenigstens Butter?»

S. hält die Hand vor den Mund und kichert. «Die Große hat am Anfang wieder heftig gegen die Margarine protestiert, aber seit ich die in der Butterdose serviere, scheint sie's zu akzeptieren. Ich glaube, die hat noch gar nicht gemerkt, dass das keine Butter ist.»

Der Rotwein glimmt noch ein bisschen in meinem Schädel nach, als ich tags drauf aus dem Bett gleich auf die Waage klettere. Deshalb kann ich kaum glauben, was ich da unten auf dem Display verschwommen hin und her zittern sehe. Ich schließe die Lider und schaue eine Weile den konzentrischen grün-violetten Kreisen bei ihrem Reigen über meine Netzhaut zu. Dann reiße ich die Augen wieder auf.

72,9 Kilogramm.

Hammer.

Befeuert von zügelloser Freude, springe ich in die Luft und tanze jauchzend hinüber ins Schlafzimmer, wo ich vor dem Spiegel einige meiner Lieblingshemden anprobiere. Das rot geblümte Esprit-Hemd, das ich gerne zu festlichen Anlässen trage, sitzt perfekt und hat sogar Luft – klar, da ist ja auch kaum mehr Bauch an meinem Bauch! Sogar das dunkelblaue Hemd von Ben Sherman mit dem feinen weißen Kreismuster und dem Slim-Fit-Schnitt passt wieder und wäre damit heute zum gemeinsamen Ausgehen bereit. Dazu brauchte es also wirklich knapp fünf Kilo Gewichtsverlust.

In den nächsten Tagen werde ich meine Garderobe einmal ausgiebiger prüfen, aber jetzt muss ich schleunigst unter die Dusche. Chefredakteur F. hat zu einem nachmittäglichen Abschiedsessen für den Kollegen Z. eingeladen. Dieser hat die Redaktion zum Monatsende verlassen, um sich in Wien als Kaffeehauspoet eine goldene Nase zu verdienen und in der Freizeit sein frischgeschlüpftes Töchterlein zu herzen und zu knuddeln. Anschließend soll im Henscheid weitergefeiert werden.

F. hat auf einer Titelkonferenz tags zuvor ein Roastbeef angekündigt, mir aber versichert: «Außer dem Roastbeef kannst du eigentlich alles essen, was es an Beilagen gibt.» Das stimmt dann auch. Nach dem Aperitif – Campari-Orange, schön retro – machen sich die anderen über ein 3-Kilo-Stück Bison her, das F. überraschend aufgegabelt und nach dem Anbraten drei Stunden lang bei achtzig Grad im Backofen gegart hat. Ich koste mich derweil durch ein paar Scheiben Polenta (schon wieder), Backofenkartoffeln und gemischtes Gemüse. Na ja. Mit «Hot Chili Sauce» von Kühne geht's, obwohl die überhaupt nicht *hot* schmeckt.

Schade ist nur dreierlei. Erstens: Die Platte mit dem aufgeschnittenen Fleisch, außen braun und knusprig, innen dagegen zart und rosa, steht direkt vor meinem Platz in der Tischmitte und macht meinen Mund fortwährend wässrig. Ich versuche zwar, mich durch äußerste Willensanstrengung vor dem verstümmelten und verbrannten Tierleichnam zu ekeln, aber es gelingt (noch) nicht. Zweitens: Als es zum zweiten Mal ans Auflegen geht, bemerkt Webmaster A. meinen sehnsüchtigen Blick und spottet sogleich darüber. Kollegin M., die neben mir sitzt, kräht: «Selber schuld, wenn es einmal im Leben Bison gibt und man dann unbedingt Veganer sein will!» Schon liegt die ganze Gesellschaft vor Lachen unter dem Tisch. Und drittens: Nach dem Essen wird der Ruf nach einer weiteren Runde Campari-Orange laut. Gerade steht das frisch gefüllte Glas mit Strohhalm und Orangenscheibe vor mir, da fällt Chefredakteur F. zufällig ein, dass er mal gehört habe, die intensiv rote Farbe von Campari werde aus Schildläusen gewonnen. Ob ich nicht doch lieber verzichten wolle?

So leicht lasse ich mich nicht aufs Glatteis führen, denke ich, proste ihm zu und nehme einen herzhaften Schluck des bitteren Getränks. Der vegetarische Kollege T. aber, der nun wirklich keinen Grund hat, mich zu vergackeiern, wirft sogar den Namen «Cochenilleschildläuse» in den Raum und weiß zu berichten, dass aus den weiblichen Tieren seit alters der Farbstoff Karmin gewonnen werde. Für ein Kilo des Farbstoffs benötige man ungefähr einhunderttausend der Läuse.

Mir bricht der Schweiß aus. Während die johlende Meute sich über meine blasse Gesichtsfarbe beömmelt und als Gegenmittel «mehr Karmin!» beziehungsweise «mehr Campari!» empfiehlt, greife ich zu meinem Smartphone und checke mit klopfendem Herzen die Fakten. Zu meiner grenzenlosen Erleichterung erklärt Wikipedia, dass Campari im Jahr 2006 komplett auf künstliche Farbstoffe umgestellt hat und in dem Likör keine Inhaltsstoffe tierischer Herkunft mehr enthalten sind.

«Da hast du aber einen ganz schönen Schrecken gekriegt, was?», lacht Kollegin M. hämisch.

«Ihr Arschgeigen!», schnaube ich und wische mit der Serviette über meine Stirn. «Und so was nennt sich Kollegen.»

«Es war doch nur zu deinem Besten», grinst Chefredakteur F.

«Wir wollten einfach nicht, dass du dich an deinen Prinzipien versündigst.»

«Ja, herzlichen Dank!», brumme ich eingeschnappt und male mit den Fingern Dutzende von Anführungszeichen in die Luft.

Jetzt schaltet sich Z. ein, der wohl seiner Verantwortung als Quasigastgeber gerecht werden möchte. «Einfach nicht ernst nehmen, ist doch nur Schmäh», entschuldigt er sich und tätschelt mir über den Tisch hinweg begütigend die Hand.

«Und du gehst nach Wien und lässt mich mit dieser Bagage allein!», ächze ich waidwund. «Ich vermisse dich jetzt schon.»

Spätabends im Henscheid stößt mich der frühere Chefredakteur G. von der Seite an, F.s Vorgänger. Wie zwei Dutzend weiterer Leute aus dem nahen Heft-Umfeld hat er sich der Abschiedsfeier angeschlossen.

«Sag mal, ich hab ein übles Gerücht über dich gehört», räuspert er sich.

«Was denn?»

«Man hört, du seist unter die Veganer gegangen.»

«Ja, das stimmt. Seit sechs Wochen schon.»

«Und was ist der Grund, wenn ich fragen darf? Das ist doch total bescheuert!»

«Ach», sage ich defensiv. «Ich habe mir über ein paar Sachen Gedanken gemacht, und da erschien es mir folgerichtig. Mit Tierleid brauche ich dir ja nicht zu kommen, aber es ist auch eine interessante Selbsterfahrung.»

G.s Augen funkeln: «Weißt du, was ich glaube? Ich glaube, du hast dir nur etwas Neues gesucht, mit dem du die Leute belehren kannst.»

Die Ohrfeige sitzt. Das Verhältnis zwischen mir und G. war nicht immer unkompliziert.

«Im Augenblick werde ja wohl eher ich belehrt», korrigiere ich den Naseweis. «Aber mach nur ruhig weiter.»

«Nein, ich hab's», ruft G. so laut, dass die Tischgesellschaft verstummt. «Du machst das wegen der Weiber, stimmt's? Der verrückte Veganer, der überall in der Stadt diese Kreidebotschaften gegen Milchkonsum hinterlässt, soll ja einen großen Schwarm von Verehrerinnen haben – alles blutjunge Dinger!»

Ich verdrehe die Augen, während der vollbesetzte Tisch losgackert. G. hat kürzlich in der *Konkret* einen Artikel veröffentlicht, in dem er einen veganen Aktivisten aus Frankfurt als Beispiel für die Idiotie der postmodernen deutschen Linken geißelt. Dieser Typ kritzelt seit anderthalb Jahren provozierende Sprüche wie «Unreine Haut? Östrogenbombe Milchprodukte» oder «Käse: eitriger Hormonschimmel» mit dem Hinweis auf eine Tierrechtsdokumentation bei YouTube auf alle freien Asphalt- und Betonflächen der Stadt.

«Schön», erhebe ich meine Stimme und fixiere dabei G., der in letzter Zeit ein wenig aus dem Leim zu gehen droht. «Aber der Irre hat zumindest mit einer Botschaft recht: ‹Warum bin ich so dick wie eine Kuh? YouTube: Milch!› Seit ich persönlich keine mehr trinke, habe ich schon fünf Kilo verloren. Solltest du vielleicht auch mal probieren!»

Ein bewunderndes Raunen und Auflachen geht über den Tisch.

«Touché», knurrt G. und hebt sein Glas.

Der noch viel spätere Abend sieht mich dann tatsächlich umringt von vier jungen Damen, die alles über meinen Veganismus wissen wollen und mit ihren Händen immer wieder staunend über meinen flachen Bauch fahren. Das Interesse an den ethischen Aspekten meines ausgeklügelten Lifestyles scheint sich bei ihnen zwar in Grenzen zu halten. Als empirisch überzeugendes Diätprogramm weckt die Lebensweise aber offenbar Interesse.

Mit S. stehe ich mittlerweile via Mail und SMS in fast täglichem Kontakt. Sie berichtet von ihren veganen Back- und Kochexperimenten, gibt Einkaufstipps und beichtet gelegentlich von peinlichen Ausrutschern – der Spargelcremesuppe im Restaurant, dem Käsekuchen bei einer Familienfeier, dem Rührei und der Vollmilchschokolade am eigenen Geburtstag. Sie fühlt sich zwar nicht unbedingt schlecht, wenn sie ihre veganen Vorsätze nicht zu einhundert Prozent einhält. Aber sie meint, man müsse sich selbst gegenüber wachsam bleiben, sonst mache man eines Tages nur noch Ausnahmen. Außerdem beschäftigt sie die Frage, wie sie sich zu Lederschuhen und Daunenbetten verhalten soll. Leder ist profitables Beibrot der fleischverarbeitenden Industrie und finanziert deren skandalöse Praktiken mit. In der Daunenindustrie werden die Gänse im Laufe ihres Lebens bis zu siebenmal gerupft, was in der Regel eine Qual ist und blutige Wunden hinterlässt.

Anderthalb Wochen nach dem Geburtstag lädt S. zu einem Kaffeekränzchen mit Freundinnen ein. Sie bittet mich, aus dem Veganz pflanzliche Sprühsahne mitzubringen. An der Garderobe bin ich bereits fertig angekleidet, als mir selbstkritisch einfällt, dass ich nicht gut mit Lederjacke in den veganen Supermarkt stolzieren kann und lieber in einen Halbmantel aus Baumwolle schlüpfen sollte. Das gemischte Publikum dort sieht heute aber so aus, als hätte es sich daran nicht groß gestoßen. Die Anzugtypen mit den Notebooktaschen und die Kapuzenpullimädchen in Leggins und Ballerinas tragen zumindest, soweit ich es beurteilen kann, auch alle Lederschuhe.

Die Entscheidung vor dem Regal fällt schwer. Es gibt nämlich drei Sprühsahneersatzsorten. Ich frage eine junge langhaarige Angestellte nach ihrer Empfehlung und wähle nach ausführlicher Beratung die «Sprühfertige Schlagcreme auf Reisbasis» von Soyatoo!. In der U-Bahn freue ich mich bereits auf ihre Inhaltsstoffe: «Reisdrink (Trinkwasser, Reissirup, Reisstärke, Reismehl), Kokosfett, Reis-Maltodextrin, Säuerungsmittel: Weinsäure, Verdickungsmittel: Seetangextrakt & Gummi Arabicum, Meersalz, Treibgas:

Distickstoffmonoxid». Ausgezeichnet. Meersalz, Seetang, Gummi *und* Weinsäure machen den Kuchen doch erst richtig rund!

Bei S. ist es dann etwas anders, als ich mir vorgestellt hatte. Außer uns beiden lebt niemand der Anwesenden vegan. Die anderen sind Mütter von Freundinnen und Klassenkameradinnen der älteren Tochter, zwei Väter drücken sich ebenfalls schüchtern an den Rändern der Kaffeetafel herum. Immerhin bekomme ich gleich ein Glas Crémant de Loire und einen veganen Kokostrüffel in die Hand gedrückt, Letzterer ein freundliches Mitbringsel einer experimentierfreudigen Feinbäckerin. Und für einen entwöhnten Pralinenliebhaber wie mich überaus schmackhaft.

Die Damenrunde parliert sich zunächst durch Themen, mit denen ich sonst nicht so in Berührung komme (eigenes Kind: eher Taschengeldsparer oder -verschwender? Kaiserschnitt: ja oder nein?). Angesichts von S.' tendenziell eher preußischer Haltung höre ich mit Wohlwollen, dass ihre Tochter wohl zu denen gehört, die mit fünf Euro auf Klassenfahrt geschickt werden und mit 4,60 Euro zurückkommen. Und auch die liberale Einstellung der Frauen zur Wahl der Geburtsmethode gefällt mir, die hier einstimmig auf den Punkt gebracht wird: «Das nächste *nur* mit Kaiserschnitt! Wenn überhaupt!»

Der vegane Käsekuchen auf der Basis von Sojajoghurt und der vegane Apfelkuchen finden allgemein Zustimmung, auch meine, obschon ich kein so großer Kuchenfreund bin. An der Reissahne aus der Sprühdose scheiden sich jedoch die Geister. Nur S. und ich zeigen uns davon einigermaßen angetan, wahrscheinlich, weil uns nichts anderes übrigbleibt. Die anderen Gäste belassen es beim vorsichtigen Probieren und entsetzten Kopfschütteln.

Die meisten von ihnen sind Lehrerinnen oder im Kulturbetrieb beschäftigt und daher auf eine positive Weise eigensinnig und meinungsstark. Nach einigen Fragen zu meinem veganen Selbstversuch stehe ich längere Zeit im Mittelpunkt amüsanter Debatten.

Während der Berichte über Hamburger Lokale und Berliner Samenbomben hängt man regelrecht an meinen Lippen. Etwas stiller wird es erst, als S. noch einmal ihre ethischen Motive erläutert und dabei nicht vor drastischen Beispielen aus der Welt der Tierhaltung zurückschreckt.

Am frühen Abend löst sich das Kränzchen auf. Fast alle Gäste versichern zum Abschied eilfertig, sich über ihren Fleisch- und Milchkonsum künftig etwas stärker Gedanken zu machen. Beschwingt von drei Gläsern Crémant und den überraschend angenehmen Gesprächen im Kreise junger Mütter, gehe ich zu Fuß durch die linde Frühlingsluft der Brückenstraße bis zum Sachsenhäuser Ufer, um den Main zu überqueren.

Auf der Mitte der Alten Brücke bleibe ich stehen, um mit dem Smartphone vor zart bewölktem Himmel ein Foto von den babylonischen Türmen des Bankenviertels und den Ausflugsdampfern am Mainkai zu schießen. Als ich in die dunklen Fluten des Mains hinabschaue, denke ich, wie interessant es ist, dass einem als Veganer nichts selbstverständlich sein kann. Immer muss man tief unter die Oberfläche der Dinge schauen, unentwegt Stellung beziehen, allzeit bereit sein, im Trüben zu rühren und den alltäglichen Kleinigkeiten ihr düsteres Geheimnis abzuringen. Ein simples Steak hat seine eigene, blutige Geschichte, ein gewöhnliches Glas Milch ist in gespenstische, globale Wirtschaftskreisläufe eingebunden, hinter jedem verdammten Frühstücksei steckt ein Skandal, und selbst am scheinbar harmlosen Honig entscheidet sich möglicherweise die Zukunft der Welternährung.

Gleichzeitig muss man als vegan lebender Mensch, weil buchstäblich überall versteckte Gefahren und Versuchungen lauern, den Kopf über Wasser halten, gangbare Wege durch das Dickicht der Uferböschung schlagen und ganz pragmatisch Grenzen ziehen, wenn man irgendwann wieder Land unter den Füßen spüren will. Ich zum Beispiel habe gleich zu Beginn entschieden, die heikle Problematik der Lederschuhe erst einmal zu ignorieren. Als Brücke diente mir die Überlegung, dass es keinem lebenden Tier etwas nutzt, wenn ich mich von meiner teuren Schuhsammlung trenne. Zumal ich immerhin zwei Paar vegane Vans Old Skool Skaterschuhe mein Eigen nenne. Aber keine Frage, das klingt gleich viel weniger konsequent, aufklärerisch und radikal – vielmehr einfach nur nach klassischem Kompromisslertum: Wasch mir den Pelz, aber mach mich nicht nass.

Ich bin verwirrt. Kann man diese grüblerischen Gedankenspiralen denn nie zu einem befriedigenden Abschluss bringen?

Am Freitag des Redaktionsschlusses spielen mir meine jugendlichen Kollegen einen drolligen Streich. Nach dem Abendessen – Königsberger Klopse, an deren Stelle mir Korrekturassistentin K. liebenswürdigerweise eine vegane Alternative aus Morcheln und Spargel gezaubert hat – füttern sie mich mit Unmengen von Bier und Gin Tonic. Da dies die Lieblingsdrinks meiner verehrten Flaggschiff-Veganerin Victoria sind, habe ich der Attacke nichts entgegenzusetzen; wegen der veganen Dreisternemahlzeit bin ich ohnehin in weicher, versöhnlicher Stimmung. Als ich später mit dem Kollegen H. konzentriert im Layout sitze und die Textbeiträge der von mir verantworteten Rubrik auf dem Bildschirm in Spalten gieße, schleicht sich Redaktions-Benjamin M. von hinten an und erschreckt mich mit den Worten: «Hey, wir wollten dir doch heute einen Facebook-Account erstellen – die Zusage steht hoffentlich noch, oder?»

«Sicher, auf jeden Fall!», murmele ich, um Zeit zu gewinnen. «Im Moment ist allerdings ein bisschen schlecht, vielleicht nächste Woche oder so?»

Auf diese Weise habe ich in den vergangenen Jahren alle Versuche der jungen Generation, mich in die neumodische Welt der sozialen Netzwerke zu locken, abgeblockt. Alle, die mich zu Twitter, Facebook, Skype oder Xing lotsen wollten, habe ich endlos vertröstet, immer neue Ausreden gefunden, warum es ausgerechnet jetzt nicht passt, bis sie nach einer Weile entnervt aufgaben. Ich hatte mich in meiner schrumpfenden analogen Welt gemütlich eingerichtet und war stolz auf meine digitale Zurückgebliebenheit in Sachen Kommunikation.

Kraft seiner überschäumend optimistischen Jugendlichkeit lässt M., der nur wenig mehr als zwanzig Lenze zählt, diesmal unbegreiflicherweise nicht locker. Kaum ist die Rubrikangelegenheit erledigt, schiebt er mich mitsamt meinem Drehstuhl aus dem Layout durch die Flure an meinen Schreibtisch und beginnt mit der Anmeldeprozedur. Mein lautstarker Protest, ich hätte jetzt «wirklich Wichtigeres» zu tun, nämlich «dringend Ablehnungsmails an Autoren zu tippen», wird mit einem wie von der Zauberhand eines anderen Kollegen frisch gemixten Gin Tonic erstickt.

In den kommenden Wochen erkunde ich die für einen Schreibtischarbeiter unschätzbar schöne Möglichkeit, in den Pausen der letztlich einsamen Tätigkeit jederzeit die Möglichkeit zu einem kleinen Schwatz oder einem inspirierenden Gedankenaustausch zu haben. Musste ich erst Veganer werden, um die Fensterläden in meinem Kopf zu öffnen, frischen Wind hineinzulassen und dieses Geschenk Mark Zuckerbergs an die Menschheit würdigen und für mich nutzen zu können? Offenbar ja. Ich entdecke unzählige vegane Seiten in dem Netzwerk, auf denen von morgens bis abends über sämtliche Aspekte des veganen Lebens informiert und debattiert wird, von veganen Turnschuhen bis zum Feminismus, vom veganen Backen bis zur herrschaftsfreien Gesellschaft. In der geschlossenen Facebook-Gruppe «Vegane Singles» melde ich mich aber lieber nicht an. Ich will den Zustand ja nicht zementieren.

Anfang Juni ist die Temperatur auf fünfundzwanzig Grad hochgeschnellt. Ich nutze jede Gelegenheit, über die Berger Straße mit ihren Sonnenschirmen und Bierbänken zu schlendern und in den anliegenden Geschäften meine hochspezialisierten Einkäufe zu tätigen. Manchmal habe ich den Eindruck, ich versuchte ganz alleine, den diesjährigen Umsatz mit veganen Produkten in Deutschland über die psychologisch wichtige Ein-Milliarden-Euro-Grenze zu hieven. Meine Kochkünste sind derweil immer ausgefeilter geworden. Bei einem Kurzbesuch meiner Eltern habe ich ihnen das Süßkartoffel-Curry in einer Version mit Auberginen, Paprika und Cashewkernen vorgesetzt, und sie haben es gemocht und Nachschlag verlangt. In den Tagen danach habe ich einen Schwenk in die afrikanische Küche gemacht und viel mit roten Bohnen, Erdnüssen und einer Swasiland-Gewürzmischung experimentiert, die Koriander, Kreuzkümmel, Ingwer und Zimt enthält. Zusammen mit Reis ergeben diese Zutaten ein schnelles, preiswertes Alltagsessen.

Zu Pfingsten habe ich grünen Spargel mit Olivenöl, Fleur de Sel und Balsamico im Backofen gegart und mir dazu geräucherten Sesam-Mandel-Tofu, Kartoffelspalten sowie ein rotes Zwiebelconfit serviert. Dieses Gericht gerät kulinarisch so überzeugend, dass ich am nächsten Wochenende etwas Ähnliches bereite, nämlich pfannengebratenen weißen Spargel mit Räuchertofu und Paprika an einer leichten Orangensauce zu Wildreismischung und Guacamole – fast noch besser! So habe ich gelernt, dass eine gute vegane Mahlzeit weniger hierarchisch und zentralisiert aufgebaut werden muss als eine mit Fleisch oder Käse im Mittelpunkt und dafür mehr Komponenten braucht, damit sie durch die unterschiedlichen Kombinationsmöglichkeiten während des Essens spannend bleibt.

Inzwischen koche ich auch immer so viel, dass es für zwei Personen reicht, weil es ja jederzeit sein kann, dass während des Kochens jemand an der Tür klingelt, sich in mich verliebt und mitessen möchte. Falls das nicht geschehen sollte, habe ich eben schon mal was für den nächsten Tag oder fürs Tiefkühlfach. Außerdem habe ich begonnen, meine Wohnung gründlich aufzuräumen, zu schmücken und neu einzurichten. Mitunter bin ich über das Ausmaß meiner Persönlichkeitsveränderung geradezu erschrocken. Ich kriege zum Beispiel eine wahnsinnige Lust, Möbelprospekte zu studieren und mir auf der Ikea-Homepage Traumwohnungen einzurichten – so kenne ich mich gar nicht! Ganze Nachmittage verbringe ich auf der Suche nach Wohnaccessoires in Läden wie Depot oder Nanu Nana in der Innenstadt. Echt witzige Sachen haben die da teilweise!

Bei einem Einkauf im Veganz fällt mir neben der Kasse ein Aushang ins Auge, auf dem «D.s Kitchen» verschiedene Kochkurse anbietet, darunter auch den fünfstündigen Workshop «Veganes Frühlingspicknick für draußen und drinnen» am folgenden Samstag (Preis: «Siebzig Euro incl. Getränke und Tischwein»). Kurz entschlossen melde ich mich per E-Mail an, erhalte aber einen Tag später von D. die Antwort, dass ihr Kurs wegen zu geringer Teilnehmerzahl nicht stattfinden kann. Das wundert mich kein bisschen. In der Zeit, die man als Veganer auf das Zustandekommen eines Kochkurses wartet, hat man sich das Kochen längst selbst beigebracht.

An einem dieser frühen Junitage laufe ich mittags die Berger Straße hinab zum Wochenmarkt am Uhrtürmchen. In den Straßencafés sitzen schon wieder die Müßiggänger wie die Wespen im Hochsommer auf den Puddingteilchen der Bäckereiauslagen. Vor dem Biospahn Vegan ist dagegen nichts los. Mich erstaunt es nicht. Die Klopse waren wirklich wenig königlich, das hat sich wohl herumgesprochen.

Vor dem Bornheimer Marktplatz ist die Ampelanlage ausgefallen, weshalb ich die vielbefahrene Saalburgstraße rennend überqueren muss. Dank meiner veganen Fitness schaffe ich es aber lebend auf die andere Seite, auf der sich das Volk laut und zahlreich tummelt. Am Stand mit den Salzgurkenfässern begegne ich B., der als gelegentlicher Henscheid-Besucher und Freund des Kabarettisten V. zum Bekanntenkreis zählt. Er beißt gerade in ein Bismarckheringsbrötchen und schüttelt mir mit seinen Fischfingern stumm die Hand.

«Du Genießer!», begrüße ich ihn und wische mir die Finger verstohlen am Hinterteil ab.

«Ach, na ja», lacht er verschämt. «Ich habe mich jetzt ein Jahr vegan ernährt, aber gestern habe ich so gesoffen, dass ich das einfach mal brauchte.»

«Oha!», rufe ich verblüfft, während sich meine Nackenhaare kräuseln. «Ich lebe seit zwei Monaten vegan. Ist es heute das erste Mal, dass du vom geraden Weg abweichst?»

«Nö», sagt B. weiter an seinem Brötchen mümmelnd. «Weihnachten hab ich ein Stück Gänsebraten gegessen. Das konnte ich meiner Mutter nicht antun. Und neulich bei einer Grilleinladung hab ich Lammbraten gehabt. Aber sonst?»

Während er zu Ende kaut, denkt er nach: «Ich bin da aber auch anders als die meisten anderen Veganer. Ich mache das aus reinem Bock.»

«Wie das?», staune ich.

«Mich hatte jemand zum veganen Essen eingeladen, und das hat so saugeil geschmeckt, dass ich von einem auf den anderen Tag beschlossen habe, das auch zu machen.»

«Interessant», bemerke ich spitz. «Und die Tiere sind dir egal?»

«Ich mach's jedenfalls nicht hauptsächlich deswegen.»

B. sagt, dass er in dem Jahr zwanzig Kilo abgenommen, aber – er fasst sich an den immer noch ansehnlichen Bauch – in letzter Zeit auch wieder etwas zugelegt habe.

«Ich fresse wohl zu viele Kohlehydrate», kichert er.

«Lass uns uns doch die Tage mal treffen», schlage ich vor. «Bisschen reden, was trinken.»

«Besser noch: was essen!», freut sich B. «Pass auf, wie wär's mit morgen am frühen Abend vor dem Mancini auf der oberen Berger Straße? Um sechs?»

«Perfekt», schlage ich ein. «Ich wohne da gleich um die Ecke.»

Wir tauschen noch Telefonnummern aus, dann zieht jeder seines Weges. Meiner führt mich an mehreren Gemüseständen vorbei in Richtung Zeitschriftenladen, wobei mich die bunte Pracht der prallen Feldfrüchte, die hier zu beiden Seiten ausgestellt sind, über alle Maßen ergötzt. Wie hässlich muten dagegen der Geflügelwagen und der stinkende Fischwagen mit ihren blassen, ausgebluteten Tierleichen an!

Der Zeitschriftenladen liegt im Halbdunkel. Nach einem Blick zurück durchs Schaufenster auf die ebenfalls dunklen Geschäfte gegenüber verstehe ich endlich. Stromausfall in Bornheim Mitte. Deshalb auch die tote Ampel.

«Zum Glück haben Sie hier keine Kühltruhen», sage ich höflich zum Ladeninhaber.

Er deutet wortlos auf die elektronische Registrierkasse.

«Wie blöd», sage ich mitfühlend, zähle Kleingeld ab und lege es ihm hin.

«Lotto können wir heute auch vergessen», schaltet sich seine Frau ein. «Da sieht man erst mal, wie abhängig wir vom Strom sind. Wenn wir wenigstens die Markisen einfahren könnten, dass es ein bisschen heller hier drin würde!»

«Na dann: guten Abend noch!», scherze ich und verlasse den düsteren Ort.

Nebenan in der Sparkassenfiliale ist aber alles hell erleuchtet, und ich kann problemlos Geld ziehen. Diese Institute haben bestimmt eigene Stromkreise, die haben ja Geld für so was. Fast bin ich ein wenig enttäuscht, dass überhaupt keine Katastrophenstimmung aufkommen will. Wir Menschen hätten es schließlich verdient – so wie wir Schindluder mit der Natur und ihren Geschöpfen treiben!

Zu Hause liegt eine neue Mail von D. im Postfach. Das vegane Frühlingspicknick wird nun mit Sicherheit Anfang Juli stattfinden, im Sommer also; zu dem Termin haben sich genügend Teilnehmer für den Kurs angemeldet. Im beigefügen Programm werden neben dreierlei Hummus, Guacamole und Mandel-Basilikum-Pesto auch Quinoa-Salat mit frischer Mango, Edamame und frischen Zitronen, Nuss-Gemüse-Burger, mariniertes Grillgemüse sowie Aprikosen-Tarte Tatin versprochen. Da mir bereits jetzt das Wasser im Mund zusammenläuft, schicke ich unverzüglich meine Zusage los und freue mich, in D.s netten Worten, auf den «beschwingten, informativen und äußerst leckeren Nachmittag» im Kreise anderer lernbegieriger Veganer.

Zum Treffen mit dem gestandenen Veganer B. am nächsten Abend schnüre ich meine blauen Vans und spaziere auf veganen Sohlen die dreihundert Meter hinunter zum Mancini, einer Art frankoitalienischem Nobel-Imbiss mit dem Wahlspruch «Eat smart». An dem ehemaligen Kiosk gibt es neben Focaccia hauptsächlich Socca, eigentlich eine Art Kichererbsenpfannkuchen aus Nizza, hier aber eher ein kleiner, dicker Pizzafladen, den man im Stehen oder an einem der fünf Tischlein mit Blick aufs Fünffingerplätzchen verzehrt.

Im Kapuzenpulli und mit Baseballkappe auf dem Kopf sitzt B. schon dort und hat ein großes Glas Apfelwein vor sich stehen. Ich ordere ebenfalls eins und setze mich dazu.

«Du isst am besten das Gleiche wie ich», kommt B. sofort zur Sache. «Die ‹Socca Suzuka› mit grünem Spargel, Aubergine, getrockneten Tomaten, Tofu und Pinienkernen ist hier die vegane Spezialität.»

B. ist Kabarettist, Autor und so manches andere. Zum Beispiel Regisseur, Konzeptionist und Aktionskünstler. Aber auch Songtexter, Dramaturg und «Berater für Event-Kommunikation». Dass er bereits auf Mitte fünfzig zugeht, sieht man ihm nicht an.

«Du bist also seit einer Essenseinladung vor einem Jahr Veganer?», frage ich, nachdem wir die Bestellung aufgegeben haben.

«So ungefähr», nickt B. «Die Andrea hat eine Tomatensuppe mit Cashewschaum serviert und danach eine Lasagne mit Zucchini und Auberginen und Räuchertofu. Das hat so geil geschmeckt! Ich hab mir das Kochbuch besorgt, aus dem die das hatte, und das Rezept eine Woche später nachgekocht. Und ich habe sofort Lust auf mehr gehabt und von einem auf den anderen Tag beschlossen, mich vegan zu ernähren.»

«Aber», sage ich verwundert, «du hättest doch ohne weiteres alle möglichen veganen Genüsse ausprobieren können, ohne gleich komplett Veganer zu werden.»

«Ich wollte doch kein Flexitarier sein», kichert B.

«Flexitarier?»

«So nennt man Leute, die im Prinzip vegan leben, aber zu besonderen Gelegenheiten und gesellschaftlichen Anlässen mal ein Auge zudrücken.»

«Pfff …», schüttele ich den Kopf. Sachen gibt's.

«Ich hatte einfach Lust, alles neu zu lernen», sagt B. und trinkt genießerisch einen Schluck von seinem Apfelwein. «Und das muss man eben, möchte man vegan kochen. Ich bin ja in der Küche nicht ganz unbewandert, weil meine Tante früher ein Cateringunternehmen hatte, wo ich oft ausgeholfen habe, aber die alten Routinen passten da eben nicht mehr.»

Er seufzt: «Und das wiederum passte für mich zu so einer Neuorientierung, die ich in der Zeit sowieso nötig hatte.»

«Was war denn los?», frage ich, dem irgendetwas an der Geschichte plötzlich bekannt vorkommt.

«Ich hab meine Firma nach zwanzig Jahren geschlossen und mich komplett aufs Schreiben verlegt. Der Vorsatz war: Ich will mich jetzt verändern. Und wenn ich mir eine Aufgabe stelle, bin ich Extremist. Das ziehe ich dann durch.»

«Auch wenn es Verzicht auf Liebgewonnenes bedeutet?»

«Das ist für mich kein Verzicht», wehrt B. ab. «Das ist ein Vergnügen! Es ist toll gewesen, plötzlich wieder nach Rezept zu kochen. Ich hatte immerhin fünfundzwanzig Jahre in kein Kochbuch mehr geguckt.»

«Gibt es wirklich nichts, was du vermisst?»

«Nein, wirklich nicht! Ich fand das so erfrischend wie das Erlernen einer neuen Sprache. Ein Gewinn, kein Verzicht.»

Ich schaue wohl einigermaßen skeptisch, denn B. prostet mir lachend zu und bestellt eine neue Lage Apfelwein.

«So eine neue Küche zu lernen diszipliniert natürlich», sagt er und greift sich an den Bauch. «Ich habe zwanzig Kilo abgenommen, seit ich mich vegan ernähre. Aber in letzter Zeit nehme ich zu viele Kohlenhydrate zu mir, vor allem abends. Knabberzeugs. Sandwiches, wahrscheinlich auch zu viel Soja. Dazu kommt noch, dass ich immer für mich und meine Frau koche, es aber, wenn sie keinen Hunger hat, alleine aufesse. Ich kann nichts wegschmeißen, bin halt so erzogen worden.»

«Haha, ich auch», feixe ich. «Bist du eigentlich Protestant?»

«Ich bin auf einem katholischen Priesterseminar zur Schule gegangen, aber von Haus aus Protestant. Jetzt natürlich schon seit langem Atheist. Ich hab auch mal eine Zeitlang mit einer Hardcore-Christin zusammengelebt. Die hat immer vor dem Essen die Hände gefaltet und gebetet. Irgendwann hat die erwartet, dass ich da mitmache. Und ich so: ‹Nein, Kerstin! Bestimmt nicht!›»

«Ich meinte auch eher die Geisteshaltung», sage ich weise. «Wie bei Max Webers protestantischer Pflicht- und Verzichtsethik. Also dass man für ein höheres Ziel oder eine zukünftige Investition gern auf momentanen Genuss verzichtet. Wie ein Veganer zugunsten der Tiere.»

B. verschränkt beleidigt die Arme: «Ich empfinde es nicht als Verzicht!»

Ich: «Echt nicht? Ach komm!»

Er: «Nein! Kein Verzicht!»

Dafür kommen jetzt die Soccas. Sie sehen in ihrem Farbreichtum – grüner Spargel auf roter Tomatensauce, beigefarbene Sojawürfel, violettschwarze Auberginen, dunkelrote Trockentomaten, weißgelbe Pinienkerne und hellbrauner Teig – nicht nur überwältigend aus, sondern schmecken auch so. Zudem reicht man dazu ein Näpfchen Gurkensalat mit Rosmarin und schwarzem Sesam.

«Ich habe bloß jetzt nach einem Jahr das Gefühl ...», sagt B. kauend, «... also ich weiß nicht, ob das wirklich das Richtige ist. Die kleinen Gelüste zwischendurch ... so viel Aufwand immer ... Ich esse zum Beispiel gerne Sandwiches, wie sie meine Mutter zu Hause früher immer gemacht hat. Deshalb finde ich auch die ganzen veganen Ersatzprodukte gut, weil man damit seine Essgewohnheiten beibehalten kann, die man ja zum Teil doch aus der Kindheit hat.»

«Ersatzprodukte sind wichtig», pflichte ich bei. «Ohne sie würde mir das Essen zu langweilig, und das stimmt, was du sagst: Meine erworbene Essgewohnheit will mindestens eine dritte Grundkomponente, neben Gemüse und Kohlenhydratbeilage.»

«Das vegane Kebab zum Beispiel», schwärmt B., «schön scharf angeröstet, das ist eigentlich kaum ein Unterschied zum echten, die Gewürze machen es. Und wenn du dir dann so einen Döner im Fladen bereitest, mit Salat und Sojajoghurtsauce, das gibt dir dann eben die Befriedigung. Ich bin ein Dönerkind, da haben mich die Achtziger in Berlin geprägt.»

«An veganen Döner habe ich mich noch nicht rangetraut», gestehe ich.

«Lohnt sich! Das ist auch eine Frage der Haptik. Ich brauche dieses Gefühl, zwischen den Fingern und im Mund. Wie bei meinen Sandwiches: Brot, veganer Aufschnitt, Senf, Gürkchen, Sojannaise.»

Er bemerkt meinen angewiderten Blick. «Die ist gar nicht übel!»

Dann wird er wieder nachdenklich: «Aber die letzten sechs bis acht Tage stelle ich mir schon die Frage, ob mir Soja so guttut. Ob ich mich für die Proteinversorgung nicht besser mal nach Lupinenprodukten umschaue. Es ist natürlich sowieso so eine Sache mit den Ersatzprodukten. Ich habe die Tage im Fernsehen eine Sendung gesehen, in der gezeigt wurde, was zum Beispiel in so pflanzlichen Wurstprodukten drin ist. Jede Menge Chemie, die ganzen E-Nummern. Totale Scheiße eigentlich.»

«Themenwechsel», befehle ich. «Wie kommst du in der Welt der Allesfresser zurecht?»

«Wenn ich irgendwo eingeladen bin, nehme ich mir zur Sicherheit immer was zu essen mit», sagt B. wägend. «Ich will keinem zur Last fallen.»

«Was denn so?»

«Meist einen Linsensalat. Der hält sich auch gut in der Tupperdose. Den nehme ich zum Beispiel immer mit, wenn ich bei Poetry Slams auftrete, wo ja Pizza als Verpflegung Standard ist.»

«Bist du schon mal angemacht worden wegen deines Veganismus? Misstrauisch beäugt oder beschimpft?»

«Nein. Im Gegenteil. Als ich im ersten halben Jahr so schnell an Gewicht verloren habe, haben alle gesagt: Toll, das bekommt dir ja anscheinend gut! Problematisch finde ich nur das gemeinsame Essen mit Nichtveganern. Man möchte ja sein Essen gerne teilen, das stiftet Gemeinschaft, und da freut man sich natürlich, wenn jemand mitmacht, auch wenn er kein Veganer ist. Aber das ist selten.»

«Wie stehst du zum Tier?»

«Ich mache mir keine Illusionen darüber, was man braucht, um sieben Milliarden Menschen zu ernähren.»

«Moment», wende ich ein. «Die meisten Veganer sagen, dass die sich rein pflanzlich viel effektiver ernähren lassen.»

«Wie dem auch sei», winkt er ab. «Ich habe jedenfalls als junger Mann fünf Wochen auf einem Bauernhof in der Champagne gearbeitet, und da musste ich morgens dreihundertfünfzig Schweine füttern. Essensreste, Mischfutter, denen kannst du alles geben, die sind ja Allesfresser. Wusstest du übrigens, dass auch bei den Hausschweinen die Eber Hauer haben? Und die wurden denen mit der Kneifzange abgeknipst, damit die sich nicht verletzen, die Schwänze natürlich auch ...»

«Moment!» Mir stehen die Haare zu Berge. «Und das musstest du machen?»

«Ja klar, das war für mich eine normale Arbeit wie Stacheldraht ziehen. Dabei lebten die Schweine eigentlich ideal, die hatten zwei große Wiesen. Dahinter standen die Rinder, Riesenviecher, ein Ochse hat mich mal mit seinem Horn am Arm erwischt. Das gab eine Wunde von zwanzig Zentimetern Länge!»

«Die Tiere sind halt auch nicht immer nett zu uns», gebe ich zu.

«Aber zurück zur Welternährung», mahnt B. «Ich habe das mal selber ausgerechnet: Man bräuchte eine Fläche von der Größe Mecklenburg-Vorpommerns, um den Hühnerbedarf in Deutschland artgerecht zu decken. Also anders als jetzt – ich habe in einem Film gesehen, wie die die Hühner mit einem Staubsauger einsammeln, um sie für den Transport fertigzumachen.»

Er legt die Stirn in Falten: «Also, ich habe schon Mitleid mit der Kreatur. Wenn ich selber jagen müsste, würde ich den Springbock, nachdem ich ihn erlegt habe, um Entschuldigung bitten. Aber sonst sehe ich Tiere eher als Nahrungsmittellieferanten. Die Welt ist halt kein Garten Eden. Der Mensch macht sich die Erde untertan. Das ist unsere Natur.»

«Findest du nicht, dass die Grenze viel fließender und durchlässiger ist?», frage ich. «Dass Mensch und Tier so weit auseinander nicht sind?»

B. zuckt mit den Achseln. «Für Katzen habe ich natürlich andere Gefühle als für Thunfische. Es würde mich unangenehm berühren, wenn mir jemand eine Katze braten würde. Kennst du eigentlich Oktopus im Backofen? Das ist was richtig Kuscheliges. Ich hab das früher immer so zubereitet, dass ich den Oktopus schön mariniert und dann in viel Olivenöl in einer Form für zwei Stunden in den Backofen geschoben habe. Nach einer Stunde etwa erhebt der sich aus der Form, ungefähr so ...» B. stellt mit Kopf und zwei Armen nach, wie sich der Oktopus über den Rand der Backform schiebt. «Das ist lustig. Da kannst du Mädchen schreiend aus der Küche laufen sehen.»

«Wollte ich immer schon mal», pfeife ich anerkennend.

«Apropos Oktopus», sagt er. «Jetzt im Sommer gehe ich ja für einen Monat nach Griechenland, und da habe ich mir auch schon überlegt, dass ich da lieber was Neues ausprobiere, als streng vegan zu bleiben. Wenn mir irgendwas Interessantes mit Fleisch oder Meeresfrüchten angeboten wird, sage ich wahrscheinlich nicht nein. Da ist meine kulturelle und kulinarische Neugier einfach größer. Ich mach den Veganismus ja aus Spaß an der Freude.»

«Aber du warst sonst bisher konsequent?», frage ich beunruhigt. «Bis auf den Bismarckhering, das Lamm und die Gans?»

«Ja. Weihnachten ist bei uns ein Familienfest. Ich wollte meine Mutter nicht mit meinem Spleen quälen. Und bei dem Grillfest, wo es den Lammbraten gab, wollte ich auch nicht das Ritual brechen.»

«Klar, das gemeinsame Verzehren des Opferlamms ...», sinniere ich.

«Ich brauche sonst auch eigentlich kein Fleisch.» B. strafft seine Schultern. «Der Veganismus versorgt einen eben mit einem anderen Bewusstsein. Früher habe ich einmal im Jahr japanisches

Fasten gemacht. Da gibt's nur Wasser. Aber du kriegst nach einer Woche so ein Bewusstsein, so eine Bewusstheit, eine Klarheit, die ist unglaublich gut. Man weiß ja inzwischen, dass wir hier unten ein zweites Hirn sitzen haben.» Er deutet auf seinen Unterleib. «Dass im Darm Millionen Nerven sitzen, die auch mit unserem Bewusstsein in Interaktion treten. Ist ja klar, dass man da mit einer anderen Ernährung auch einen anderen Bewusstseinszustand hervorruft.»

Schweigend schauen wir eine Weile den jungen Frauen hinterher, die die Straße in ihren Sommerkleidern hinabflanieren. Dann verabschieden wir uns herzlich.

Zu Hause spüre ich den anderen Bewusstseinszustand sehr deutlich, da mögen die vier Gläser Apfelwein etwas nachgeholfen haben. Einerseits finde ich bewundernswert, wie B. für sich offenbar einen Weg zwischen Bornheimer Savoir-vivre und veganer Prinzipienreiterei entdeckt hat. Andererseits sieht mir alles danach aus, als könnte aus ihm in naher Zukunft doch noch ein Flexitarier werden.

Über diese Leute, wenn es sie denn wirklich gibt und sie sich tatsächlich als solche bezeichnen, rege ich mich den Rest des Abends tierisch auf. Was ist denn das für eine schwammige Haltung, Veganismus prinzipiell für nötig zu halten und dafür im Alltag hin und wieder mal ein Opfer zu bringen, aber alle Prinzipien über Bord zu werfen, wenn der Anlass nur festlich genug ist? Die Menschen so schön und die Nacht so lau? Oder egal – wenn man einfach gerade *Bock* drauf hat? Dann ist es plötzlich keine gequälte Tierleiche mehr, die man da verspeist?

Diese Flexitarier hängen sich einfach an uns und unser blendendes Image als Veganer dran, möchten aber auf nichts verzichten. Sie wollen das Beste aus beiden Welten, aber umsonst und sogar noch nachgeschmissen. Das ist eine Unverschämtheit!

7.

Menschenfischer

Der Sommer nimmt langsam Fahrt auf. Er wird als einer der heißesten Sommer seit Beginn der Messungen in Deutschland in die meteorologische Fachgeschichte eingehen, für neue Allzeittemperaturrekorde sorgen und in den Augen vieler Menschen einen weiteren Beweis für die brenzligen Folgen des globalen Klimawandels darstellen. Während sich in der ersten Junihälfte heftige Unwetter und Höchstwerte von bis zu fünfunddreißig Grad abwechseln, versuche ich meine vegane Ernährungsweise zu vervollkommnen, indem ich sie stärker auf meine Bedürfnisse zuschneide.

Wenn ich Zeit dazu habe, koche ich aufwendig und zelebriere den schöpferischen wie auch handwerklichen Prozess, an dessen Ende eine kulinarische Belohnung steht. Wenn nicht, dann mache ich mir etwas Schnelles oder fahre für eine Falafel beim «Aroma» vorbei, einem israelischen Imbiss, der in einem Backsteinpavillon am Adlerflychtplatz im Nordend untergebracht ist. Hier gibt es nach Ansicht vieler die beste Falafel und den besten Hummus der Stadt, hier habe ich wohl meinen sehnsüchtig gesuchten «Libanesen» gefunden. Zwar muss man stets eine Weile Schlange stehen, um die Bestellung aufzugeben, und dann zehn Minuten warten, bis das Essen ausgerufen wird. Doch die farbenfrohe und geschmacksexplosive Mahlzeit, die man am Stehtisch oder auf einem Mäuerchen am Platz verzehrt, lohnt die Mühe jedes Mal.

Ich bin allerdings gar nicht mehr durchgängig auf der Jagd nach lukullischen Erlebnissen. Paradoxerweise ist mir Essen zugleich wichtiger und unwichtiger geworden. Oft esse ich nur, um meinen Hunger zu bekämpfen oder ihm vorzubeugen, und lasse mich bei der Frage des rechten Zeitpunkts von der inneren Stimme leiten. Wenn mich irgendwann am Tag die Lust auf ein rasches geschmackliches High übermannt, bringen mich ein Schluck Kokoswasser, eine Handvoll Gemüsechips oder ein Mangosorbet mit gehackten Paranüssen umgehend wieder in die Spur. Gute Dienste leisten mir auch exotische Trockenfruchtmischungen, die in Verbindung mit kleingestückelter Zartbitterschokolade und gerösteten, gesalzenen Cashewkernen eine alltagstaugliche Alternative zu meinen früheren Pralinenvorlieben bieten.

Als ärgerlich stellt sich nur heraus, wie geschwind mir das Geld durch die Finger rinnt, obwohl ich gar nicht mehr so oft im Veganz einkaufe. Wegen der günstigeren Preise suche ich meist normale Biosupermärkte auf, an deren ältere, knochige Kundschaft ich mich mittlerweile genauso gewöhnt habe wie an die meist antiseptische Atmosphäre. Dennoch geht mein veganes Leben finanziell ganz schön an die Substanz. Zwar kostet ein Werktagsgericht auf der Basis von Kichererbsen, Gemüse und Reis so gut wie nichts, aber sobald man regelmäßig mit Pinienkernen, frischen Kräutern oder Mandelmus arbeitet, leert sich das Konto im Handumdrehen. Irgendwie muss ich schleunigst meine Ausgaben unter Kontrolle bringen oder neue Geldquellen auftun.

Eines Abends überlege ich sogar schon, ob es nicht Wege gäbe, mein neuerworbenes veganes Wissen zu versilbern. Ich habe inzwischen einige Gerichte entwickelt, deren Rezepte ich ohne weiteres auf den Buchmarkt schmeißen könnte, wenn ich mir nur die Mühe machte, Zutaten, Mengenangaben und Garzeiten aufzuschreiben. Noch genialer wäre es, wenn ich ein einzigartiges veganes Nischenprodukt entwickelte, das mir von Konsumenten meines Schlages begeistert aus den Fingern gerissen würde – ich denke da an eine exquisite Süßware aus exotischen Trockenfrüchten mit Schokoladenstücken und Cashewkernen! Tagelang experimentiere ich mit dem richtigen Mischungsverhältnis, ehe mich der quälende Gedanke, einen Businessplan erstellen und Investoren ködern zu müssen, wieder Abstand von der Idee nehmen lässt.

Da ich aber an vielen Tagen überhaupt nur esse, um möglichst lange nicht an Essen denken zu müssen, verliere ich weiterhin an Gewicht. Nachdem ich erstmals unter die 71-Kilogramm-Marke gerutscht bin, probiere ich tatsächlich alle meine aussortierten Kleidungsstücke an. Ergebnis: Neun zusätzliche Hemden stehen mir plötzlich zur Verfügung, ohne dass ich auch nur einen Cent dafür ausgegeben hätte. Ich kann sämtliche Jeans wieder tragen, bis auf eine, die schon zu weit ist, und ein Stapel von elf weiteren Hemden, als Motivationshilfe auf der Schlafzimmerkommode platziert, wartet nur darauf, dass ich demnächst die siebzig Kilo reiße.

Gleich am nächsten Tag führe ich ein tiefblaues Hemd mit stilisiertem Blumenmuster aus, das ich außerhalb der Umkleidekabine noch nie anhatte. Ich erstand es in einem Outletstore, weil es so gut aussah und überdies spottbillig war. Ich dachte damals: Wenn ich bald einmal abnehme, besitze ich ein weiteres Hemd für schöne Gelegenheiten. Wenn nicht, soll's mir auch egal sein – diese Klamotten kriegt man ja heutzutage nachgeworfen!

Anlass für das öffentliche Debüt des Kleidungsstücks ist die Gartenparty, zu der Kollegin M. am Abend ihres Geburtstags eingeladen hat. Da sie in einem Stadtteil weit draußen im Westen wohnt, benötige ich für den Weg eine Dreiviertelstunde mit dem Bus. Während das umweltfreundliche Nahverkehrsmittel im Schein der Abendsonne durch die Vorstädte mit ihren Autowerkstätten und Familienwohncontainern tuckert, betrachte ich meine schicken Schuhe. In diesem lichten Moment meine ich erstmals zu begreifen, dass in dieser gegerbten Haut früher ein Tier steckte, vermutlich ein Kalb. Ich empfinde Mitleid mit dem Geschöpf, das dafür sterben musste. Wenn ich als Veganer wirklich konsequent sein wollte, müsste ich die Schuhe sofort ausziehen und wegwerfen.

Als ich jedoch, um mich abzulenken und mein Gewissen zu beruhigen, intensiv in das Muster des Hemds starre, fällt mir mit Schrecken ein, dass diese Textilien ja auch nicht auf Bäumen wachsen. Irgendjemand hat dafür gearbeitet, vielleicht ein Kind in einer der baufälligen und gelegentlich einstürzenden Textilfabriken Bangladeshs. Angesichts des lächerlichen Preises wird das Kind dafür nicht allzu üppig entlohnt worden sein. Eigentlich müsste ich auch das Hemd ausziehen und wegwerfen.

In meiner Not greife ich zum Smartphone, um damit herumzuspielen. Leider fällt mir sofort ein, dass die Arbeitsbedingungen in der ostasiatischen Elektronikindustrie ebenfalls haarsträubend sein sollen. Von den blutigen Geschichten rund um das für die Chipfertigung essenzielle Erz Coltan im Kongo ganz zu schweigen. Während ich hier also gerade einem Tier nachtrauere, das schon seit Jahren tot ist, laufen auch die ganzen anderen unfassbaren Skandale, auf denen mein alltäglicher Konsum gründet, ungerührt weiter. Wenn ich dieselbe ethische Konsequenz, die ich bei meiner Ernährung walten lasse, ebenso auf meine Garderobe und sonstigen Habseligkeiten anwenden würde, müsste ich bei der Geburtstagsparty eigentlich nackt erscheinen.

Doch auch dann wäre die Welt noch kein Stück besser. Ich würde mich lediglich besser fühlen. Und nackter!

Irgendwann springe ich aus dem Bus und stehe an einem Bahnübergang draußen in der Walachei. Grillen zirpen in den Feldern, der Smartphoneempfang lässt mich im Stich, sodass ich das Navi nicht benutzen kann. Orientierungslos warte ich auf Passanten, um auf die klassische Art nach dem Weg zu fragen. Die ersten drei antworten gleichklingend: «Ich weiß nicht. Ich bin selber nicht von hier.» Nach und nach werde ich sauer – gibt es in diesem Land denn keine Einheimischen mehr? Gottlob spaziert ein älteres Pärchen vorbei, das sich noch auskennt. An einem kleinen Heizkraftwerk vorbei finde ich in die Reihenhaussiedlung, in der M. mit ihrer Familie lebt.

Gefeiert wird hinter dem Haus, im Garten, der durch dichte Hecken von den Nachbargrundstücken abgeschottet ist. Kollegen und Freunde der Jubilarin sind schon in großer Zahl versammelt, Getränke liegen in riesigen Plastikwannen voller Eis, und die Stimmung schwappt bereits über. Es ist, so will es allen erscheinen, der erste Hochsommertag des Jahres, vorverlegt in den Juni. Den späten Frühling erkennt man aber immer noch: Die Vögel auf den Dächern und Wipfeln geben zwitschermäßig ihr Bestes, um die angemessene Geräuschkulisse zu dem Massaker zu veranstalten, das die Gäste gleich auf ihren Tellern anrichten werden.

Kollegin M. ist nämlich eine Feinschmeckerin, die aber auch gern einen Kult um besonders bodenständige Gerichte veranstaltet. Deshalb stehen heute hessische Delikatessen auf dem Programm, was mich überaus erleichtert. Unter anderem gibt es Presskopf mit Petersilie und Zwiebeln, eine Wurstspezialität, deren Anblick mir schon früher zuwider war. Auch die roten Rindswürste mit ihrer dicken, ledrigen Haut, die wahlweise gekocht oder vom Grill zu haben sind, lassen in mir keinen Neid aufkommen.

Hungern muss ich jedoch nicht, denn M. hat trotz ihrer Vorbehalte gegenüber dem Veganismus eigens für mich eine große Portion Frankfurter Grüne Sauce auf der Basis von Alpro-Sojajoghurt bereitet und mit Frischhaltefolie abgedeckt. Auf dieser sind mit schwarzem Edding meine Initialen aufgemalt, es sieht ein bisschen aus wie «Sonderkost für den Patienten Tietze». Dazu reicht mir M. Pellkartoffeln und frittierte Gemüsebällchen aus der Tiefkühltruhe – mit so großer Geste, dass jeder Gast auf Anhieb weiß, dass ich der bedauernswerte Veganer bin.

«Ich dachte erst, das kann ich dir doch nicht antun, als ich den

Sojajoghurt probiert habe», schreit sie durch den Garten. «Ganz furchtbar schmeckte der! Ich hab gedacht: Du Armer!»

«Egal», wispere ich. «Trotzdem sehr nett von dir.»

Dann erzählt M., dass ihr vierzehnjähriger Sohn beim Abschmecken geholfen habe, weil sie bis zum Schluss unsicher gewesen sei, ob man die Sauce überhaupt jemandem anbieten könnte. Der Sohn habe aber energisch widersprochen und ganz im Gegenteil befunden, es schmecke richtig gut. Während des Speisens finde ich zwar, dass der junge Mann eventuell übertrieben hat, aber man muss Essen ja auch nicht immer so wichtig nehmen. Jedenfalls nicht so wie der lustige Nachbar, der sich dazusetzt und mir eine Weile vorgaukelt, er wäre ebenfalls Veganer, ehe er sich schließlich zwei gegrillte Rindswürste holt, um laut über meine Verblüffung lachen zu können.

Reine Bewunderung schlägt mir jedoch seitens der jüngeren Generation entgegen. M.s Sohn und sein fünfzehnjähriger Freund N. sind für die Bewirtung der Gäste mit Getränken engagiert. Sie kommen irgendwann cool angeschlendert, lassen ihre beeindruckenden Frisuren wippen und fragen, warum ich mich vegan ernähre. Weil ich die Teenager nicht mit Tierhaltung und Ähnlichem konfrontieren möchte, antworte ich: «Weil ich wissen will, wie sich das anfühlt. Aus Neugier gewissermaßen.»

In N.s Augen flackert leichtes Entsetzen auf: «Aber doch auch aus ethischen Gründen, oder?»

«Das ja sowieso», beeile ich mich zu sagen. Und denke: «Du Rotzlöffel! Woher kennen Leute deines Alters denn schon solche hässlichen Wörter?»

Die beiden nicken anerkennend und vollziehen ein seltsames Abklatschritual, das vermutlich bedeutet: «Yalla! War doch klar: ethische Gründe, Brudi!»

Anschließend fragen mich die beiden mit glühenden Gesichtern detailliert nach meinen veganen Erfahrungen und Lieblingsspeisen aus, bis sie nach einer väterlichen Ermahnung widerwillig zu ihren Pflichten zurückkehren müssen.

Um Punkt zehn Uhr gehen in den Häusern rechts und links die Rollläden runter, fast ein wenig demonstrativ, wie mir scheint. Die Gartengesellschaft lässt's sich jedoch nicht verdrießen, sondern hält mit ploppenden Kronkorken dagegen. Wie zuletzt immer in meiner Gegenwart beginnt sich das Gespräch um den Veganismus zu drehen. Kollege T., Vegetarier, verkündet seinen Entschluss, in Zukunft auf Lederschuhe zu verzichten. Seine alten wolle er zwar weitertragen, aber keine neuen mehr kaufen, weil er das bedenklich finde. Der sich ebenfalls vegetarisch ernährende Kollege L. ist damit durchaus einverstanden, hält aber die Suche nach einem Leben ohne jede Spur von getötetem Tier für bodenlosen Quatsch.

«In allen fossilen Brennstoffen können solche Spuren enthalten sein», redet er sich in Rage. «Es ist einfach nicht auszuschließen, dass zwischen all den Bäumen und Pflanzen auch Tierreste zu Kohle oder Öl geworden sind. Und deren Energie darf man dann als Veganer auch nicht benutzen? Und alles, was mit ihr hergestellt oder transportiert wurde?»

Ich schaue hoch zu den Sternen und lasse die Wucht dieses glänzenden Arguments auf mich wirken. Was den Umgang mit bereits verstorbenen Tieren betrifft, scheint es mir ein kaum hintergehbares Letztargument zu sein: Wenn man sich ein Leben komplett ohne Spuren von Tier wünscht, müsste man wohl ins All auswandern.

Tags drauf ist Fronleichnam. Ich schaue bei Wikipedia schnell noch mal nach, um was für einen Feiertag es sich dabei handelt. Aha, ein katholischer. Aha, da wird die leibliche Gegenwart Jesu Christi im Sakrament des Abendmahls gefeiert. So richtig schlau werde ich daraus ja nicht, aber seit dem Mittelalter behauptet die katholische Kirche wohl, dass aus Brot und Wein durch die sogenannte Wesensverwandlung während der priesterlichen Einsetzungsworte tatsächlich Leib und Blut des Erlösers würden und sein Opfer den Gläubigen damit unmittelbar gegenwärtig.

Was ich jedoch in Ansätzen verstehe: Im Prozess der Transsubstantiation werden aus Brot und Wein plötzlich Fleisch und Blut – für streng katholische Veganer möglicherweise ein Problem! Ich überlege, ob bei veganen Ersatzprodukten nicht ein ähnlicher Prozess stattfindet, nur in umgekehrter Richtung: Was eben noch aussieht wie ein ekliges Schnitzel oder ein abscheulicher Truthahn, entpuppt sich nach den Wandlungsworten «Prost Mahlzeit!» als lecker pappige Teigmasse, die jeder Veganer erlöst zu sich nehmen kann. Na ja, vielleicht hinkt der Vergleich doch ein wenig. Ich bin in katholischer Theologie schlicht nicht firm genug.

Viel interessanter finde ich ohnehin, dass die Reformation das Fronleichnamsfest offenbar bekämpft hat, da es sich biblisch nicht rechtfertigen lasse. Martin Luther hat es bei einer seiner Tischreden «das allerschändlichste Fest» genannt und zur Begründung ausgeführt: «An keinem Fest wird Gott und sein Christus mehr gelästert, denn an diesem Tage und sonderlich mit der Prozession. Denn da tut man alle Schmach dem heiligen Sakrament, dass man's nur zum Schauspiel umträgt und eitel Abgötterei damit treibet.» Guter Mann! Recht hat er! So was tut man einfach nicht.

Anschließend stürze ich mich in einen Mailverkehr, denn ein guter Bekannter hat mir den Kontakt zu einer Veganerin gebahnt. Deren Ansichten kamen ihm anregend genug vor, um mir die Frau für ein Gespräch zu empfehlen. Ich schlage ein Treffen Anfang nächster Woche vor. J., eine Fotografin Anfang dreißig, antwortet gleich mit dem Gegenvorschlag, wie es denn am Montag um dreizehn Uhr mit einem veganen Mittagessen in einem unveganen Restaurant nahe dem Frankfurter Römer wäre. «Die Bestellung könnte dann bereits für Gesprächs- und Zündstoff in der Thematik sorgen!», schreibt sie und sendet ihre Grüße aus einem Speisewagen der Deutschen Bahn, in dem sie soeben das erste vegane Gericht seit Existenz der Bordgastronomie verzehrt habe: einen geschmacklich höchst bedenklichen Glasnudelsalat. Ich bin einverstanden und schreibe zurück, dass ich mich schon darauf freue, mit ihr gemeinsam die Bedienung zu quälen, beispielsweise mit Fragen wie: «Verzeihung, ist das Trennmittel in Ihrem Salz tierischen Ursprungs?» J. regt noch an, dass ich ihr bitte ein Erkennungszeichen geben möge, wie es sich für ein Blind Date gehört: eine bekannte Monatszeitschrift, diskret unter den Arm geklemmt. Abgemacht!

Montagmittag um dreizehn Uhr stehe ich in meinen veganen Vans vor dem Restaurant Margarete, in dem J. bereits Platz genommen hat. Sie erkennt mich am Heft und winkt mich rein. J. ist schlank und sieht sehr jung aus. Unter ihrer lustigen rotblonden Frisur mit einem schräg nach oben gelockten Pony trägt sie ein schwarzes Sweatshirt mit der Adidas-Blume in schwarzen Pailletten drauf, graue Jeans und halbhohe Adidas-Stiefel. Als Fotografin hat sie irgendwas mit der Installation zu tun, die der Schriftsteller Clemens Meyer gerade im angegliederten Ausstellungsraum des Restaurants fertigt. Das Wandkunstwerk soll zum Auftakt seiner Poetikvorlesungen an der Universität am morgigen Abend eröffnet werden.

«Das sollten wir uns später mal anschauen», sagt J., als ein schmächtiger Mann im grauen Anzug an unserem Tisch vorbeikommt. «Aber erst wollen wir mal die Gelegenheit nutzen, dem Herrn Oberbürgermeister guten Tag zu sagen», raunt sie mir zu.

Nachdem wir Peter Feldmann die Hand geschüttelt haben, plaudert J. ein paar Minuten mit ihm. Wie sie hinterher erzählt, plant sie ein Fotoprojekt mit benachteiligten Jugendlichen, das sie vom Chef des Magistrats gern unterstützt haben möchte. Da arbeite sie schon eine ganze Weile dran.

«Wie bist du denn zum Veganismus gekommen?», will sie als Erstes von mir wissen. Nachdem ich meine Geschichte skizziert habe, fragt sie: «Und was isst du hauptsächlich so? Eher Sojaschnitzel? Oder lieber Weizenburger?» Sie lächelt maliziös.

«Am meisten bisher eigentlich Auberginen-Süßkartoffel-Curry», sage ich achselzuckend. «Aber Ersatzprodukte aus Seitan natürlich auch, damit ich mich nicht zu Tode langweile. Man muss doch sowieso schon auf so viel verzichten.»

«Wieso denn Verzicht?» J. schüttelt überlegen lächelnd den Kopf. «Ich verzichte auf nichts, ganz im Gegenteil: Ich gewinne so viel an Möglichkeiten und Gesundheit.»

Ich so: «Aber wenn man ehrlich ist: Mit Milch-, Eier- und Fleischprodukten hat man einfach *noch* viel mehr Möglichkeiten.»

Sie: «Aber das will ich ja gar nicht!»

Eine nette junge Kellnerin unterbricht unseren Disput. J. fragt nach veganen Tagesgerichten, die das Restaurant sporadisch anbietet. Die Kellnerin kann nur die Falafel auf Bulgur-Tomaten-Salat mit Tahini-Limetten-Sauce empfehlen, das einzige vegane Hauptgericht auf der Karte.

«Gibt's denn keine vegane Suppe? Habt ihr doch sonst oft.»

«Ich geh mal in der Küche fragen», sagt die Kellnerin artig, kehrt aber eine Minute später mit einem Nein zurück.

«Warum denn nicht?», mault J. «Was ist denn da los bei euch?»

«Die gelbe Linsensuppe ist halt heute nicht da. Wir hatten gestern eine Feier.»

«Na gut, dann nehme ich den Hummus», seufzt J. mit hochgezogenen Brauen.

Betreten sagt die Kellnerin: «Den haben wir heute auch nicht. Also er wird noch gemacht, aber ... na ja ...»

J. verschränkt die Arme vor der Brust. «Dann warte ich solange.»

«Aber für die nächsten zwei Stunden kann ich nichts versprechen», windet sich die Kellnerin.

Mit rollenden Augen wählt J. schließlich zwei vegane Vorspeisen, den koreanischen Sauerkohl Kimchi und einen Linsensalat. Meine Entscheidung fällt zugunsten des Falafeltellers aus.

«Ich nerve an dem Punkt immer ein Weilchen, denn: Ich will die auch ein bisschen erziehen», raunt sie mir verschwörerisch zu. «Die könnten doch regelmäßig mittags eine vegane Suppe anbieten!»

«Beispielhaft, wie du dich für uns Veganer einsetzt», lobe ich.

«Ach, vegan ...», schnaubt sie abfällig. «Da sind sie jetzt alle so stolz drauf. Aber sich vegan ernähren heißt erst mal noch gar nichts. Du kannst dich vegan ernähren, indem du den ganzen Tag dunkle Schokolade isst. Aber sagt das irgendwas? Verändert das irgendwas? Was ist denn an einem Veganer so toll, der einfach nur seinen Fleischdreck durch Sojadreck ersetzt?!»

Sie beugt sich zu mir rüber: «Und was ich gerade dir persönlich sagen will: Hände weg von Soja! Das ist eine echte Umweltkatastrophe mit der Rodung der Regenwälder und den Chemikalien beim Anbau, und es ist auch gesundheitlich nicht gut, gerade für Männer. Da sind Unmengen weiblicher Hormone drin.» Sie zwinkert.

«Auf den Schreck kaufe ich gleich erst mal ein Paar Schuhe», sage ich. «Aber was anderes: Findest du es nicht doof, dass man als Veganer so unmäßig viel über seine Ernährung nachdenken muss?»

«Nein, man muss das doch alles wissen!», pariert sie. «Ich informiere mich immer sehr genau. Die Lebensmittelindustrie betrügt, wo sie nur kann. Ein Stoff zum Beispiel, der im Produktionsprozess hinzugegeben und später wieder rausgenommen wird, steht nicht auf der Zutatenliste. Eine Freundin von mir reagiert auf kleinste Mengen von Weizenglukose allergisch. Aber glaubst du, sie könnte das irgendwo verlässlich nachlesen, dass ein Produkt damit kontaminiert ist? Nein, und weißt du, wieso? Weil die Industrie für viele Stoffe eine Ausnahmeregelung von der Deklarationspflicht durchgepeitscht hat. Diese Schweinereien der Lebensmittelmafia und warum die damit immer durchkommen – das hasse ich wirklich!»

Jetzt kommt das Essen. Während ich beim Probieren enttäuscht merke, dass die Falafel der des «Aroma» nicht das Wasser reichen kann, rührt J. ihre Vorspeisen kaum an.

«Wenn irgendwo Bio draufsteht, muss ich doch denken, dass es auch wirklich Bio ist», regt sie sich auf. «Neulich habe ich gelesen, dass Pestizide, die von einem konventionell bestellten Nachbarfeld auf ein Biofeld rüberwehen, dessen Bio-Status nicht beeinträchtigen. Das musst du dir mal vorstellen!»

Lustlos stochert sie in ihrem Linsensalat herum: «Wie in dieser Gesellschaft alles umgedreht wird: Der Fleischfresser denkt, er müsste verzichten, wenn er kein Fleisch isst, dabei gewinnt er nur. Und der Veganer tut so, als sei er was Besonderes. Dabei ist Fleischessen *nicht* der Normalzustand, da braucht man eigentlich gar nicht drüber reden!»

Während sie eine Gabel Kimchi in den Mund schiebt, frage ich: «Wann und wie bist du zur Veganerin geworden?»

«Vor drei Jahren. Aber ich habe vorher schon vierzehn Jahre kein Fleisch gegessen. Wenn man alles mal richtig durchdenkt, kann man Milch und Eier einfach nicht zu sich nehmen. Das war ein Prozess, da gab es kein Initialerlebnis.»

«Hast du Probleme mit den Omnivoren?»

«Jeden Tag! Mein Freund ist Fleischesser, und der ist davon überzeugt, dass *ich* mich nicht gesund ernähre. Wobei *ich* weiß, dass *er* sich nicht gesund ernährt, na ja …» Sie beißt sich auf die Lippen und guckt an die Decke, um keine Beziehungsgeheimnisse zu verraten. Ihr Freund ist nämlich in der Medienbranche ein bekannter Mann.

«Meine Theorie ist ja sowieso, dass die Ernährung die Leute immer kränker macht», sagt J. und schaut mich unverwandt an.

«Aber die Lebenserwartung steigt konstant», wende ich ein.

«Die Alten kriegen alle Demenz und Diabetes», winkt sie ab. «In Joghurt wird zum Beispiel extraviel Laktose geschüttet, die den Joghurt und das sich scheidende Wasser bindet. So kommt es zu den vielen Laktose-Unverträglichkeiten.»

Die Kellnerin räumt ab, doch J. ist nicht zu bremsen: «Was mich auch noch nervt, ist der Begriff ‹ausgewogene Ernährung›. Was soll denn das heißen? Das ist doch gar nicht definiert! Wenn ich spüre, dass mein Körper Lust auf Butter hat, dann kaufe ich mir ein Päckchen Biobutter und esse das, Veganismus hin oder her. Ich bezweifele auch, dass man wirklich so viel Eiweiß braucht, wie alle sagen. Neulich habe ich mal ein Experiment mit verschiedenen Sorten Ziegenkäse gemacht. Einfach um zu sehen, wie der Körper auf diese Eiweiße reagiert. Und? Ich habe sofort Magenprobleme bekommen. Da kann man mal sehen, wie man im Normalzustand reagiert! Also im veganen Normalzustand.»

«Hast du eigentlich einen protestantischen Hintergrund?», frage ich.

«Ich bin natürlich Atheistin, aber der familiäre Hintergrund ist halb protestantisch, halb katholisch. Ich bin auch in keiner Partei und nirgendwo Mitglied, höchstens in diversen Sportvereinen. Das ist meine Leidenschaft, ich mache in jeder freien Sekunde Sport.»

«Das würde aber passen», nicke ich. «Meine These ist, dass eine bestimmte protestantisch geprägte Kultur und Geisteshaltung den Veganismus begünstigt. Der protestantische Mensch verbringt seine Freizeit sinnvoll, der katholische im Biergarten.»

J. guckt skeptisch.

«Max Weber zufolge», doziere ich, «konnte sich der moderne Kapitalismus zunächst nur in Kulturen entwickeln, in denen Genuss, Müßiggang und Lebensfreude an zweiter Stelle stehen und an erster dafür Pflicht, Verzicht sowie ein gutgefülltes Konto, mit dem man seine Zukunftsinvestitionen tätigt. Ich glaube, es ist kein

Zufall, dass man in England, Deutschland und Skandinavien mehr Veganer findet als beispielsweise in Frankreich, Italien oder Spanien.»

«Quatsch», schüttelt J. den Kopf. «Es ist das Klima, das Kulturen ausmacht. Skandinavier beschäftigen sich mit Design, um es sich bei Kälte und Dunkelheit drinnen schön und gemütlich zu machen. Italiener und Spanier sind laut und temperamentvoll, weil sie immer draußen sind.»

«Gut», sage ich. «Und was hältst du davon, dass amerikanische Wissenschaftler gerade herausgefunden haben, dass auch Pflanzen ein Schmerzempfinden besitzen? Müsste man da nicht Frutarier werden und nur herabgefallenes Obst, Nüsse und Samen essen?»

«Natürlich haben auch Pflanzen Gefühle», sagt J. indigniert. «Die meisten Leute behaupten doch nur das Gegenteil, um sich keine Gedanken machen zu müssen. Wenn man es philosophisch durchdenkt, dann sollte man vielleicht auch Frutarier werden. Vielleicht nicht jetzt sofort, aber eines Tages.»

«Glaubst du, dass du ein besserer Mensch bist?»

«Generell? Ja! Aber wenn es darum geht, ob ich eine bessere CO_2-Bilanz habe als so ein Fleischfresser, dann zählt objektiv nur das, nicht, was ich dabei von mir glaube.»

«Und was sagst du zu dem Vorwurf, dass Veganer sich so sehr um das Leid von Tieren und die Umwelt kümmern, dass für Mitleid mit Menschen kein Platz mehr bleibt? Mit Hungernden und Ausgebeuteten zum Beispiel?»

«Die Ausbeutung findet auf allen Ebenen statt», sagt sie mit fester Stimme. «Ob bei Menschen, Tieren oder Pflanzen, das ist ein und dieselbe Schiene, gegen die man sich engagieren muss.»

«Bei den meisten Veganern erscheint es mir aber, als seien die menschlichen Belange etwas unterrepräsentiert», sage ich. «Als sei ihnen zum Beispiel das Elend in der Dritten Welt gleichgültig. Oder jedenfalls weniger wichtig als der Schutz der Regenwälder.»

«Kann sein», sagt J. gleichgültig. «Wichtig ist nur, dass dieses Argument nicht zu einem der beliebten Alibis wird, um überhaupt nichts tun zu müssen.»

«Guter Punkt», sage ich. «Guter Schlusspunkt auch.»

Wir gehen dann noch zu Clemens Meyer rüber, der grübelnd, tätowiert und farbbespritzt im Unterhemd vor seiner wilden Fotoinstallation steht. Nach einem kurzen Plausch gehen wir raus, heben die Hand zum Gruß und verabschieden uns. «Vielleicht komme ich morgen zur Eröffnung», rufe ich ihr nach.

Auch wenn sie es leugnet, erscheint mir J. mit ihrer Wissbegier, ihrem Arbeitsethos und ihrer fast schon Luther'schen Provokationslust, die Glaubenssätze anderer Menschen auf den Prüfstand zu hieven, doch wie ein Musterbeispiel für die protestantische Geisteshaltung. Auf die Idee, dass diese Mentalität in irgendeinem Zusammenhang mit dem Veganismus stehen könnte, bin ich durch ein Buch des Ethnologen Marin Trenk über die Globalisierung des Essens gekommen. Der Frankfurter Professor vertritt die Auffassung, dass sich in Nordamerika, Nordeuropa und Teilen Mitteleuropas ein kulinarischer Sonderweg entwickelt habe, der insbesondere das Verhältnis zum Fleisch betrifft. Hier gebe es nicht nur eine ständig wachsende Minderheit von Menschen, die den Fleischgenuss komplett ablehnten, sondern auch eine große Mehrheit, die sichtbares Fett, Innereien und überhaupt alles, was beim Fleisch noch ans Tier erinnere, nach Kräften meide.

In den abgepackten Filetstücken, Hühnerbrüsten und Hackfleischportionen, die diese Mehrheit fast ausschließlich konsumiere, sei das Tier so gut wie unsichtbar gemacht. Dieser Vorgang, den Trenk «Invisibilisierung» nennt und als «Ausdruck eines historisch bislang einzigartigen Entfremdungsprozesses zwischen Mensch und Tier» bezeichnet, habe seine Ursache möglicherweise in den entsetzlichen Produktionsbedingungen, die in der tierverarbeitenden Industrie herrschten. Wegen der vollständigen Missachtung, die den Lebewesen dort entgegengebracht werde, bedürfe «es anscheinend einer Verdrängungsleistung beachtlichen Ausmaßes, um überhaupt noch ein Tier zu verspeisen».

Da die meisten Fleischesser demnach überhaupt nicht wissen wollen, wie ihre Leibspeise hergestellt werde, gerate hierzulande jeder Blick hinter die Kulissen der Massentierhaltung zum Skandal. Dass man in diesen Dingen in Italien und Spanien weniger zimperlich sei und beim Metzger auch noch Schweinefüße, Kalbsköpfe und ganze Tiere in der Vitrine fände, führt Trenk auf die «Vitalität gelebter Esstraditionen» im Mittelmeerraum zurück. Mag sein. Ich glaube aber, dass es auch damit zu tun hat, dass die traditionelle protestantische Fleischesfeindlichkeit dort nie so richtig Fuß gefasst hat.

Am folgenden Abend besuche ich jedenfalls die Ausstellungseröffnung. Das aus Fotos und Graffiti collagierte Kunstwerk mit dem marktkritischen Titel «I'm not for sale», das die gesamte Seitenwand des Raums einnimmt, sieht beeindruckend widerständig aus – und Clemens Meyer mit seinem virilen Äußeren, der getönten Brille und den heute unter einem schwarzen Sakko verborgenen Tätowierungen ebenfalls. J. ist mit ihrem Freund da, aber da wir dauernd in Gespräche mit anderen Vernissagebesuchern verwickelt sind, kommen wir kaum zum Reden.

Zwischen dem fünften und sechsten Freigetränk erzähle ich gerade der Kolumnistin eines Veranstaltungsmagazins von meinem Veganismus, als ich den Blick von J.s Freund auffange. Der alerte Medienmogul hat offenbar mitgekriegt, worum es geht, denn er springt sogleich auf mich zu und fragt mit scherzhafter Miene: «Entschuldigen Sie mal: Woran erkennt man einen Veganer?»

Ich hole tief Luft, peitsche meinen Zeigefinger durch die Luft, bis er fast seine Nasenspitze berührt, und rufe: «Ganz einfach: Er erzählt es einem!»

«Ah, kennen Sie schon», sagt er leicht enttäuscht und zieht sich zu seinem Grüppchen zurück.

Anderthalb Wochen später hat Regenwetter Einzug gehalten, bei Facebook werden die ersten Novemberspäße gerissen. Kunstfreundin E. aus Berlin berichtet im Chat deutlich niveauvoller von einem Vortrag, den sie tags zuvor im Bucerius-Forum in Hamburg hielt. Anschließend stelle ich mich auf die Waage und wundere mich sehr. 69,2 Kilo? Das erscheint mir derart unglaubwürdig, dass ich die Waage aus ihrer Küchenecke zerre und an verschiedenen Stellen des unebenen Altbaubodens ausprobiere. Die Folge ist ein kleiner Schock: Ich bin noch längst nicht auf dem Weg unter die 70-Kilo-Marke. Je nach Position des Geräts sind 71,6 oder 71,2 realistischer. Das ändert natürlich nichts daran, dass mir immer mehr Hemden passen, aber es bedeutet, dass ich in über zweieinhalb veganen Monaten erst unbeeindruckende sechs Kilo abgenommen habe.

Und es bedeutet auch, dass ich im Laufe des Tages nur noch ein paar Happen Rohkost zu mir nehme, da ich am kommenden Tag zu einem festlichen Essen eingeladen bin. H., der brillante Tageszeitungskolumnist und ehemalige Chefredakteur des Hefts, den ich schon seit Studentenzeiten für seine unvorstellbar guten Witze bewundere, hat zu sich nach Oberursel in den Hängen des Taunus gebeten.

An jenem Samstag verziehen sich die Wolken langsam wieder und machen gegen Nachmittag einem strahlenden Himmelblau Platz. Nach langer S-Bahn-Fahrt und mehreren Irrwegen durch die von Villen gesäumten Gassen eile ich durchs Gartentor der Doppelhaushälfte, in der H. mit seiner bezaubernden Gattin K. wohnt. Die kleine Abendgesellschaft sitzt schon komplett um den Gartentisch versammelt, labt sich an Weißbrot mit Oliventapenade und stößt mit Sherry an. Neben den Gastgebern besteht sie aus den beiden FAZ-Redakteurinnen S. und C. sowie einem älteren Pärchen, das mir als W. und Y. vorgestellt wird.

Nachdem Hausherrin K. meine ranke Figur ausgiebig mit Komplimenten bedacht hat, muss ich natürlich wieder von meinem Veganismus erzählen, der den Anwesenden so fremd und exotisch erscheint, dass sie ihm jede Menge wohlwollender Skepsis entgegenbringen. In der großteils rauchenden Runde herrscht die Meinung vor, dass es sich insgesamt um ein gutmenschliches Zeitgeistphänomen handele, in dem sich letztlich nur weitere Bevormundungen und Verbote ankündigten. Mit meiner These, dass es eher um die normative Selbstvergewisserung eines anderen Teils der gebildeten, leistungswilligen Mittelschichten gehe, dringe ich nicht durch.

Augenzwinkernd berichtet Redakteurin S., sie habe sich erstmals an dem Tag alt gefühlt, als sie von ihrem elfjährigen Sohn über das Thema belehrt worden sei. Sie habe nämlich in Bornheim Mitte kurz vor Ladenschluss versucht, schnell noch ein Glas Honig im Veganz zu kaufen, obwohl der Sohn auf dem Weg unausgesetzt «Nein, Mama!» gerufen habe. Da sie nicht fündig geworden sei, habe sie schließlich gefragt, wo denn der Honig stehe, worauf sie mit offenem Mund angestarrt worden sei: «Nein, also ... *Honig gibt es hier nicht!*» Und der Sohn habe geseufzt: «Das hätte ich dir gleich sagen können, Mama. Veganer essen doch keinen Honig.»

Als es an der frischen Luft ein wenig zu frisch wird, verziehen wir uns ins Wohnzimmer an den Esstisch. In Erwartung meines Kommens hat H. zwei besondere Vorkehrungen für das Mahl getroffen. Zum einen ist er eingedenk eines Spruchs der Fernsehköchin Sarah Wiener, man solle nur Tiere essen, wenn man bereit sei, ihnen beim Sterben in die Augen zu sehen, morgens zu einer Forellenzucht im Taunus gefahren. Am Weiher hat er mit dem Smartphone gefilmt, wie der polnische Hilfsarbeiter die Forellen totgeschlagen hat, die den anderen gleich im Gemüsebett serviert werden. Für mich hat er dagegen, was mich wirklich rührt, zwei Fische aus Tofu ausgesägt, die ebenfalls in Alufolie auf Möhren, Radieschen und Kartoffeln im Backofen vor sich hin schmoren.

Als das köstliche Mahl dampfend vor uns steht, möchte H. kurz noch den Film vorführen, aber man sieht nicht viel, und plötzlich gibt es Probleme mit dem Videomodus, und dann schlägt die Gattin auf die Tafel und sagt, jetzt werde erst mal gegessen. Damit ist der Film vom Tisch. Schade eigentlich! Während des Essens erzählt der Herr namens W. lange vom Beginn seiner akademischen Karriere in Frankreich, wo er auch seine reizende Frau Y. kennengelernt habe, von Stipendien, einem universitären Tag der offenen Tür und vielerlei mehr, und ich wundere mich schon ein bisschen, warum alle so dermaßen an seinen Lippen hängen. Aber die beiden sind wirklich ein entzückendes Paar und nehmen mich am Ende des herrlichen Abends in ihrem Benz auch wieder mit hinab in die glitzernde Großstadt am Fuße des Taunus.

Anderntags versuche ich, eins und eins zusammenzuzählen, google ein wenig herum und bekomme die Augen geöffnet: W. ist tatsächlich der weltberühmte Neurophysiologe, der bestreitet, dass es eine Willensfreiheit gibt. Wenn ich mich an die von ihm 2004 in der FAZ angestoßene Diskussion richtig erinnere, behauptet er, dass das Nervensystem seine Entscheidungen immer schon getroffen habe, bevor sie vom Bewusstsein nachvollzogen würden.

Mist! Das hätte ich mal besser früher gewusst. Dann hätte ich den Ausnahmeforscher fragen können, ob sich meine Entscheidung, vegan zu leben, ebenfalls einer geheimen früheren Absprache meiner Neuronen verdankt. Wahrscheinlich ja: Abends ergreift ein ungeheurer Fressflash von mir Besitz, und mir erscheint plötzlich völlig einleuchtend, dass ich gar keine Willensfreiheit habe, sondern nur ausführendes Organ der Schoko-, Cashewkern- und Trockenfrucht-Sucht meiner Hirnstrukturen bin.

Da ich immer noch gerührt an die Tofufische denke, die H. für mich geschnitzt hat, suche ich im Netz nach Informationen über Fang und Zucht von Wasserlebewesen, werde aber des Themas schnell überdrüssig. Mittlerweile stammen bereits zweiundvierzig Prozent des weltweit verzehrten Gewichts an Fisch, Krebs- und Weichtieren aus Aquakulturen. Diese Geschöpfe leiden im Prinzip unter denselben Problemen der Massentierhaltung wie ihre zwei- oder vierbeinigen Verwandten an Land. Bei den Wildfischen kommt es stattdessen zu Unannehmlichkeiten wie der Überfischung – UN-Angaben zufolge sind fast siebenundachtzig Prozent der weltweiten Fischbestände überfischt oder bereits an der Grenze ihrer maximalen Ausbeutung – oder dem Beifang von Delfinen, Walen, Haien, Schildkröten und anderen Meerestieren.

Wenn man einen überzeugten Vegetarier ärgern will, frage man ihn einfach: «Aber Fisch darfst du doch essen, oder?» Dieser uralte Witz verdankt sein Überleben einerseits der Tatsache, dass es wirklich Vegetarier gibt, die bei Fisch eine Ausnahme machen, und andererseits der Ignoranz vieler Zeitgenossen, die einem Vegetarier wirklich bedenkenlos Fisch anbieten würden, mit der Begründung: «Das ist doch kein Fleisch!» Dazu hat gewiss auch die schlitzohrige kirchliche Tradition beigetragen, den Gläubigen am fleischlosen Freitag Fisch zu gestatten.

In diesem Zusammenhang erscheint mir interessant, dass das Symbol des Fischs ein altes Zeichen für Jesus Christus ist, der wiederum, dem Matthäus-Evangelium zufolge, seine Jünger Petrus und Andreas mit den Worten anstachelte: «Kommt her, folgt mir nach! Ich werde euch zu Menschenfischern machen.» Während ich noch überlege, ob mir eine führende Rolle als Apostel der veganen Bewegung gut zu Gesicht stehen würde, da ich ja nun doch einige Erfahrung im Umgang mit Ungläubigen gesammelt habe, lese ich etwas Frappierendes: Wissenschaftler einer Universität in Kalifornien haben 2013 offenbar herausgefunden, dass eine vegetarische

Lebensweise, die auch Fisch gestattet, noch einmal gesünder ist als Vegetarismus und Veganismus: «Wer also seinen Speisezettel auf Obst, Gemüse und Fisch fokussiert, lebt am längsten.»

Laut dem Artikel in der *Welt* existieren sogar Theorien, die den Grund dafür in der Evolutionsgeschichte sehen: «So vertreten einige Forscher wie der Berliner Evolutionsbiologe Carsten Niemitz die Ansicht, dass sich der zweifüßige Gang des Menschen daraus entwickelt hätte, dass er durch Flüsse, Seen und Küstenwasser waten musste, um sich aus deren Fisch- und Muschelbestand – allesamt ergiebige Eiweißquellen – bedienen zu können. Dies würde bedeuten, dass der Fischverzehr schon sehr früh in der Entwicklungsgeschichte des Menschen installiert war und dadurch so etwas wie seine ‹ursprüngliche Ernährungsweise› darstellt, die seinen biologischen Bedürfnissen besonders entgegenkommt.»

Ich bin verstört. Das Argument mit der «ursprünglichen Ernährungsweise» zählt für mich als Veganer nicht: Dafür sind wir ja schließlich Menschen, dass wir als vernunftbegabte Lebewesen über unsere aggressive Natur und blutige Entwicklungsgeschichte hinausgehen und sie hinter uns lassen können. Aber das medizinische Argument wurmt mich stark. Ich dachte, gesünder als vegan ginge es überhaupt nicht! Wie soll ich denn jetzt bitte noch erfolgreich Menschen fischen?

Auf jeden Fall ist es mir gelungen, den Wirt des Henscheid zum Nachdenken zu bringen, wie ich bei meinem nächsten Besuch in der Gaststätte mit Vergnügen höre. Zwar werde ich von einem Bekannten wieder einmal für meine fleisch- und tierleidfreie Lebensweise angepflaumt: «Ist doch Schwachsinn! Und die Pflanzen leiden nicht?!» Doch A., der Wirt, setzt sich irgendwann mit unbewegter Miene zu mir und berichtet wie beiläufig, dass er seine vegetarische Bolognese nach einigen Versuchen ganz einfach zu einem veganen Teller umbauen könne. Überdies habe er beim

Biospahn Vegan eine größere Kollektion Fleischersatzprodukte eingekauft, mit denen er in den nächsten Tagen einmal gründlich experimentieren wolle. Ich versuche, mir meine Genugtuung nicht allzu sehr ansehen zu lassen.

In den folgenden Tagen rede ich mit zwei Vegetariern, die mich mit wertvollen Erkenntnissen versorgen. G., eine sechsundvierzigjährige Politiklehrerin aus Münster, isst schon seit fünfundzwanzig Jahren kein Fleisch mehr und engagiert sich in mehreren Tierrechtsorganisationen. Sie findet Veganismus im Alltag viel zu anstrengend und hat für sich entschieden, auf Milchprodukte und Honig nicht verzichten zu wollen.

«Außerdem habe ich beobachtet, dass viele radikale Veganer das sowieso nicht lange – und schon gar nicht ihr Leben lang – durchhalten», sagt sie zu mir am Telefon. «Und dann kippen sie gleich auf die andere Seite und essen auch wieder bedenkenlos Fleisch.»

Vor Fleisch ekelt sich G. Fleisch zu essen bedeute für sie, all das Falsche, Schlechte und Brutale, das diese Welt kennzeichne, in sich aufzunehmen. Die Wurzel dafür sieht sie in ihrer Kindheit.

«Ich habe immer schon ein anderes Verhältnis zu Tieren gehabt. Wenn ich als Kind bei uns auf dem Land die Viehtransporter gesehen habe, wie die die Kühe zum Schlachthof abtransportierten, weil die Bauern ja nicht mehr selbst geschlachtet haben, dann hat es mich immer geschüttelt. Die Kühe haben immer noch versucht, sich auf der Ladefläche sicher hinzustellen, und ich habe gedacht: Wozu denn? Gleich seid ihr ohnehin tot.»

Auch Q., ein achtundzwanzigjähriger Mitarbeiter des Hefts, ekelt sich vor Fleisch. Er ist sogar schon mit vier Jahren Vegetarier geworden, ebenfalls wegen der Tiere: «Ich war damals voll tiervernarrt und habe schnell gecheckt, wo das Fleisch herkam. Das wollte ich dann halt nicht mehr. Mehr Gründe habe ich auch heute nicht. Ich esse kein Fleisch, weil ich kein Fleisch esse. Punkt.»

«Meinst du», frage ich ihn in der Redaktionsküche, «dass bei den meisten Fleischverzichtern zuerst eine emotionale Begründung wie Tierliebe da ist, ehe das Ganze dann kognitiv und rational begründet wird? Bei den meisten Veganern habe ich jedenfalls den Eindruck. Außer natürlich bei den Lifestyleveganern.»

«Ja, die lieben hauptsächlich sich selbst», kichert er. «Aber nee, weiß ich nicht, ob das so ist. Es gibt ja auch viele, die aus gesundheitlichen Gründen auf Fleisch verzichten.»

Als wir danach die ethische Frage nach dem Unterschied zwischen Mensch und Tier diskutieren, sagt der frühere Philosophiestudent etwas Bedenkenswertes: «Die These, dass dieser Unterschied kein absoluter, sondern nur ein gradueller ist, widerlegt sich meiner Meinung nach selbst. Denn es gibt im Tierreich keine andere Spezies, die freiwillig darauf verzichtet, eine andere zu fressen.»

Das überzeugt mich. Gerade weil der Mensch sich entscheiden kann, keine Tiere zu essen, ist er etwas grundsätzlich anderes als ein Tier. Ich glaube, es wird Zeit, dass ich mich mal mit meinem eigenen Verhältnis zu Tieren auseinandersetze.

Die Wahrheit ist: Ich habe eigentlich gar kein Verhältnis zu den Biestern, jedenfalls kein emotionales. Natürlich lasse auch ich mich von den süßesten von ihnen zutiefst anrühren, von Erdmännchen, Koalas und Königskobras. Doch schon Katzenbabys sehe ich allergiebedingt lieber auf Fotos bei Facebook als im richtigen Leben. In der Kindheit hatten mein Bruder und ich mal eine Woche ein Kaninchen, das uns aber langweilig vorkam und schließlich wegmusste, weil es immer alle Kabel in Bodennähe anknabberte. Mein Vater ließ viele Jahre kleine Igel bei uns überwintern, zuerst in der Wohnung, später im Keller, aber die waren noch viel langweiliger, außer wenn mein Vater sie in der Badewanne duschte. Dann versuchten sie mit ihren kleinen Krallen verzweifelt, vor dem Wasserstrahl zu fliehen und die Wannenwand hochzuklettern, und rutschten dabei unter den begeisterten Schreien von uns Kindern immer wieder ab. Im Alter von zehn Jahren zertrat ich sogar einmal ein Meerschweinchen, das einer Spielgefährtin gehörte – versehentlich allerdings, es lief unter einer auf dem Rasen ausgebreiteten Decke her. Nach meinem Tritt schoss das Tier quiekend unter der Decke hervor und wurde von der Kameradin sofort nach Hause gebracht, wo es am Abend verstarb. Da man mir den Tod des Meerschweins aber lange Zeit verheimlichte, konnte ich kein rechtes Schuldbewusstsein entwickeln, und ich hatte es ja auch nicht mit Absicht getan.

Während ich mir all dies durch den Kopf gehen lasse, merke ich, dass mein Mitgefühl mit Tieren doch ein sehr abstraktes ist. Ich frage mich, ob das reicht, um mich über die hundert Tage hinaus fest an den Veganismus zu binden.

Abends ruft Kumpeline K. aus Berlin an und versichert mir noch einmal, dass die Saat des Veganismus, die ich vielleicht in ihr gepflanzt zu haben hoffte, nicht aufgegangen sei. Sie sagt, die zwei Tage, die sie sich mit mir zusammen vegan ernährte, seien für sie das schlimmste Erlebnis seit der Schwangerschaft gewesen.

Langsam rennt mir die Zeit davon, in zwei Wochen ist es so weit. Dann endet meine Selbstverpflichtung, die ich mittlerweile eigentlich doch recht liebgewonnen habe. Mein Gewicht hat sich bei 70,5 Kilo eingependelt, nun aber wirklich, und da tut sich auch seit Tagen nichts mehr. Mittags speise ich jetzt oft draußen in der Sonne vor dem Wondergood Bistro am Veganz-Markt. Der «Burger Deluxe» dort ist ausgezeichnet, sein Patty aus Kidneybohnen (nicht aus Soja!) hausgemacht, und er wird mit einem Kartoffel-Karotten-Rösti, veganem Käse und ein paar knackigen Salatblättern serviert. Ulkig finde ich nur, dass es sich bei der vollmundig angekündigten «Paprika-Salsa» um schnödes (wenngleich wohlschmeckendes) Ajvar handelt. Auch die Grünkern-Falafel des Bistros esse ich mehrmals; keinen Spaß macht mir lediglich der vegane Dönerteller. Geschmack und Konsistenz der angebratenen Seitanstreifen lassen zu wünschen übrig, die dazu gereichte vegane Kräutermayo sagt mir ebenfalls nichts.

Was mir aber immer wieder gut gefällt, ist das junge Studentenvolk, das hier mittags einkehrt. Einmal unterhalten sich zwei junge Damen in Fleecejacken und Turnschuhen neben mir über Ohrenhaare bei Männern, während sie Gemüse mit Tofustreifen spachteln.

«Wenn's nur ein ganz kleines bisschen ist, finde ich die eigentlich cool», sagt die eine träumerisch.

«Aber nicht, wenn es so aussieht wie kleine Wuschel Schamhaare!», empört sich die zweite.

Ein anderes Mal kriege ich mit, wie am Nachbartisch drei langhaarige Studentinnen und ein Student mit Bartflaum ihre vegane Verpflegung für die vier Tage des Fusion-Festivals in Mecklenburg-Vorpommern planen. Aus dem Veganz wollen sie neben Nuss-Nougat-Creme vor allem Unmengen von Joghurt und Pudding mitnehmen, da die Sojaprodukte auch ohne Kühlung haltbar sind.

Ihre unbegrenzte Vorfreude auf das elektronische Musik-Event ist ansteckend. Ich verabrede mich für den Abend sogleich mit Veganmitstreiterin S. zum Tanzengehen und überdies für kommenden Montag, um endlich das Restaurant Chimichurri in meiner Nachbarschaft auszuprobieren.

Inzwischen ist aber noch etwas anderes Aufregendes passiert, das mir das Geldausgeben wieder leichter macht. Auf Vermittlung des früheren Kollegen O. habe ich einen neuen Nebenjob angeboten bekommen und schreibe fast jeden Vormittag für das Online-Portal einer öffentlich-rechtlichen Satiresendung Witze. Bezahlt wird zwar nur, was genommen wird, aber das ist im freien Journalismus ja nicht anders. Da ich gleich zu Beginn ein paar Späße liefere, die für überwältigende Klickzahlen sorgen, bin ich schnell integriert, und da die Arbeit in einer geheimen Facebookgruppe dialogisch und heiter vonstattengeht, habe ich einen weiteren Grund, dem jungen Kollegen M. dafür zu danken, dass er mich in das soziale Netzwerk gezerrt hat.

Als ich mich mit meiner Kumpanin S. draußen vor dem Chimichurri niederlasse, stöhnen wir erst mal nicht schlecht über die Hitze, die auch am Abend noch nicht nachgelassen hat. Das Publikum ist hier deutlich älter als vor dem Wondergood Bistro, einerseits Pärchen in beigefarbenen Trekkingklamotten, Dreiviertelhosen und Wanderschuhen, andererseits Pärchen in schwarzen Shirts mit Tätowierungen, wo die Männer wilde Bärte tragen und die Frauen von den Tellern naschen und verzückt ausrufen: «Schmeckt geniaaal!»

Als Vorspeise wählen wir passend zum Wetter eine Gazpacho mit frischgebackenem Hefebrot, die tatsächlich hervorragend ist. Als Hauptgang nimmt S. einen Flammkuchen mit Avocadocreme, gegrilltem Gemüse und Sonnenblumenkernen, während ich mich für Zucchinischiffchen mit Kichererbsencreme an Sellerie in Zitronenvinaigrette und Tomatenbulgur entscheide. Leider ist der Service ein wenig überfordert, sodass ich mehrfach erbost zum Tresen eilen und auf die extremen Klimabedingungen verweisen muss, ehe Lammsbräu und Wein endlich eintreffen.

Das erstklassige Essen und die kühlen Getränke versetzen uns alsbald wieder in eine ausgelassene Stimmung. Wir überlegen, wie man den Veganismus weiter popularisieren könnte. S. schlägt dazu eine vegane Fußballmannschaft in der Bundesliga vor. Ich meine, die großen Burgerketten sollten endlich darauf anspringen, junge Menschen von veganen XXL-Menüs abhängig zu machen. Gemeinsam haben wir schließlich die wirklich geniale Idee: Man müsste einen simplen Muskeltypen dazu bringen, vegane Rezeptbücher zu schreiben, die auch der größte Simpel nachkochen kann. Dazu müsste der fotogene Frauenschwarm am besten eine illustriertentaugliche Bekehrungsgeschichte mit tragischem Familien- und am besten noch Migrationshintergrund erzählen – et voilà!

«Und? Machst du weiter?», fragt S., als es dunkel geworden ist. «Ich selber weiß noch nicht, ob ich wirklich Lust habe, mich für den Rest meines Lebens zu kasteien.»

«Ich weiß es auch nicht», sage ich. «Eigentlich läuft alles super, die feste Struktur bekommt mir, aber vielleicht möchte man ja doch mal wieder einen griechischen Honig oder ein Stück Ziegenkäse. Oder wenigstens noch mal ein Tier zum Scherz quälen!»

S. schaut ehrlich erschrocken.

«Das war ein Spaß», stupse ich sie sanft an. «Ich meinte: Vielleicht möchte ich doch mal wieder Sushi oder ein kleines Rumpsteak genießen, ohne mir deshalb wie ein böser Mensch vorkommen zu müssen.»

«So, so», sagt S. mit zusammengekniffenen Augen und wedelt mit dem Zeigefinger. «Du würdest also wieder Fleisch essen wollen?»

«Vielleicht», runzele ich die Stirn. «Nur ganz vielleicht.»

Am ersten Juliwochenende drehen die Temperaturen endgültig durch. Im unterfränkischen Kitzingen kommt es zu dem in Deutschland noch nie gemessenen Höchstwert von 40,3 Grad, doch auch in Frankfurt ist es mit knapp neununddreißig Grad nicht gerade frostig. Als ich am Samstagmorgen kurz die Balkontür öffne, versengt mir der kosmische Gluthauch die Bartstoppeln und bringt meine Ohrringe zum Schmelzen, sodass ich die Tür entsetzt wieder schließe, der Saunaatmosphäre der Küche ebenfalls entfliehe und mich im abgedunkelten Wohnzimmer verkrieche. Leider steht am Samstagnachmittag das «vegane Frühlingspicknick für draußen und drinnen» auf der Agenda – passender geht's nicht!

Auf meinem Weg zum Schweizer Platz in Sachsenhausen, in dessen Nähe D.s Wohnung liegt, habe ich den Eindruck, durch einen überbelichteten Science-Fiction-Film zu taumeln. Die Straßen sind wie ausgestorben, die Luft brennt, eine lebensfeindliche Macht hat das Regiment übernommen. Ganz besonders schlimm aber: Ich habe nicht den geringsten Hunger. Obwohl ich schon das Frühstück ausgelassen habe.

Gottlob befindet sich die Wohnung im schattigen Erdgeschoss eines Altbaus. Die Vorstellungsrunde hat vor einer Weile begonnen, einige der acht Bundesgenossen trinken bereits Weißwein mit Eiswürfeln. Weil ich die Befürchtung hege, nach dem ersten Schluck Alkohol einen Kreislaufkollaps zu erleiden, verzichte ich und bediene mich mit kaltem Wasser aus einem Krug, in den D. haufenweise Minzblätter geworfen hat – in meinen Augen der erste Beweis dafür, dass die Frau ihr Metier beherrscht.

Anders, als ich vermutet hätte, sind wir immerhin drei Männer. R. ist Hubschrauberpilot und fliegt Leute auf Bohrinseln in der Nordsee, C. arbeitet als Leiter der Qualitätssicherung bei einem Automobilzulieferer in der Nähe von Stuttgart. Der durchtrainierte Pilot lebt seit drei Jahren vegan, ernährt sich hauptsächlich von Rohkost und ist in seiner Freizeit Biathlet und Tierrechtler. Er würzt mit Sellerie statt mit Salz und beginnt jeden Morgen mit zwei Teelöffeln Leinsamenöl. Der bebrillte C. ist ebenfalls seit drei Jahren Veganer und wird mir später erzählen, dass er schon lange Zeit vorher Unbehagen beim Fleischverzehr verspürte. Nach einem Wurstsalat, den ihm seine Mutter vorsetzte, sei ihm aber derartig schlecht geworden, dass er seine Entscheidung für den Veganismus gefällt habe.

Glücklicherweise werden die meisten der Gerichte, die wir heute herstellen wollen, nicht gekocht, sondern im Mixer zubereitet. Als Erstes bereiten wir in der großen Küche eine gut gekühlte Gazpacho für den Sofortverzehr zu, die mir wohltut. Danach sind die Pestos, verschiedene Hummus-Sorten und die Guacamole für das spätere Menü an der Reihe, die wir in kleineren Teams in Angriff nehmen.

Beim Mandelnmahlen und Basilikumhacken erfahre ich nicht viel über die Enddreißiger P. und N., die Freundinnen sind – lediglich dass P. gar keine Veganerin ist, sondern den Kurs von N. zum Geburtstag geschenkt bekommen hat. Von U., die mir gegenüber leicht misstrauisch und provozierend rüberkommt, höre ich beim Pürieren der Kichererbsen immerhin, dass sie Architektin ist, fünfzehn Jahre lang Hochhäuser und öffentliche Gebäude entworfen hat, sich aber in letzter Zeit vornehmlich um ihr Kind kümmert.

Während die anderen Avocados zerdrücken und Knoblauch pressen, komme ich mit I. ins Gespräch, einer Arzthelferin, die seit einem Jahr vegan lebt. Die schmale Dunkelhaarige wird sehr leise, als ich sie nach den Gründen dafür frage. Zu der Zeit habe sie generell über das Leben nachgedacht, da sie ein Jahr zuvor einen Jungen mit angeborener Epilepsieerkrankung bekommen habe. Im ersten Lebensjahr seien die Krämpfe so stark geworden, dass er ständig in der Notaufnahme gelegen habe. Einmal sei er sogar für zwei Stunden ins Koma gefallen und seitdem auch halbseitig gelähmt, da nun eine Hirnhälfte nicht mehr funktioniere.

Der Junge entwickele sich inzwischen trotzdem prächtig, aber sie habe sich in jener Zeit viele Gedanken gemacht, was auf der Welt so nicht stimmt und was man machen könne, um etwas zu verändern, zum Beispiel sich selbst, und da sei sie mit der veganen Ernährung glücklicher und ausgeglichener geworden. Allerdings sei es in der Umlandgemeinde, in der sie wohne, nicht so leicht, an vegane Zutaten zu kommen, und von veganen Snacks, wie ich sie in Bornheim bekäme, könne sie selbstverständlich nur träumen.

Ich muss ein wenig schlucken. Man macht sich ja oft keinen Begriff davon, wie gut es einem geht. Nun werde ich allerdings zum Gemüsezerkleinern gerufen, speziell die hammerharten Süßkartoffeln brauchen eine geübte Hand, die ich zweifelsohne aufzuweisen habe. Während sich die Frauen um den Quinoa-Salat mit den japanischen Edamame-Bohnen und den Mangos kümmern, schälen und hacken wir Männer die Rote Bete und die restlichen Feldfrüchte für das marinierte Grillgemüse in Stücke.

Als ich nach einer Rauchpause auf dem Balkon wieder in die Küche zurückkehre, steckt die Tarte Tatin bereits im Ofen, und die Nuss-Gemüse-Burger, die aus Rücksicht auf meine Allergie mittlerweile Mandel-Gemüse-Burger geworden sind, stehen auf der Anrichte zum Braten bereit.

«Wer will Burger braten?», ruft Kursleiterin D. «Hier wird jetzt ein richtiger Mann gebraucht!»

Ich reagiere sofort und zeige mit dem Finger auf R. Der Abenteurer übernimmt den brenzligen Job am Herd bei dreiunddreißig Grad Innentemperatur natürlich gern. Er hat mir vorhin auch erzählt, dass er von PETA nichts hält, weil das in seinen Augen Weicheier seien. Wenn er von besonders skandalösen Tierrechtsverletzungen in seiner Umgebung erführe, wisse er im Unterschied zu denen genau, was zu tun ist. Zwinker, zwinker. Weißte Bescheid. Mehr braucht man unter Männern ja wohl nicht zu sagen.

Das Menü, das wir kurz danach am festlich geschmückten Tisch einnehmen, ist superbunt und grandios. Ich vermag überhaupt nicht zu sagen, ob mir der Burger, der hier als Frikadelle ohne Brötchen kredenzt wird, besser schmeckt als das Grillgemüse oder der Limonen-Hummus oder die Guacamole oder der Quinoa-Salat mit den Mangostücken und den quietschgrünen Edamame-Bohnen. Am besten ist eigentlich alles zusammen. Jetzt greife ich als Letzter ebenfalls zum Wein; zur warmen Tarte Tatin mit Aprikosen entspinnen sich kreuz und quer über den Tisch Gespräche, die so etwas wie ein Gruppengefühl herstellen. So unterschiedlich wir auch sein mögen und so wenig wir uns wirklich kennen: Wir haben alle einen Dachschaden, sind Veganer und stolz drauf!

Gegen acht Uhr allerdings treten D.s Gatte und Sohn nach einem Ausflug mit einem frisch angekommenen französischen Austauschschüler in die Küche und fordern diese höflich für die Familie zurück. Der Kurs zerstiebt in alle Winde. Es sind Wüstenwinde.

Was fange ich nun an mit dem angebrochenen Abend? Unschlüssig schlendere ich durch die suppendicke Luft in Richtung Main. Kurz bevor ich den Holbeinsteg erreiche, wische ich mir den Schweiß von der Stirn, ziehe mein Smartphone aus der Tasche und schaue mal bei Facebook rein. Eine sehr junge Bekannte schreibt mir, dass sie am Mainufer sitzt und Bier zu trinken gedenkt. Ich mache einen Bogen zur Schweizer Straße, um ein paar Flaschen zu besorgen, und geselle mich dazu.

Während wir kaum damit nachkommen, unsere transpirationsbedingten Flüssigkeitsverluste auszugleichen, stoßen immer mehr junge Leute hinzu und breiten ihre Decken aus. S., ein indischstämmiger Jungwissenschaftler, erzählt enthusiastisch von seinen Forschungsvorhaben sowie der Gemüsezucht, die er auf seinem Balkon betreibt, und teilt mit mir seine gekühlte Honigmelone. Als die Sonne untergeht, trifft ein weiteres Rudel aufgekratzter Endzwanziger ein, in ihrer Mitte M., der Freigang aus seiner psychiatrischen Einrichtung hat. Binnen weniger Minuten bringt er die mittlerweile fünfzehnköpfige Gruppe dazu, sich geschlossen seines Problems anzunehmen. Er muss nämlich dringend wissen, wie viel Bier er heute Abend trinken kann, ohne dass nachher in der Klinik, die ihn auf strenge Abstinenz verpflichtet hat, der Alkoholtester anschlägt.

Während die Anteilnahme hohe Wellen schlägt, eifrig Berechnungen angestellt werden und gute Ratschläge zum Austricksen des Geräts hin und her fliegen, gleitet mein Blick über die Uferwiesen, auf denen inzwischen Tausende von erhitzten Menschen liegen, die es in ihren Wohnungen nicht mehr ausgehalten haben.

Ihre Stimmen erzeugen ein Summen wie in einem Bienenstock, das immer wieder von Lachkaskaden und Flaschenklirren durchbrochen wird. Die Lichter der Stadt mit ihren Hochhaustürmen spiegeln sich rot, blau und golden auf der Wasseroberfläche. Schlafen kann heute sowieso keiner. Das Leben ist schön.

Der folgende Tag wartet mit den historischen Hitzerekorden auf, überall in Deutschland platzen die Thermometer. Bei heruntergelassenen Rollläden sitze ich im Wohnzimmer, denke nach und schreibe. Abends brechen die Gewitter los, nach denen die Temperatur auf befreiende achtundzwanzig Grad fällt. Ich reiße die Balkontüren auf beiden Seiten der Wohnung auf und lasse frische Luft hindurchströmen. Dazu passt, dass Alexis Tsipras wider Erwarten mit 63,1 Prozent die Volksabstimmung in Griechenland gewinnt, in der es um das erpresserische Sparpaket der EU-Institutionen geht. Während die deutschen Politiker und Fernsehkommentatoren unisono vor Wut schnauben, bekomme ich riesige Lust auf ein Solidaritätsgyros.

Als ich mir stattdessen in der Küche Spaghetti mit knoblauchiger Tomatensauce zubereite, flattert eine Motte auf der Flucht vor den Windböen herein. Instinktiv lasse ich meine Handflächen zusammenklatschen, das Tier stürzt verletzt zu Boden und flattert hilflos umher. Nach einer Sekunde des wilden Triumphs überwältigt mich tiefer Schrecken. Das wollte ich nicht! Sie ist zwar nur eine Motte, aber immerhin ein Lebewesen wie du und ich. Und wir beide schätzen es ja auch nicht besonders, wenn man uns zwischen den Handflächen zermalmen will, nicht wahr? Da die Motte noch rege zuckt und zappelt, nehme ich schnell ein Papiertaschentuch, knie mich hin und hebe sie, so sanft es geht, auf. Dann eile ich auf den Balkon und entlasse die Kreatur in die Nacht. Hoffentlich rappelt sie sich wieder zusammen. Ich habe jedenfalls, nach anfänglichem Fehler, mein Bestes getan.

Die letzten der hundert Tage vergehen wegen der Redaktionsarbeit so schnell, dass ich kaum etwas davon mitbekomme. Für den allerletzten Abend habe ich S. zum Essen zu mir nach Hause eingeladen. Eigentlich will ich etwas total Pompöses mit drei Gängen kochen. Da ich aber nicht einmal richtig Zeit zum Einkaufen habe, läuft am Ende alles auf das gute alte Süßkartoffel-Auberginen-Curry mit roter Paprika, grünen Bohnen und Cashewkernen hinaus. Als Nachtisch gibt es ein Mango-Sorbet mit Schokoladensplittern.

S. ist von meinen improvisierten Kochkünsten trotzdem angetan. Wir trinken Riesling-Sekt und hören Musik. Dann geht es um die Entscheidung für oder gegen den Veganismus. S. schüttelt ihre roten Haare und sagt, dass sie vorerst dabeibleiben will. Ich sage, dass ich es immer noch nicht so genau weiß. Nachdem sie sich verabschiedet hat, verspüre ich leichte Stiche von Kopfschmerz. Ich öffne mein Notebook und tippe darauf herum. Dabei merke ich, dass ich mich ganz schön verändert habe. Selbst mein Schreibstil hat sich verändert. Ich schreibe schlanker. Knapper. Ökonomischer. Nicht so ausufernd und barock wie früher. Eher protestantisch. Wie heißt es im fünften Kapitel des Matthäus, Vers 37: «Eure Rede aber sei: Ja, ja; nein, nein. Was darüber ist, das ist vom Übel.»

Ich gehe zu Bett.

8.

Über den Tellerrand hinaus

Als ich am Morgen des 10. Juli gegen neun Uhr erwache, fällt ein mittelschwerer Stein von meinem Herzen, das daraufhin mit jedem Schlag größer und leichter wird. Ich habe es tatsächlich geschafft! Ich habe meine Ernährung radikal und konsequent umgestellt und mir in hundert Tagen selbst bewiesen, dass ich in der Lage bin, ein neues Leben anzufangen und einen anderen Menschen aus mir zu machen. Dabei war diese Zeit weniger entbehrungsreich denn unglaublich bereichernd für mich. Ich habe massenhaft neue Erfahrungen gewonnen und dafür, wie mir die Waage soeben mit 70,3 Kilo zu verstehen gibt, ordentlich an Gewicht verloren – nämlich siebeneinhalb Kilo, das Äquivalent von dreißig Butterpäckchen. Jetzt bin ich frei zu tun, was ich will: zum Beispiel meine bedenklich gewucherte protestantische Geisteshaltung endlich wieder auf ein akzeptables Maß zurückzuschrauben. Und frei zu lassen, was ich nicht will: zum Beispiel meine Ernährungsgewohnheiten von früher wiederaufzunehmen.

Denn ich habe viel gelernt in den vergangenen hundert Tagen. Ich habe gelernt, dass eine bewusste Ernährung mit pflanzlichen Lebensmitteln das Wohlbefinden steigert und zu Selbstbewusstsein und Autonomiegefühl beitragen kann, insbesondere in einer Gesellschaft, die offenbar ein Problem mit Ernährung hat und zu siebzig Prozent aus Essgestörten zu bestehen scheint. Ich habe gelernt, dass vegane Ernährung ein mächtiger Appetitzügler sein kann, wenn man sich nicht genügend Gedanken darum macht, dass sie aber die Grenzen des eigenen Geschmacks immens erweitern kann, wenn man sich auf ihre Anforderungen einlässt und mit Neugier, Experimentierfreude und viel Kokosmilch auf sie stürzt.

Ich habe gelernt, dass Essen eine schöne Sache ist, aber nicht die Hauptsache sein sollte; dass man damit wie mit jedem Suchtmittel Probleme höchstens kurzfristig löst, doch wahrscheinlich eher nur aufschiebt; dass man nicht stets und ständig essen muss, wenn einem danach ist, aber selbstverständlich auch nicht die Stimme seines Körpers überhören darf. Und während ich mir auch an Tag einhunderteins ein prachtvoll veganes Frühstück schmecken lasse, meldet sich diese Stimme und befiehlt unmissverständlich: «Heute zur Feier des Tages zum Griechen gehen und Gyros essen. Dr. M. einladen. Keine Widerrede.»

Es hat wohl nicht nur mit dem gleißenden Wetter zu tun, dass ich mir abends zum ersten Mal in diesem Jahr eine goldverspiegelte Sonnenbrille aufsetze, sondern auch mit einem leichten Anflug von Scham darüber, dass ich der langgeübten Askese jetzt entsagen will. Der ist jedoch schnell verflogen, als wir auf der Gartenterrasse einer vielgerühmten Taverne im Nordend unsere Gläser auf den erfolgreichen Versuchsabschluss erheben. Ich werde sogar so übermütig, den großen Grillteller mit «Gyros, ein Lammkotelett, ein kleines Souvlaki, ein kleines Bifteki, Tsatsiki und frittierten Kartoffelscheiben» zu wählen.

Ulkigerweise hält meine fabelhafte Laune an, obwohl das Fleisch faserig und zäh ist, mir überhaupt nicht schmeckt und ich hinterher beim Anblick des abgenagten Lammkotelettknochens auf meinem Teller glaube, selten etwas Unsinnigeres gesehen zu haben als diese groteske Erinnerung an den sinnlosen Tod eines Tieres. Ich habe schon wieder etwas gelernt: Ich hätte es nicht gebraucht. Da dies erst recht ein Grund zum Feiern ist, wird es eine lange Nacht. Sie klingt im Henscheid aus, wo ich die vielen Glückwünsche, endlich wieder «normal» geworden zu sein, abschütteln muss wie Fliegen bei geöffneter Balkontür im Hochsommer.

Darum verzichte ich am folgenden Abend bei einem Geburtstagsfest in einem Bootshaus am Osthafen auch wieder auf Fleisch und kapriziere mich stattdessen auf den lange vermissten Käse. Die Röschen vom Tête de Moine, die ich mir dort vom Laib hobele, erfüllen mich an Weintrauben, Weißbrot und Butter wirklich mit Glück. Zu fortgeschrittener Stunde gerate ich trotzdem in einen erbitterten Streit mit einem älteren Partygast, der damit endet, dass er mir von hinten gegen den Kopf schlägt und ich ihn dafür mit meinem frisch gefüllten Glas Weinschorle von oben bis unten durchnässe, bevor er des Fests verwiesen wird. Dass ich überhaupt so auf Krawall gebürstet war, führe ich auf meinen Fleischkonsum am Vortag zurück – meine elegante Reaktion und Treffsicherheit dagegen auf die vegane Ernährung der letzten hundert Tage.

Was ich nämlich auch noch gelernt habe: Vegane Ernährung stattet Menschen mit einem Gefühl der Überlegenheit aus, das vielleicht nicht gänzlich unberechtigt ist. Wer eine Weile fleischlos lebt, kann mit großem Vergnügen zusehen, wie beleidigt viele Fleischesser reagieren, wenn sie das Gefühl haben, dass man ihnen «ihr» Fleisch streitig machen will. Er darf immer wieder von neuem staunen, wie viel Energie sie aufwenden, um nicht über die Hintergründe ihres Fleischkonsums nachdenken zu müssen, und was für ein latent schlechtes Gewissen sie letztlich doch alle haben. Während sich der durchschnittliche Fleischesser mittlerweile allerdings oft wachsweich windet, er sei praktisch schon dabei oder wenigstens kurz davor, seinen Konsum zu reduzieren, erkennt man beim fanatischen Karnivoren die aggressive Verdrängungsleistung meist an der völligen Maßlosigkeit, mit der er bereits auf die Gegenwart des bekennend Fleischlosen reagiert. Diese Leute beharren stur darauf, das Tier als Ding zu sehen und sein Fleisch lediglich als Ware, die von ihrem Herstellungszusammenhang vollständig abgeschnitten ist. Sie haben die düstere Ahnung, dass mit dem industriell erzeugten Fleisch etwas nicht in Ordnung ist, komplett von sich abgespalten.

Mit den Alibis und Phrasen ihrer unwilligen Umwelt machen Vegetarier und Veganer vermutlich die gleichen Erfahrungen. Das Lustigste und Verdichtetste, was ich in dieser Hinsicht hörte, kam von einem jungen Mann Mitte zwanzig, der auf mein veganes Bekenntnis am Tresen zunächst stotterte, er habe nichts dagegen, er unterstütze das sogar, aber er esse nun mal, sorry, leider zu gerne Fleisch. Natürlich nicht von glücklichen Tieren aus artgerechter Haltung, mit denen man Mitleid haben müsse, wie mir der Bursche eilfertig versicherte, sondern nur von denen aus Massentierhaltung, denn die würden ja schließlich zum Essen gemacht. Aber der Mensch sei nun mal von Natur aus ein Jäger, deshalb habe er es in der Evolution schließlich so weit gebracht.

Vielleicht hat unser Verhältnis zum Fleisch tatsächlich irgendwelche Wurzeln in unserer raubtierhaften Stammesgeschichte. Vielleicht umgibt das Fleisch immer noch ein Rest jener archaischen Aura von Jagd, Opfer und Heldentaten unserer Vorväter, und vielleicht hoffen die XXL-Schnitzelesser immer noch, auf magische Weise davon zu profitieren, wenn sie ihre Bäuche vor das All-you-can-eat-Grillbuffet schieben und strikt darauf pochen, dass sie das doppelte Pfund Fleisch in diesem Moment unbedingt bräuchten und jedes Nachdenken darüber eine unzumutbare Einschränkung ihrer Freiheit bedeute, selbst wenn sie hinterher platzen oder an Gicht und Herzverfettung sterben.

Nach meiner veganen Zeit muss ich bei solchen Kameraden jedoch stets an den Fleischfresser in seiner reinsten Form denken, einen Wiedergänger aus der Zukunft, der seit einigen Jahren in der Populärkultur ungeahnte Erfolge feiert: den Zombie. Ein unheimliches Wesen, das zwischen Leben und Tod feststeckt, einen trüben Blick, schlechte Haut und offene Beine hat und dazu ein stumpfes, ignorantes und sich im Kreise drehendes Denk- und Kommunikationsverhalten an den Tag legt, wie man es sonst nur von den letzten Zügen eines Junggesellenabschieds kennt.

Ich habe allerdings auch gelernt, dass Veganer in vielen Fällen tatsächlich die Züge aufweisen, die ihnen die Fleischesser in böser Absicht nachsagen: Sie sind oft dogmatisch, missionarisch und selbstgerecht, obschon sich ihre Weltanschauung eigentlich immer persönlichen, willkürlichen Grenzziehungen verdankt. Als Angehörige einer Minderheit, die sich in einer Welt voller Anfechtungen und Feinde zu behaupten versucht, erklären sie ihren Prioritätenkatalog zum einzig verbindlichen, und da sie sich für Schwächere einsetzen, für Lebewesen, die zur Selbstverteidigung überwiegend nicht imstande sind, reklamieren sie von vornherein moralische Überlegenheit für sich und spielen diese gern und genüsslich aus.

Viele Veganer haben schon in ihrer Kindheit große Tierliebe verspürt, wie ich erfahren habe. Eventuell liege ich deshalb nicht falsch, wenn ich vielen von ihnen eine gewisse Identifikation oder kindliche Überidentifikation mit Tieren unterstelle. Vielleicht reduzieren sie auch deshalb so viele politische, wirtschaftliche und ethische Fragen ganz infantil auf Fragen der Ernährung. Und andersherum: Wenn ein Mensch den ganzen Tag lang nur mit Futtersuche und der Aufnahme von Nährstoffen beschäftigt ist, wird er natürlich zum Tier!

Bei vielen Veganern scheint es mir jedenfalls so, als vergötterten sie Tiere, um den Riss zu heilen, der bei der Entwicklung des Menschen zum höheren Tier entstanden ist, und als wollten sie mit ihrem Beharren darauf, dass der Unterschied weiterhin nur ein gradueller sei, sich insgeheim auch ein wenig zum Opfer stilisieren, das jederzeit gefressen werden könnte, und sich in dieser Opferrolle tüchtig selber feiern. (Bei vielen Fleischfressern habe ich dagegen den Eindruck, dass sie im Stillen die Angst hätten, sie wären, sobald sie mit dem übermäßigen Fleischfressen aufhören müssten, selber an der Reihe, stünden dann plötzlich nicht mehr bei den Fressern ganz oben in der Nahrungskette, sondern ganz unten, bei den Gefressenen.)

Wenn man Veganer auf Raubtiere anspricht (oder schlimmer noch: auf fleischfressende Pflanzen) geraten viele augenblicklich in Argumentationsnöte. Das passt dazu, dass sie sich einerseits dauernd auf Natur berufen (das Band, das Tier und Mensch verknüpft), diese andererseits aber überwinden wollen, indem sie deren Grausamkeiten auszuschalten versuchen. Viele von ihnen erträumen sich womöglich eine Vergangenheit, in der der Sündenfall nicht stattgefunden hat, ein Paradies der Regression, in dem Mensch, Tier und Pflanze eine Sozialpartnerschaft miteinander eingehen, die jedem zum Nutzen gereicht und niemandem zum Schaden.

Doch eine solche Vergangenheit, in der der Mensch im Einklang mit der Natur lebte, hat es vermutlich nie gegeben. Schon im Jungpaläolithikum scheint der Homo sapiens rücksichtslos Tierarten ausgerottet zu haben. Laut Yuval Harari waren nach der Besiedlung Australiens vor etwa fünfundvierzigtausend Jahren dreiundzwanzig von vierundzwanzig der einheimischen Tierarten, die Fleisch hergaben und über fünfzig Kilogramm wogen, innerhalb weniger Jahrtausende ausgestorben.

Ich habe in meiner Zeit als Veganer gelernt, dass man Widersprüche, Ambivalenzen und Inkonsequenzen auch mal aushalten muss. Ich schätze aber, dass es viele Veganer gibt, deren mühsam zusammengezimmertes Weltbild ihnen gar nicht erlaubt, die Existenz solcher Widersprüche anzuerkennen und sie für sich in konstruktive Nachdenklichkeit umzuwandeln.

Ganz am Ende des Bestsellers «Ich bin dann mal vegan» von Bettina Hennig sitzt die Verfasserin zusammen mit ihrer Freundin Gudrun, die Schweine hält, aber nicht mehr isst, auf deren idyllischem Bauernhof und schaut einem glücklichen Eber hinterher. Nachdem die Freundin zuvor über den Tod eines anderen Schweins sinniert hat, der sie endgültig vom Fleisch weggebracht hat, resümiert sie Hennig zufolge: «‹Weißt du, ich denke gar nicht darüber nach, was war. Ich denke darüber nach, was ist. Vegan zu leben macht mich nämlich superglücklich, weil ich das alles nicht mehr zu verantworten habe. Diese ganze Industriescheiße und dieses Morden. Ich bin an alldem nicht mehr schuld. Es war die beste Entscheidung meines Lebens.›» Hennigs eigene Worte sind dann die letzten des Buchs:

«Meine auch, denke ich. Und auch ich bin darüber superglücklich.»

Ich würde behaupten, dass diese Aussagen vor Selbstliebe nur so triefen, dass es die Worte von «superglücklichen» Narzissten sind, denen die «Industriescheiße und dieses Morden» im Grunde ihres kalten Herzens relativ egal sind, solange sie nur selber nicht daran schuld sind und sich in ihrem Superglück die Illusion einer kleinen heilen Privatwelt erhalten können, die mit der großen bösen Welt von Wirtschaft und Politik draußen nichts zu tun hat. Es ist, kurz gesagt, die Haltung des Pharisäers, der in Lukas 18,11 sagt: «O Gott, ich danke dir, dass ich nicht bin wie die übrigen der Menschen.»

An dieser Stelle ist aber auch gut zu sehen, wie die Vergötterung (oder Vermenschlichung) des Tieres, die viele Veganer betreiben, tatsächlich in einen religionsartigen Glauben mit den absehbaren Folgen von moralischem Rigorismus, Selbstüberhöhung und Fanatismus umschlagen kann. Yuval Harari zufolge lässt sich Religion als «System von menschlichen Normen und Werten definieren, die sich auf den Glauben an eine übermenschliche Ordnung stützen». Im Falle des Veganismus wäre diese übermenschliche Ordnung eine, die Mensch und Tier unterschiedslos den gleichen Platz zuweist. Ich fürchte leider, dass ein solcher Ersatzglauben in diesen postsäkularen Zeiten, in denen immer mehr Menschen nach unhinterfragbaren Gewissheiten suchen, glänzende Zukunftschancen hat. Und tatsächlich gibt es ja militante Veganer, die es für gerechtfertigt halten, Verstöße gegen die «übermenschliche» Ordnung mit Gewalt gegen Menschen zu beantworten.

«Menschen sollen nicht für Tiere sterben. Sie sollen nicht mal für Tiere leiden», hat der Sänger und Autor Jens Friebe einmal geschrieben. «Sie sollen nur nicht ohne guten Grund Tiere quälen. Und eine kulinarische Attraktion ist kein guter Grund.» Der bekennende Vegetarier Friebe vertritt die Ansicht, dass die Grenze zwischen Mensch und Tier die «Außengrenze unserer Art» sei, und dass wir als Menschen zunächst innerhalb unserer Art solidarisch sein sollten. Ich glaube, dass Friebe hier recht hat, auch wenn ich mir nicht ganz sicher bin, ob es nicht vielleicht Möglichkeiten gibt, Tiere artgerecht zu halten und dabei einfach ein bisschen weniger zu quälen, falls irgendein Mensch ausnahmsweise doch hin und wieder genau diese kulinarische Attraktion braucht.

Was ich aber nach dem Ende meiner Expedition in die neue Welt weiterhin enorm produktiv finde, ist, dass Veganismus und Vegetarismus überhaupt noch mal nach den gewalttätigen Grundlagen unseres Massenkonsums fragen und dabei Konfrontationen nicht aus dem Weg gehen. «Der Streit, den Vegetarier grundsätzlich führen wollen, ist kein Streit um die Grenze zwischen Mensch und Tier, sondern ein Streit darüber, ob jenseits dieser Grenze ein Reich völliger Mitleidlosigkeit, Indifferenz und Brutalität beginnen soll», schreibt Friebe. Und dass ihn persönlich nichts daran hindere, innerhalb des Tierreichs eine weitere Grenze einzuziehen, bei der die Intelligenz und Leidensfähigkeit der Tiere Kriterium für ihre Behandlung sein solle.

Ich hoffe sehr, dass sich nicht nur viele schwankende Fleischesser, sondern auch viele Veganer in diesen klugen Worten wiederfinden. Von den Letzteren habe ich während meiner veganen Phase etliche kennen- und schätzengelernt und hoffe, sie bleiben mir gewogen, selbst wenn ich mich nach reiflicher Überlegung und im Bewusstsein dessen, wie peinlich das angesichts meines früheren, harschen Urteils ist, inzwischen in Richtung Flexitarismus verabschiedet habe.

Vermutlich bin ich deshalb auch gar nicht der Richtige, den man in solchen Angelegenheiten nach Ratschlägen fragen sollte, aber wenn Sie, liebe Leserinnen (oder auch Sie, lieber Herr Leser), zum Schluss unbedingt darauf drängen, nun gut, bitte schön. Erstens: Wenn Sie sich beim Verzehr tierischer Produkte öfters mal bei einem schlechten Gewissen ertappen, dann sollten Sie einfach keine mehr essen oder jedenfalls entschieden weniger davon.

Zweitens: Auch sonst ist es gut, einfach mal irgendwas im Leben anders zu machen, das reinigt die Seele und entschlackt den Gedankenapparat. Ich würde mich schon freuen, wenn Sie ab morgen einfach mal den Zug statt des Privatjets nähmen oder die Treppen statt des Aufzugs. Damit könnten Sie sich selbst zeigen, dass Sie ungewöhnlichen Erfahrungen nicht aus dem Weg gehen, sondern weiterhin unbändige Lust haben, Ihre reichen Anlagen als Mensch vollständig zu entfalten.

Ganz am Ende möchte ich Ihnen vor allem ein Drittes ans Herz legen: Essen Sie unbedingt mehr Cashewkerne. Ich selber gebe sie mittlerweile zu allem, ob Müsli oder indische Reispfannen, ob Eiscreme, Pizza oder Sauerbraten, ob als Garnitur zu einem Wodka auf Eis oder als Beilage zu einem Gericht, das nur aus Erd- und Walnüssen besteht. Cashewkerne sind extrem nährstoffreich und besitzen, wie die Indios wissen, magische Kräfte, die uns direkt mit den Göttern verbinden, oder, wie die Wissenschaftler festgestellt haben, eine derartige Menge von Spurenelementen, Antioxidanzien, Lipiden und Diadochen, dass sie selbst hartnäckigste Krankheiten zu heilen imstande sind.

Schauen Sie doch demnächst mal auf meiner sich derzeit noch im Bau befindlichen Homepage, ob dort die handverlesenen «Organic Celebrity Neighbourhood Love & Caress Cashews by Mark-Stefan Tietze» schon erhältlich sind, einhundert Gramm für 8,90 Euro, sicher, ein stolzer Preis, aber es lohnt sich absolut und total, denn nur bei dieser Mischung sind die verfügbaren Inhaltsstoffe der Cashewnuss auf vollständige und wirklich pfiffige Weise für den menschlichen Organismus aufschließbar gemacht – zur Hälfte mit Hilfe modernster wissenschaftlicher Methoden, zur anderen Hälfte mit dem uralten Geheimwissen der Azteken, Mamelucken und Berserker.

Und bitte: Geben Sie sich nicht mit weniger zufrieden! Ich tue es auch nicht.

Literatur

JAN BREDACK (2014): *Vegan für alle. Warum wir richtig leben sollten.* München: Piper.

KAREN DUVE (2011): *Anständig essen. Ein Selbstversuch.* Köln: Kiepenheuer & Witsch.

MANFRED DWORSCHAK (2015): Der Feind auf meinem Teller. In: *Der Spiegel* 5/2015, S. 104–108.

LEO FISCHER (2014): In der Kreide. Konsumkritiker und Tierrechtler greifen zu immer regressiveren Protestformen. In: *Konkret* 3/2014, S. 64 f.

JENS FRIEBE (2008): Vegetarismus oder Barbarei. In: *Jungle World* 45/2008. http://jungle-world.com/artikel/2008/45/28646.html.

YUVAL NOAH HARARI (2013): *Eine kurze Geschichte der Menschheit.* München: Deutsche Verlags-Anstalt.

BETTINA HENNIG (2014): *Ich bin dann mal vegan. Glücklich und fit und nebenbei die Welt retten.* Frankfurt: Fischer Taschenbuch.

FANNY JIMÉNEZ (2013): Psychisch Erkrankte werden häufiger Vegetarier. In: *Die Welt* vom 8. 1. 2013. http://www.welt.de/112546292.

LARS LANGENAU (2015): Eine süße Lüge. In: *Süddeutsche Zeitung* vom 27. 5. 2015. http://www.sueddeutsche.de/medien/diaet-fake-schokolade-macht-schlank-eine-suesse-luege-1.2495448.

SILVIA LIEBRICH (2015): Das neue Bio. In: *Süddeutsche Zeitung* vom 11. 2. 2015. http://www.sueddeutsche.de/wirtschaft/vegane-ernaehrung-das-neue-bio-1.2344538.

MARTIN LUTHER: *Auslegung von Joh 6.*, 1530, Kirchenpostille 1521, Tischreden, zit. n. https://de.wikipedia.org/wiki/Fronleichnam.

BERND MARQUARDT (2014): *Zur gesellschaftlichen Attraktivität der heutigen Vegetarismus-Formen.* Unveröffentlichte Magisterarbeit am Institut für Soziologie der Goethe-Universität Frankfurt am Main.

UDO POLLMER (2015): Unwohl mit Tierwohl. http://www.deutschlandradiokultur.de/fleisch-unwohl-mit-tierwohl.993.de.mhtml?dram:article_id=320598.

RUTH SCHNEEBERGER (2014): Vegan in Berlin: Fleischlos glücklich. In: *Süddeutsche Zeitung* vom 7.5.2014. http://www.sueddeutsche.de/stil/vegan-in-berlin-fleischlos-gluecklich-1.1922183.

SARAH SCHOCKE (2014): *Kleine Veganer-Bibel.* München: Goldmann.

ANGELIKA SLAVIK (2015): Schwedische Falafel. In: *Süddeutsche Zeitung* vom 10.4.2015. http://www.sueddeutsche.de/wirtschaft/vegane-koettbullar-von-ikea-schwedische-falafel-1.2427628.

MARIN TRENK (2015): *Döner Hawaii. Unser globalisiertes Essen.* Stuttgart: Klett-Cotta.

ANGELIKA UNGER (2011): Alicia Silverstone: «Veganer sind Superhelden». http://www.brigitte.de/figur/ernaehrung/alicia-silverstone-vegan-1088348/ [11.04.2011].

HEIKO WERNING (2012): Druckerschnitzel und Soja-Felder: dieser Text hat mehr als 3.600 Zeichen. http://blogs.taz.de/reptilienfonds/2012/08/23/druckerschnitzel-und-soja-felder-dieser-text-hat-mehr-als-3-600-zeichen/.

JÖRG ZITTLAU (2013): Warum Pescetarier noch länger leben als Vegetarier. In: *Die Welt* vom 7.8.2013. http://www.welt.de/gesundheit/article118776674/Warum-Pescetarier-noch-laenger-leben-als-Vegetarier.html.

Danksagung

Ich bedanke mich bei allen, die im Buch auftauchen oder etwas dazu beigetragen haben, ganz besonders aber bei meinem Bruder.

MIX
Papier aus verantwortungsvollen Quellen
FSC® C083411

Das für dieses Buch verwendete Papier ist FSC®-zertifiziert.